Autoren: Christine Böning, Silke Reinsch, Björn Reinsch

Herausgeber: Björn Reinsch

Basiswissen Pflege

für die sozialpädagogische Erstausbildung

1. Auflage

Bestellnummer 04168

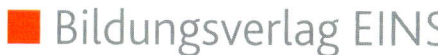

Bildungsverlag EINS

Die in diesem Produkt gemachten Angaben zu Unternehmen (Namen, Internet- und E-Mail-Adressen, Handelsregistereintragungen, Bankverbindungen, Steuer-, Telefon- und Faxnummern und alle weiteren Angaben) sind i. d. R. fiktiv, d. h., sie stehen in keinem Zusammenhang mit einem real existierenden Unternehmen in der dargestellten oder einer ähnlichen Form. Dies gilt auch für alle Kunden, Lieferanten und sonstigen Geschäftspartner der Unternehmen wie z. B. Kreditinstitute, Versicherungsunternehmen und andere Dienstleistungsunternehmen. Ausschließlich zum Zwecke der Authentizität werden die Namen real existierender Unternehmen und z. B. im Fall von Kreditinstituten auch deren IBANs und BICs verwendet.

Die in diesem Werk aufgeführten Internetadressen sind auf dem Stand zum Zeitpunkt der Drucklegung. Die ständige Aktualität der Adressen kann vonseiten des Verlages nicht gewährleistet werden. Darüber hinaus übernimmt der Verlag keine Verantwortung für die Inhalte dieser Seiten.

service@bv-1.de
www.bildungsverlag1.de

Bildungsverlag EINS GmbH
Ettore-Bugatti-Straße 6-14, 51149 Köln

ISBN 978-3-427-**04168**-9

Vorwort zum Lehrbuch – Hinweise für Schüler und Lehrkräfte

Das Buch ist für Lernende in pflegerischen, pädagogischen und sozialen Berufen einsetzbar. Hierbei werden grundlegende und umfassende Kenntnisse sowie Fähigkeiten der Basispflege von älteren Menschen und Menschen mit Behinderungen vermittelt. Ebenso sind die Pflege von Säuglingen sowie die Erste Hilfe Bestandteile des Buches.

Folgender Aufbau der Kapitel ermöglicht ein selbstständiges und handlungsorientiertes Lernen der Schülerinnen und Schüler[1].

- Zu Beginn jedes Kapitels weisen Lernziele die Schüler auf definierte Fähigkeiten und Wissenseinheiten hin.

- Innerhalb der Kapitel bereitet eine Vielzahl von authentischen Fallbeispielen auf die berufliche Handlungskompetenz vor und fördert die Lernenden in ihrer Weiterentwicklung.

- Verschiedene Aufgaben fordern die Jugendlichen zu einer problemlösenden Herangehensweise.

- Die Aufgabenstellungen vermitteln unterschiedliche Anforderungsbereiche und ermöglichen ein Methodenlernen.

- Die komplexe Aufgabenstellung am Ende jedes Kapitels dient zur abschließenden Überprüfung des erworbenen Wissens sowie zum weiteren Auseinandersetzen mit dem Thema.

- Die Bearbeitung der Aufgaben lässt sich fächerübergreifend z. B. mit dem Unterricht in Deutsch, Hauswirtschaft, Ernährungslehre oder Gestalten kombinieren.

Hinweise und Kritik nehmen die Autoren gern entgegen.

Viel Freude beim Arbeiten mit dem Lehrbuch wünscht das Autorenteam

---

[1] Aus Gründen der sprachlichen Vereinfachung werden im folgenden Text die weiblichen und männlichen Bezeichnungen abwechselnd verwendet. Selbstverständlich ist sinngemäß auch immer die jeweils andere Form angesprochen.

4

Inhaltsverzeichnis

4

1 Die Pflege als ganzheitlicher Prozess

Lernziele:

1. Das Kennenlernen des Pflegebegriffes sowie sein Verstehen als ganzheitlicher Prozess.
2. Die Grundbedürfnisse des Menschen erlernen, um sie in der Praxis am Menschen zu erkennen und zu verstehen.
3. Die Entwicklung des Pflegeberufes nachvollziehen und Arbeitsfelder in der Pflege kennenlernen.
4. Theoretisches Wissen über die Begriffe Gesundheit und Krankheit erlangen für eine deutliche Unterscheidung im Berufsalltag.
5. Die Modelle der Salutogenese, der Gesundheitsförderung und der Prävention kennenlernen und unterscheiden können, um die Kenntnisse in der Praxis anzuwenden.

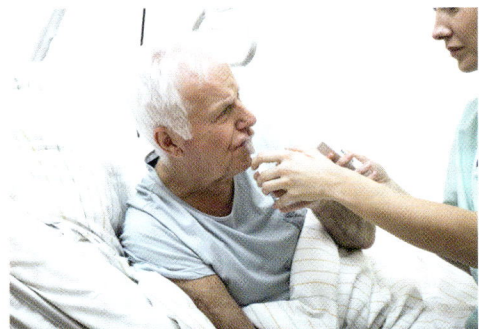

Ist das Pflege …?

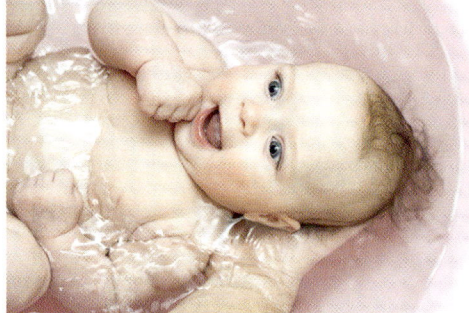

Wie sieht es hiermit aus?

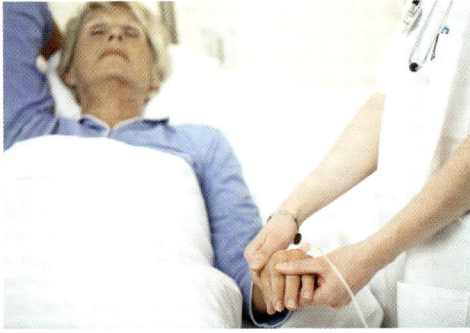

Oder diese Tätigkeit?

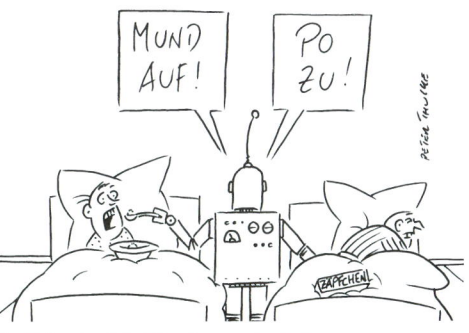

In Zukunft vielleicht aber auch das?

An den Bildern scheint deutlich zu werden: Die Pflege eines Menschen betrifft viele Situationen des alltäglichen Lebens und kann auf unterschiedlichen Wegen geleistet werden.

Aufgaben

1. Diskutieren Sie bitte in der Klasse die Abbildungen.

2. Machen Sie sich bitte Gedanken darüber, was pflegerische Tätigkeiten sein können, wo sie statt-finden können, und sammeln Sie die Vorschläge in der Klasse!

1.1   Was ist Pflege? – Begriffsbestimmung

Durch die Bilder zu Beginn des Kapitels haben Sie einen ersten Eindruck gewonnen, mit wem und wobei Pflege geleistet werden kann. Dies ist allerdings nur ein kleiner Ausschnitt aus den vielen Möglichkeiten, die die Pflege für die Menschen bietet.

In vielen Teilen des menschlichen Lebens bedeutet Pflege einen wichtigen Bereich der gesund-heitlichen Versorgung und sozialen Sicherung. Das gilt für Menschen aller Altersgruppen vom Säuglings- bis ins Seniorenalter. Sie ist für Einzelpersonen, für Familien oder Lebensgemeinschaften von Bedeutung.

Pflege schließt dabei die Förderung der Gesundheit, die Vermeidung von Krankheiten und die Versorgung und Betreuung kranker, behinderter und sterbender Menschen in allen gesund-heitlich wichtigen und sozialen Belangen ein. Sie hat dabei die Ziele, (Grund-)Bedürfnisse individuell zu befriedigen, Linderung zu erreichen und das Leben zu erleichtern.

Der Pflegebereich kann in zwei große Pflegebereiche unterschieden werden, die Laienpflege und die professionelle Pflege:

D **Laienpflege meint die Versorgung und Unterstützung von Pflegebedürftigen durch Angehörige, Freunde und Bekannte ohne entsprechende professionelle Ausbildung.**

D **Für die professionelle Pflege ist speziell, je nach Fachrichtung (bspw. Kinder-, Alten- oder Krankenpflege), ausgebildetes Fachpersonal notwendig, das meist in Facheinrichtungen, wie bspw. Krankenhäusern oder Seniorenzentren, aber auch zu Hause, methodisch vor-gehend Pflege leistet.**

Die professionelle Pflege unterteilt sich nochmals in **ambulante und stationäre Pflege**:

D **Ambulante Pflege findet im häuslichen Umfeld statt und kann Grundpflege oder Hauswirtschaft umfassen, im Bereich der Alten-, Kranken- oder Kinderkrankenpflege auch psychiatrische Pflege. Außerdem kann dazu die Anleitung von pflegenden Laien gehören. Diese Pflege wird meist über einen Krankenpflegedienst organisiert und durch-geführt.**

D **Stationäre Pflege umfasst Pflegeaktivitäten, die in fachspezifischen Einrichtungen geleis-tet werden wie bspw. in Krankenhäusern und Seniorenzentren. Sie wird aktiv, wenn die ambulante Pflege nicht mehr bedarfsgerecht sichergestellt werden kann.**

Ende 2012 waren in Deutschland 2,54 Millionen Menschen pflegebedürftig. 1995 lag die Zahl der Leistungsbezieher der sozialen Pflegeversicherung noch bei 1,06 Millionen. Die Modellrechnung des Statistischen Bundesamtes von 2010 sagt eine steigende Zahl an Pflegebedürftigen bis 2030 auf 3,37 Millionen und bis 2050 auf 4,50 Millionen voraus. Der Anteil der Pflegebedürftigen an der Gesamtbevölkerung wird dabei im Jahr 2030 bei 4,4 % und 2050 bei 6,5 % liegen. Im Jahr 2030 werden 48 % aller Pflegebedürftigen 85 Jahre oder älter sein. 2050 trifft dies sogar auf drei von fünf Pflegebedürftigen zu (59 %) – Ende 2012 lag der Anteil noch bei rund einem Drittel (34,3 %).

(vgl. Statistisches Bundesamt, 2013 und vgl. BMG, 2013)

Pflegebedürftig sind Menschen, die wegen einer körperlichen, geistigen oder seelischen Krankheit oder Behinderung in erheblichem oder höherem Maße Hilfe bedürfen. Das Pflegegesetz erfasst damit Menschen, die wegen einer körperlichen, geistigen oder seelischen Krankheit oder Behinderung im Bereich der

- **der grundpflegerischen Versorgung wie**
  - **Körperpflege** (bspw. duschen, Zähne putzen, Toilettengang),
  - **Ernährung** (bspw. Lebensmittel mundgerecht schneiden, Nahrungsaufnahme),
  - **Mobilität** (bspw. An- und Auskleiden, Umlagern, Gehen, Laufen)

- **der hauswirtschaftlichen Versorgung** (bspw. Einkaufen, Kochen, Putzen der Wohnung)

auf Dauer – zumindest aber für mindestens sechs Monate – in erheblichem oder höherem Maße hilfebedürftig sind.

Der International Council of Nurses **(ICN)** ist der Weltverband der professionell Pflegenden, der im Jahr 1953 einen Ethikkodex beschlossen hat. Dieser ist ein Leitfaden für ein Handeln im Sinne ethischer Werte und nach sozialen Bedürfnissen. Damit dieser Kodex als ein lebensnahes Dokument in der Pflege und Gesundheitsversorgung umgesetzt werden kann, ist es nötig, dass er von Pflegenden mit Beginn der Ausbildungszeit verstanden und verinnerlicht sowie in allen Kernpunkten immer bewusst ist und angewandt wird.

In seiner neuesten Fassung aus dem Jahr 2006 enthält der Kodex fünf Prinzipien für Pflegende:

- Gesundheit zu fördern,

- Krankheit zu verhüten,

- Gesundheit wiederherzustellen,

- Leiden zu lindern,

- Achtung vor dem Leben und der Würde des Menschen.

Pflege umfasst die eigenverantwortlichen Betreuungs- und Unterstützungsmaßnahmen, die für den Erhalt, die Wiedergewinnung und die Anpassung von körperlichen, geistig-emotionalen und sozialen Grundbedürfnissen, Funktionen und Tätigkeiten des Lebens wichtig sind.

Aufgaben

1. Finden Sie Ihre eigene Definition von Pflege, indem Sie folgenden Satz fortsetzen: „Für mich bedeutet Pflege …".

2. Finden Sie bitte zu jedem Prinzip des Ethikkodex ein bis zwei praktische Tätigkeiten aus dem Alltag, die dazu passen. Besprechen Sie sich dazu im Klassenverband.

1.2 Das Berufsbild der Pflege als ganzheitlicher Prozess

Das Berufsbild der **Pflege** hat sich in seiner Geschichte immer wieder gewandelt, u. a. durch den medizinischen Fortschritt. In den letzten Jahrzehnten hat die Pflege versucht, sich von der Rolle des Helfers der Medizin abzugrenzen und eine eigene Handlungs- und Entscheidungshoheit zu entwickeln.

Dabei richtet sie immer mehr den Blick darauf, den Menschen als Ganzes zu sehen, dessen Gesamtheit an Grundbedürfnissen individuell unterstützt und gefördert werden soll.

Im Allgemeinen ist mit der Ganzheitlichkeit eine strukturierte Gesamtheit gemeint, die aus Einzelteilen besteht. Diese Einzelteile stehen einerseits in einer beweglichen Wechselwirkung zueinander und haben andererseits die Fähigkeit, für sich alleine zu wirken. Jedoch hilft die Betrachtung eines einzelnen Teils nur bedingt, um das große Ganze ausreichend zu erfassen und zu beschreiben. Zudem sind die Einzelteile kaum voneinander zu trennen.

„Das Ganze ist mehr als die Summe seiner Teile."

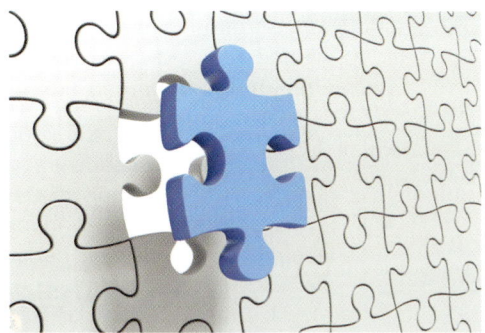

Übertragen auf den Menschen bedeutet dies einen Dreiklang und die Wechselbeziehung von körperlichen Vorgängen, geistigen Fähigkeiten und seelisch-emotionalen Bedürfnissen. Diese drei Teile wirken für sich alleine, genauso, wie sie auf die anderen Teile wirken und sich beeinflussen. In der Fachsprache nennt man dies Holismus (lateinisch für Ganzheitlichkeit).

Diese Betrachtung hat sich erst in den letzten Jahrzehnten durchgesetzt. So gab es ab dem 17. Jahrhundert bis vor einigen Jahrzehnten, vertreten durch den französischen Philosophen René

Descartes, noch die Auffassung, dass zwar Körper, Geist und Seele gleich wichtig sind, doch sie strikt getrennt voneinander funktionieren und so auch zu sehen seien.

Mit dem Prinzip der Ganzheitlichkeit hat sich eine neue Denkweise bei der Pflege von Menschen entwickelt. Es ist notwendig, Menschen als körperliches, geistig-seelisches und soziales Wesen, das mit seiner Umwelt in Verbindung steht, zu betrachten. Somit stehen selbst kleinste Pflegeabläufe für Pflegende in einem ganzheitlichen Zusammenhang.

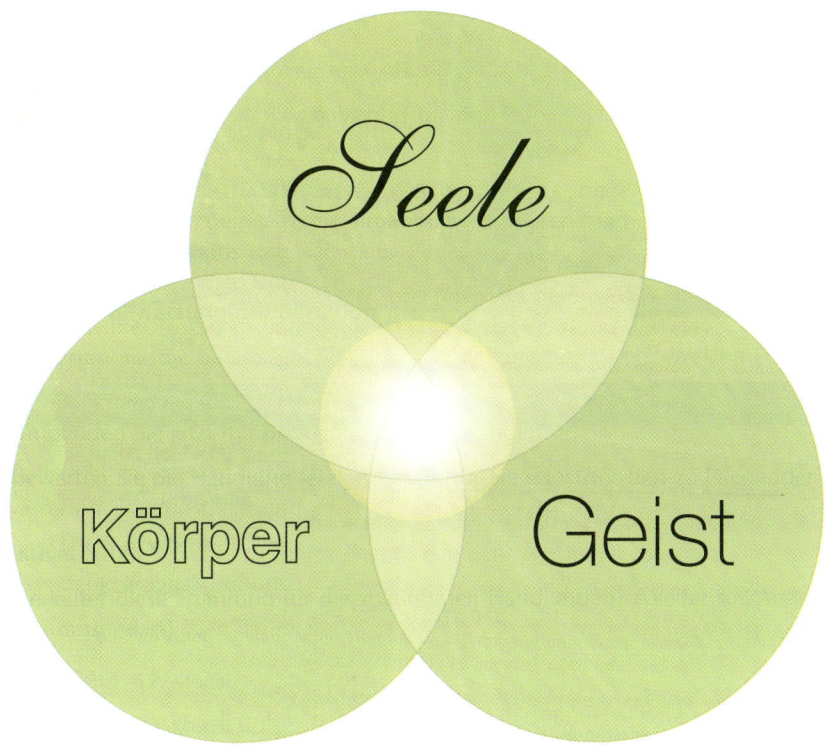

„Krankheit ist nicht lokal begrenzt, es ist immer der ganze Mensch krank. Daher muss auch nicht die Krankheit (lokal), sondern der ganze Mensch behandelt werden." (Hippokrates)

Diese Forderung lässt sich nicht nur für von Krankheit betroffene Menschen aufstellen, sondern muss zugleich auch uneingeschränkt für Menschen mit einer Behinderung und mit Pflegebedarf gelten.

Genau wie der Körper, die Seele und der Geist des Pflegebedürftigen beim Pflegen betrachtet werden, so ist die Arbeit durch die Pflegeperson ebenfalls durch eine Dreieinigkeit aus Herz, Verstand und die Hände geprägt. Die Arbeit orientiert sich dabei an den individuellen

Bedürfnissen des Pflegebedürftigen. Das Ziel ist dabei immer, die Selbstständig- und Eigenverantwortlichkeit so lange und so ausgeprägt wie möglich zu erhalten.

Hochqualifizierte und menschliche ganzheitliche Pflege für Kinder, Senioren und Menschen mit Behinderungen umfasst u. a. folgende Tätigkeiten:

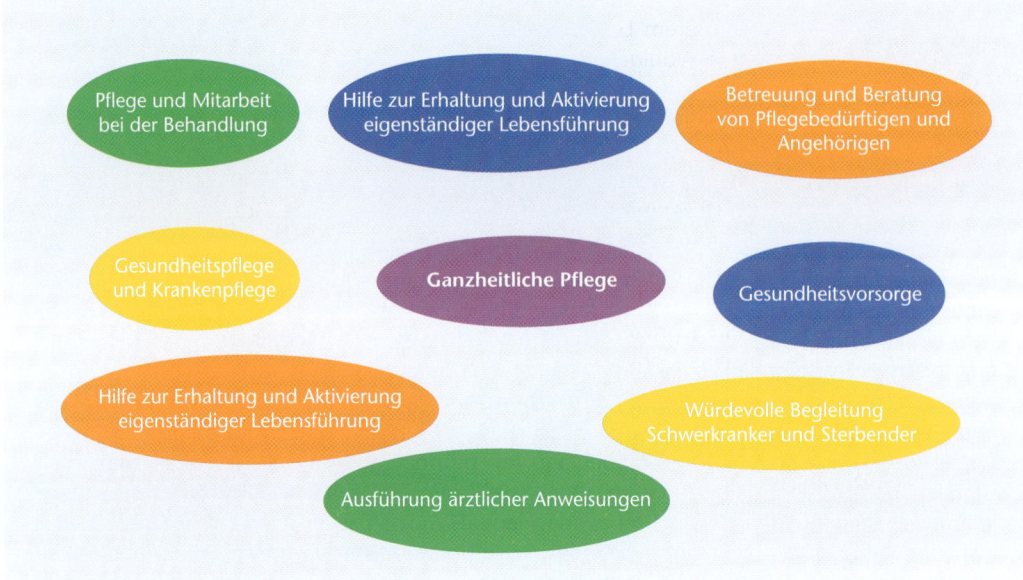

  Im Zentrum der Pflege muss sich der Mensch befinden.

  Aufgaben

1. Nennen Sie bitte jeweils drei Beispiele für körperliche Abläufe, geistige Fähigkeiten und seelische Bedürfnisse eines Menschen.

2. Finden Sie drei Aktivitäten aus Ihrem Alltag, in denen die drei Teile Körper, Seele und Geist zusammenwirken.

3. Bitte geben Sie Beispiele für Krankheiten, deren Auswirkungen Körper, Geist und Seele gleichermaßen spüren. Wie drücken sich diese Auswirkungen jeweils aus?

1.2.1 Die Grundbedürfnisse des Menschen

Aufgabe
Überlegen Sie in Kleingruppen (3 bis 4 Schüler), welche Grundbedürfnisse der Mensch im Alltag hat. Halten Sie Ihre Ergebnisse bitte als Mindmap auf einem Plakat fest und stellen Sie diese in der Klasse vor.

Wir Menschen gehen in unserem Leben tagtäglich Bedürfnissen nach und versuchen sie zu befriedigen, um daraus ein Wohlgefühl zu erzielen und unsere Lebensqualität zu erhöhen. Verschiedene Wissenschaftsrichtungen forschen seit jeher zu den Grundbedürfnissen des Menschen und versuchen sie in Modelle einzuordnen.

In die deutschsprachige Pflegewissenschaft hat dies die Schweizer Kranken- und Ordensschwester Liliane Juchli (*9. Oktober 1933) mit dem Modell der „Aktivitäten des täglichen Lebens" (ATL) eingeführt. Sie beschreibt in dem Modell zwölf Aktivitäten, die Menschen im täglichen Leben machen, und untersucht deren Auswirkungen auf das Leben. Für die Pflege stellen sie ihrer Auffassung nach ein sehr gutes Instrument zur Beobachtung und Wahrnehmung von Patienten in einem ganzheitlichen Pflegeprozess dar. Die Ganzheitlichkeit entsteht in der vielschichtigen Betrachtung des Menschseins – physiologisch, geistig und personal-sozial – durch die ATL:

Physiologische Ebene	Personal-soziale Ebene	Geistige Ebene
Wachsein und schlafen	Für Sicherheit sorgen	Kommunizieren
Sich bewegen	Raum-Zeit-Gestaltung, arbeiten und spielen	Kind-, Frau- oder Mann-Sein
Sich waschen und kleiden		Sinnfindung im Sein, Werden und Sterben
Essen und Trinken		
Ausscheiden		
Körpertemperatur steuern		
Atmen		

Liliane Jüchli hat die Wichtigkeit für die Ganzheitlichkeit besonders bei der Wahrnehmung des Menschen verdeutlicht, indem sie forderte:

• Einflussfaktoren aller Lebensbereiche bei der Beobachtung wahrzunehmen.

• Gesunde und kranke Symptome beim Menschen zu beobachten.

• Das Gesunde, in Form von Gesundheitsförderung und -bildung, zu beachten.

Jüchlis Modell gilt als Basis für die Entwicklung darauf aufbauender Modelle. Monika Krohwinkel (*1941), Pflegewissenschaftlerin, hat das Modell der ATL zunächst um den Umgang mit den existenziellen Lebenserfahrungen **zum Modell der** AEDL – „Aktivitäten und existenzielle Erfahrungen des Lebens" erweitert und in einem weiteren Schritt um Beziehungen des Menschen hin zu dem Modell der ABEDL® – „Aktivitäten, Beziehungen und existenzielle Erfahrungen des Lebens" ausgebaut.

Beide Modelle sind Bedürfnismodelle. Im Mittelpunkt dieser Pflegemodelle steht die Befriedigung der Grundbedürfnisse des Pflegebedürftigen. Von der erfolgreichen Befriedigung hängt das Wohlbefinden und im Extremfall das Weiterleben ab. Grundannahme ist, dass Pflegebedürftige ihre Grundbedürfnisse nicht selbst befriedigen können, also müssen Pflegende diese erkennen und befriedigen.

Aufgabe

Bitte informieren Sie sich eingehend zum Modell der ABEDL®. Präsentieren Sie (max. zu zweit) Ihre Ergebnisse in Form eines Kurzreferates (zehn bis 15 Minuten) in der Klasse.

1.3 Die Entwicklung des Pflegeberufes und mögliche Arbeitsfelder in der Pflege

Historischer Überblick

Wenn man über die Geschichte der Krankenpflege berichtet, spielt die Entwicklung der Medizin durch die Jahrhunderte eine wichtige Rolle. Die Professionalisierung der Pflege hat eine lange Geschichte.

In der Steinzeit und in den sogenannten archaischen Hochkulturen, wie z. B. in Ägypten und Persien sowie in Indien und China, hat die Pflege bzw. die Versorgung von kranken Menschen in der Familie stattgefunden. Die „Frau des Hauses" übernahm die Pflege der kranken Familienmitglieder. Die Erfahrungen und speziellen Kenntnisse, die Frauen sich über Jahrzehnte angeeignet haben, wurden immer an die nachfolgenden Generationen weitergegeben (empirische Pflege).

Erst später in der Antike, im 5. Jahrhundert, gab es einen Arzt, Hippokrates von Kos, der sich mit der Anatomie und Physiologie des menschlichen Körpers beschäftigte und Medizin zur Wissenschaft ernannte. Von ihm stammen viele interessante Aufzeichnungen über die Funktion von Organen und den Verlauf von Krankheiten. Neben Hippokrates gab es zu dieser Zeit noch weitere medizinische Gelehrte, die ihre Kenntnisse und Erfahrungen auf medizinischem Gebiet aufgeschrieben haben.

Dazu gab es sogenannte Hilfsärzte und Verbinder, die neben der Familie medizinische und pflegerische Tätigkeiten übernahmen.

Als die Expansion des Christentums in Mitteleuropa langsam begann, entwickelten sich öffentliche Krankenhäuser. Dort haben es sich Frauen, die meistens unverheiratet oder verwitwet waren, zur Aufgabe gemacht, sich um alte, kranke und arme Menschen zu kümmern unter dem christlichen Gedankengut der Barmherzigkeit (**Caritas**) und des Dienstes am Nächsten (**Diakonia**). Man pflegte aus der Erfahrung heraus in Armen- und Siechenhäusern, und mit dem Wort Gottes gab man den Armen, Kranken und Alten seelischen Beistand.

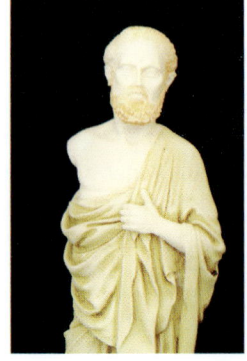

Hippokrates

Später, im Mittelalter, als die Klöster entstanden, übernahmen Mönche und Ordensfrauen die Pflege von hilfsbedürftigen und kranken Menschen in den zu den Klöstern gehörigen Hospitälern, in denen auch Pilger ihre Zuflucht und Herberge fanden.

Der Bau von Krankenhäusern wurde auch in den Städten weiter betrieben, da durch große Armut und unzureichende soziale Unterstützung viele notleidende Menschen Hilfe in diesen Einrichtungen suchten. Auch Lazarette für verwundete Soldaten waren überfüllt durch ständige Kriege.

Eine Ausbildung für die Wärter und Wärterinnen, die dort pflegten, gab es nicht. Deshalb waren die Kranken- und Siechenhäuser in einem miserablen Zustand. Besonders schlimm waren die hygienischen Verhältnisse. Seuchen wie Pest und Pocken verschlimmerten die Situation zusätzlich.

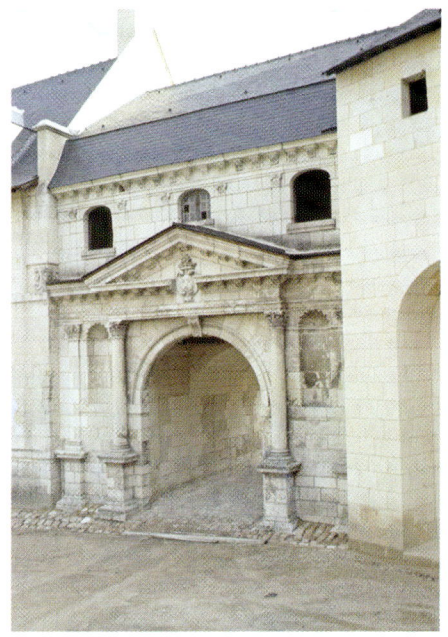

Siechenhaus

Erst als im 18. und 19. Jahrhundert grundlegende Kenntnisse der antiken Medizin in Mitteleuropa Einzug hielten, veränderte sich die Lage auch in den Krankenhäusern. Es entwickelten sich vier Organisationsformen, die sich zur Aufgabe machten, die Krankenpflege und die Verhältnisse in den Krankenhäusern positiv zu verändern:

- die katholische Ordenspflege mit ihren Ordensschwestern

- die evangelische Diakonie, gegründet durch Theodor Fliedner, mit den Diakonissen

- die Krankenpflege des Roten Kreuzes als interkonfessionelle Form mit seinen Schwestern

- die freiberufliche Krankenpflege, begründet durch Florence Nightingale in England und Agnes Karll in Deutschland

Heute haben es sich Städte und Gemeinden sowie die Wohlfahrtsverbände, die sich aus den oben genannten Organisationsformen im 20. Jahrhundert entwickelt haben, zur Aufgabe gemacht, sich um die Ausbildung in der Pflege zu kümmern und die Trägerschaft von Krankenhäusern und Seniorenheimen und anderen sozialen Einrichtungen zu übernehmen.

Aufgabe

1. *Recherchieren Sie, welche Wohlfahrtsverbände es in Deutschland gibt.*

2. *Informieren Sie sich in Ihrer Stadt, für welche sozialen Einrichtungen, z. B. Krankenhäuser, Altenheime, diese Wohlfahrtsverbände die Trägerschaft übernommen haben.*

A

Ausbildung

Durch neue hohe Anforderungen in den letzten Jahrzehnten in der Medizin und durch die Professionalisierung des Pflegeberufes in den 1980er-Jahren hat sich die „Pflege" in den verschiedenen Bereichen zu hochqualifizierten Berufen entwickelt, wofür eine gute fundierte Ausbildung in Theorie und Praxis notwendig ist.

Es gibt in den drei Pflegebereichen Alten-, Kranken- und Kinderkrankenpflege folgende staatlich anerkannte Ausbildungsberufe:

Staatlich anerkannte Ausbildungsberufe in der Pflege

1-jährig

- Altenpflegehelferin/Altenpflegehelfer

- Gesundheits- und Krankenpflegeassistentin/Gesundheits- und Krankenpflegeassistent

Aufgaben:

1. Grundpflege
2. Grundversorgung

3-jährig

- Altenpflegerin/Altenpfleger

- Gesundheits- und (Kinder-) Krankenpflegerin/Gesundheits- und (Kinder-) Krankenpfleger

Aufgaben:
- Grund- und Behandlungspflege
- Gesundheitsförderung und Prävention
- Medizinische Assistenz

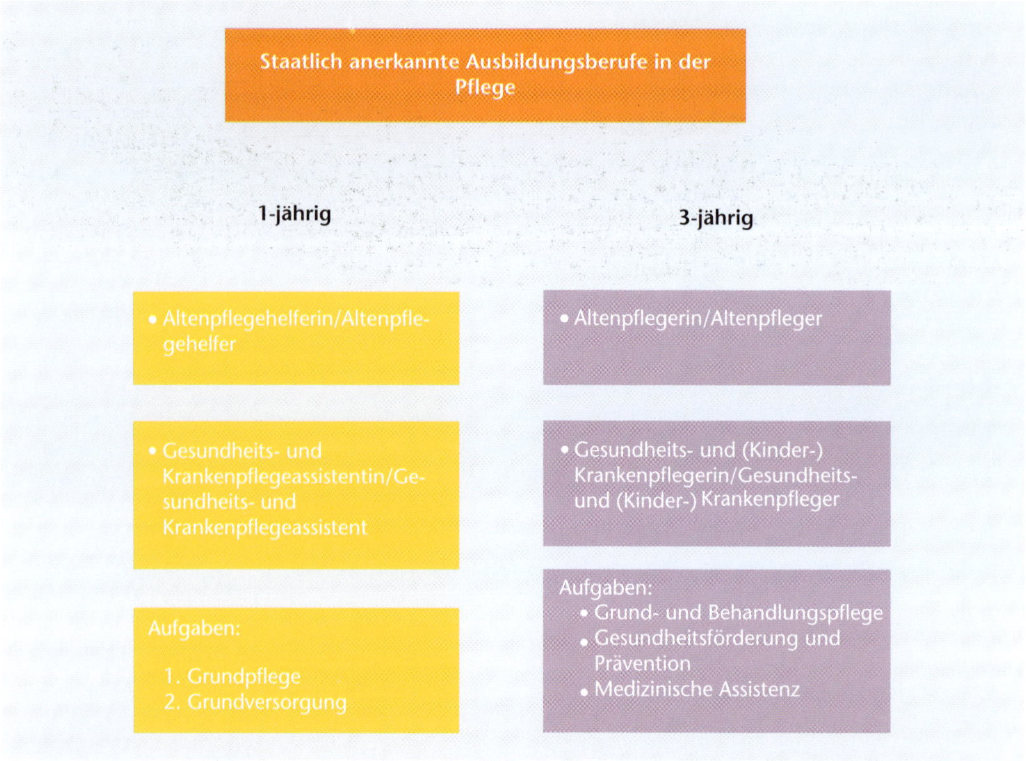

Diese Ausbildungsberufe stehen unter staatlicher Aufsicht und werden durch entsprechende Gesetze sowie die Ausbildungs- und Prüfungsordnungen in den einzelnen Bundesländern geregelt.

Für die Durchführung der Ausbildung sind entsprechende Fachseminare bzw. Fachschulen verantwortlich, die den theoretischen Anteil der Ausbildung durchführen, in Verbindung mit Einrichtungen wie Pflegeheimen, Krankenhäusern und ambulanten Pflegediensten, die als Träger die praktische Ausbildung übernehmen und sich für die Ausbildungsvergütung verantwortlich zeigen.

 Die oben genannten Berufsbezeichnungen sind gesetzlich geschützt und bedürfen einer staatlichen Erlaubnis (siehe Krankenpflegegesetz KrpflG und Altenpflegegesetz AltpflG).

Arbeitsfelder

Nach Abschluss dieser Berufsausbildungen gibt es eine Vielzahl von Einsatzmöglichkeiten:

	Altenpflege	Gesundheits- und Krankenpflege/ Kinderkrankenpflege
Stationäre Pflege (Betreuung rund um die Uhr)	• Alten- und Seniorenpflegeheime • Hospize • geriatrische Stationen in Krankenhäusern	• Krankenhäuser mit unterschiedlichen Fachrichtungen • psychiatrische Krankenhäuser/ Kliniken • Kur- und Rehabilitationskliniken • Hospize
Teilstationäre Pflege (Betreuung tagsüber oder nachts, ist stationären Einrichtungen angegliedert)	• Tagespflegeeinrichtungen • Altenwohngemeinschaften (Alten-WGs)	• Tagespflegeeinrichtungen • Altenwohngemeinschaften (Alten-WGs)
Kurzzeitpflege (bis zu vier Wochen im Jahr für pflegebedürftige Menschen in besonderen Fällen)	• Alten- und Seniorenpflegeheime	• Alten- und Seniorenpflegeheime
Ambulante Pflege (Pflege, Betreuung und hauswirtschaftliche Versorgung bei pflegebedürftigen Menschen zu Hause)	• ambulante Pflegestationen/ Pflegedienste	• ambulante Pflegestationen/ Pflegedienste
Weitere Tätigkeitsfelder für Personen mit 3-jähriger Ausbildung	• Beratungsstellen für ältere Menschen • Heimaufsicht • medizinischer Dienst der Krankenkassen	• Einrichtungen für Menschen mit Behinderungen • Beratungsstellen • medizinscher Dienst der Krankenkassen • Arztpraxen • Krankenstationen auf Schiffen

Tipp:
Durch entsprechende Fort- und Weiterbildungen sowie Studiengänge kann man sich für folgende Bereiche und Tätigkeiten qualifizieren:

• Stations-/Wohnbereichsleitung

• Abteilungsleitung

• Pflegedienstleitung

• Lehrtätigkeit an den entsprechenden Fachschulen/Fachseminaren

• Studium der Pflegewissenschaften

1. Nennen Sie die Fähigkeiten, die für die Berufe in der Pflege notwendig sind. Trennen Sie diese in soziale, kognitive, psychische und körperliche Bereiche.

2. Informieren Sie sich über die gesetzlichen Voraussetzungen, die man für die jeweiligen Ausbildungsberufe in der Pflege erfüllen muss.

3. Recherchieren Sie, warum die Berufsbezeichnung „Krankenschwester" in „Gesundheits- und Krankenpflegerin" umgeändert wurde.

Arbeiten Sie in Kleingruppen, dokumentieren Sie Ihre Ergebnisse in Form einer gemeinsamen Skizze oder Mindmap.

1.4 Theoretische Grundlagen als Voraussetzung für pflegerisches Handeln

Für ein professionelles Handeln in der Pflege ist eine ausgeprägte Basis an theoretischen Grundlagen notwendig. Der wissenschaftliche, theoretische Hintergrund ermöglicht in der Praxis, **Pflege umfassend wissenschaftlich zu beschreiben, zu begründen und als Fachrichtung genauer einzugrenzen:**

- Theoretisches Wissen für die praktische Arbeit bereitzustellen.

- Die Pflege zu professionalisieren und zu etablieren.

- Erfahrungen des pflegerischen Handelns begrifflich zu fassen, zu ordnen, zu überprüfen und weiterzugeben.

- Gesetzliche Forderungen zu erfüllen.

M **Eine Theorie aufzustellen bedeutet, dass man Vermutungen über die sogenannte Wirklichkeit anstellt und hofft, dass diese dann auch eintreffen. Eine Pflegetheorie ist eine Möglichkeit, um die tägliche praktische Arbeit zu erklären und vorherzusagen, wie eine Situation geschehen kann oder wird und wie mit ihr umzugehen ist.**

D **Die Pflegetheorie nutzt gerne das Pflegemodell als Hilfsmittel. Es ist wie ein theoretischer Rahmen, auf den sich Pflegende bei der Arbeit beziehen können.**

Begriff: Modell

- ist vereinfachte und veränderte Form einer tatsächlichen Sache oder eines Vorgangs

- eine Sache kann damit in ihrer Struktur besser verstanden werden

- Phänomene und Gegenstände, die sich schwer darstellen lassen, werden anhand von Modellen leichter verständlich

- die Wirklichkeit wird übersichtlich dargestellt, bspw. als Schema, Muster oder mathematische Formel

Zentrale Faktoren in vielen Pflegemodellen

- der Mensch: Er steht im Zentrum des pflegerischen Handelns.

- seine Umwelt: Das psychosoziale Umfeld und die Umweltfaktoren des pflegebedürftigen Menschen werden in der Pflege beachtet.

- die Begriffe Gesundheit und Krankheit: Deren Verstehen ist die Grundlage vieler Modelle. Dabei ist das gesellschaftliche Verständnis der Begriffe wichtig.

- Pflege: Entscheidend sind oft Ausrichtung, Orientierung, Professionalisierungsgrad der Pflegekräfte, nötige persönliche Voraussetzungen und Fähigkeiten der Pflegepersonen.

Skizze eines Pflegemodells

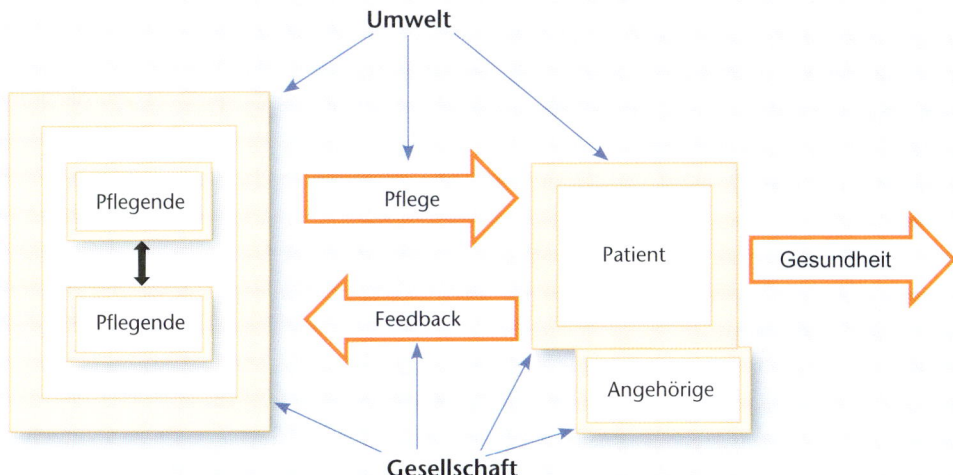

Ein Pflegemodell stellt die Pflege vereinfacht dar. Es beschreibt übersichtlich, was Pflegende tun, warum sie es tun und wie sie es am besten tun können.

Aufgabe
Bitte erklären Sie das abgebildete Pflegemodell.

1.4.1   Die Begriffe Gesundheit und Krankheit

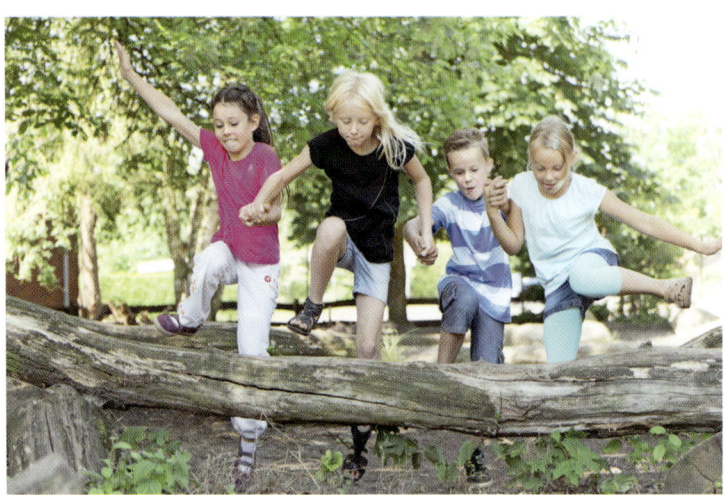

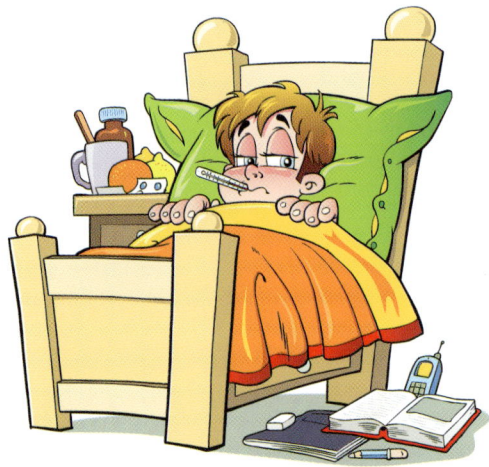

Anhand der beiden Bilder ist es leicht zu erkennen, wer gesund und wer krank wirkt. Doch sieht man es nicht immer auf den ersten Blick, wer gesund und wer krank ist. Beide Begriffe sind dafür zu komplex, als sie nur durch Bilder verdeutlichen zu können.

Denn stellen Sie sich eine Frau oder einen Mann vor, die/der äußerlich gesund erscheint, dennoch aber bspw. unter Kopf- und Rückenschmerzen leidet und sich deswegen bei der Arbeit nicht konzentrieren kann. Da würde selbst ein Arzt eventuell nicht sofort bemerken, dass diese Person nicht gesund ist und sich nicht gesund fühlt.

Stellen Sie sich Ihren Alltag vor: Ob Sie nießen oder ob Sie Geburtstag haben. Die meisten Menschen werden Ihnen Gesundheit wünschen und der Begriff wird mit der häufigste sein, den Sie dabei hören. Doch was bedeutet Gesundheit überhaupt? Was charakterisiert sie und macht sie aus?

Für den Begriff Gesundheit gibt es keine allgemeingültige Definition. Das liegt daran, dass es in der Menschheitsgeschichte immer wieder unterschiedliche Ansichten von Gesundheit und Krankheit gab und bis heute gibt. Es sind Formen menschlichen Befindens und Verhaltens, die jede Gesellschaft für sich anders auslegt.

Dennoch gibt es Definitionsversuche, um Gesundheit zusammenzufassen.

Die Weltgesundheitsorganisation WHO definiert in ihrer Verfassung von 1948 Gesundheit als: „Gesundheit ist ein Zustand vollständigen körperlichen, geistigen und sozialen Wohlbefindens und nicht allein das Fehlen von Krankheit und Gebrechen." (WHO, 1948)

Erweitert wurde diese Definition mit der Beschreibung der Ottawa-Charta der WHO von 1986:

Gesundheit ist „als ein wesentlicher Bestandteil des alltäglichen Lebens zu verstehen und nicht als vorrangiges Lebensziel. Gesundheit steht für ein positives Konzept, das die Bedeutung sozialer und individueller Ressourcen für die Gesundheit ebenso betont wie die körperlichen Fähigkeiten." (WHO, 1986, S. 1)

Es wird deutlich, dass Gesundheit nicht nur bedeutet, sich körperlich fit zu fühlen, sondern sich auch psychisch, emotional und sozial im Gleichgewicht zu befinden. Dazu ist sowohl ein stabiles soziales Umfeld als auch das individuell richtige Maß an verschiedenen Umweltfaktoren, die auf den Menschen dauerhaft wirken, notwendig.

An den modernen Erklärungsversuchen von Gesundheit lässt sich auch wieder das Verständnis der Ganzheitlichkeit erkennen. Das Zusammenspiel von körperlichen Abläufen, psychischen und emotionalen Zuständen sowie das Wirken von sozialen Gegebenheiten führen zu einem ganzheitlichen Erleben von Gesundheit durch den Menschen.

Aufgaben
1. *Was bedeutet für Sie Gesundheit? Finden Sie bitte Ihre persönliche Definition und schreiben Sie diese auf eine Karteikarte auf. Anschließend tragen Sie diese dann in der Klasse zusammen, indem Sie die Karten an die Tafel anbringen.*

2. *Beschreiben Sie bitte, in welchen Situationen Sie sich gesund fühlen.*

Gesundheit ist ein wertvolles persönliches und gesellschaftliches Gut. Ihre Wichtigkeit wird oft erst bei Krankheit oder mit zunehmendem Alter klar. Welche Einschränkungen mit der Abnahme von Gesundheit einhergehen, wird oft erst dem alternden Menschen bewusst – durch eigene erlebte Krankheiten, gesundheitliche Probleme im Umfeld und den Gedanken an ein näher rückendes Lebensende.

Gesundheit und Wohlbefinden werden durch viele Faktoren bestimmt. Bis auf Alter, Geschlecht und Erbanlagen können die meisten dieser Faktoren beeinflusst werden.

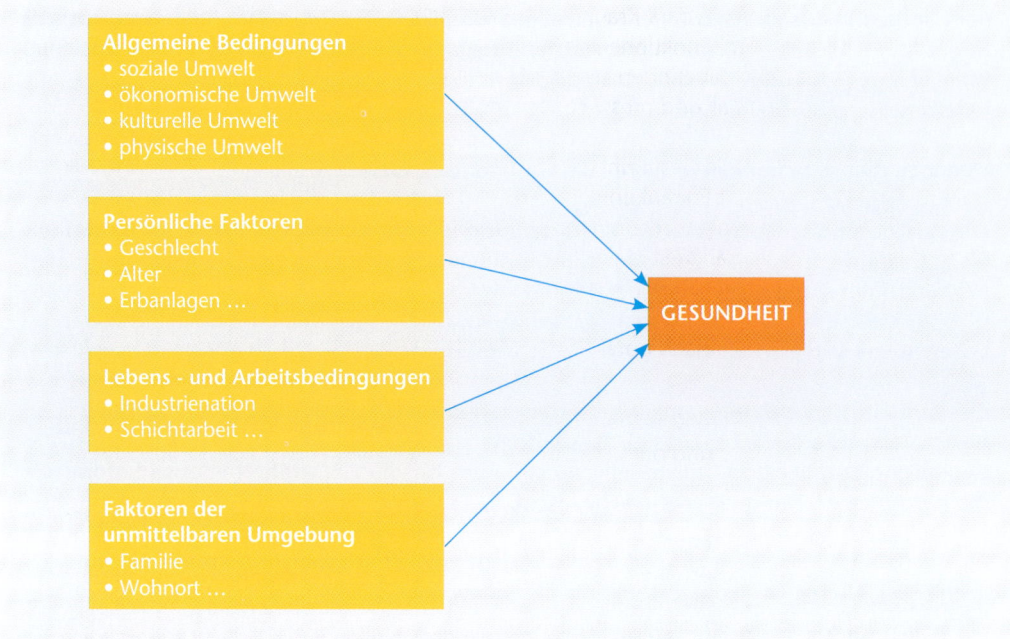

Die Faktoren aus den vier unterschiedlichen Ebenen stehen nicht für sich allein, sondern beeinflussen sich gegenseitig und damit wiederum auch die Gesundheit.

Aufgaben

1. Bitte ergänzen Sie die vier Ebenen der Gesundheit, indem Sie zu jeder Ebene weitere Beispiele aus Ihrem Alltag notieren.

2. Wo begegnet Ihnen Gesundheit im Alltag?
Achten Sie bitte an einem Tag darauf, wo und wann Ihnen von morgens bis abends das Thema auffällt. Notieren Sie Ihre Ergebnisse und sammeln Sie diese in der Klasse.

3. Diskutieren Sie bitte, weshalb Menschen mit höherer Bildung häufig gesünder sind als Menschen mit niedrigerer Bildung.

Gesundheit ist nichts, was für alle Menschen gleich empfunden wird. Auf jeden Menschen wirken Einflussfaktoren und erst das positive Zusammenspiel aller Faktoren bedeutet Gesundheit. Die Bewertung dieser Faktoren ist jedoch sehr subjektiv.

Genau wie der Begriff Gesundheit ist auch der Begriff Krankheit nicht eindeutig definierbar, weil Krankheit ebenso subjektiv wahrgenommen wird. Der Übergang von Gesundheit zu Krankheit und umgekehrt ist fließend. Und genau wie die Gesundheit gehört die Krankheit ebenfalls zum Menschsein.

Allgemein kann man sagen, dass Krankheit eine Beeinträchtigung der körperlichen, geistigen und emotional-seelischen Funktionen darstellt. Dabei hat diese Beeinträchtigung ein Maß erreicht, welches das Wohlbefinden und das Entfaltungspotenzial dieses Menschen subjektiv und objektiv wahrnehmbar und messbar verringert.

Faktoren, die Einfluss auf die Gesundheit haben, wirken sich also auch auf das Krankheitserleben und das Überwinden einer Erkrankung aus: Kopfschmerzen nach einer guten Klausurnote werden bspw. wesentlich weniger schlimm empfunden als vor einer Prüfung. Es ist auch möglich, dass eine Person eine Krankheit hat und sich dennoch gesund fühlt. Dies kann bspw. bei Menschen mit einer chronischen Erkrankung der Fall sein.

Der Begriff Krankheit kann nach unterschiedlichen Kriterien eingeteilt werden:

- **nach Ursachen:**
  - infektiöse und parasitäre Krankheiten
  - Krankheiten des Blutes und der blutbildenden Organe
  - Ernährungs- und Stoffwechselkrankheiten
  - Psychische und Verhaltensstörungen
  - Krankheiten der Sinnesorgane
  - Krankheiten des Nervensystems
  - Krankheiten des Kreislaufsystems
  - Krankheiten des Atmungssystems
  - Krankheiten des Verdauungssystems
  - Krankheiten der Haut und der Unterhaut
  - Krankheiten des Muskel-Skelett-Systems
  - Krankheiten des Urogenitalsystems
  - Erbkrankheiten
  - Verletzungen, Vergiftungen und bestimmte andere Folgen äußerer Ursachen

- **nach zeitlichem Verlauf**
  - akute Erkrankungen: plötzlich auftretend und beginnend
  - chronische Erkrankungen: über einen längeren Zeitraum andauernd

- **nach den Möglichkeiten, sie zu therapieren**
  - behandelbar
  - nicht behandelbar

- **nach Prognose**
  - spontan heilend
  - Heilung durch Behandlung
  - unheilbar

Aufgaben

A

1. Bitte finden Sie zu jeder Ursachengruppe von Krankheiten zwei bis drei Erkrankungen. Sammeln Sie diese bitte in der Klasse.

2. Finden Sie bitte zu den anderen Kriterien von Krankheit ebenfalls zwei bis drei Beispiele.

Die Ursachen von Krankheiten sind ganz verschieden. So kann zwischen angeborenen und erworbenen Krankheiten sowie inneren und äußeren Ursachen unterschieden werden. Bei vielen Krankheiten ist es allerdings nicht möglich, nur eine einzelne Ursache als Auslöser zu identifizieren. Mithilfe von Diagnoseverfahren wird dann versucht, diese Ursachen zu entdecken. Dabei geben **Symptome** (Krankheitszeichen) schon erste Hinweise auf eine mögliche Ursache. Allerdings sind diese nicht immer eindeutig einer Erkrankung zuzuordnen. So kann bspw. dauerhaftes Erbrechen ein Hinweis auf eine Erkrankung des Magens und/oder des Darms sein. Das Symptom Kopfschmerz kann sowohl auf andauernden Stress als auch auf Erkrankungen des Kopfes, Flüssigkeitsmangel oder auf eine falsche Haltung hinweisen.

 Wie die Pflege geleistet wird und welche Aufgaben und Tätigkeiten der Einzelne der Pflege zuspricht, hängt maßgeblich davon ab, wie die Zustände Gesundheit und Krankheit gesehen werden und welche Handlungsmöglichkeiten man auf die Einwirkung von Gesundheit und Krankheit sieht.

 Aufgaben
1. Bitte beschreiben Sie, welche Krankheitserfahrungen Sie schon gemacht haben. Wann haben Sie sich krank gefühlt? Wie ging es Ihnen dabei?

2. Was hat Ihnen bisher immer gut geholfen, wieder gesund zu werden?

Fallbeispiele
1. Fall
Kevin, 23 Jahre alt, ist Profifußballer und gerade dabei, sich bei einem großen Fußballverein in der ersten Bundesliga mit guten Leistungen in die erste Mannschaft zu spielen. Bei einem Spiel wird er unglücklich gefoult und erleidet einen Kreuzbandriss. Nun steht ihm eine Operation im Krankenhaus bevor. Dadurch wird Kevin zu einer langen Pause gezwungen sein, damit das Kreuzband richtig verheilen kann.

2. Fall
Fatima, 33 Jahre alt, ist alleinerziehende Mutter von zwei kleinen Kindern. Bei einem Treppensturz bricht sie sich das linke Bein. Sie muss daraufhin ins Krankenhaus und operiert werden.

 Aufgabe zu den beiden Fallbeispielen
Analysieren Sie bitte die beiden Fallbeispiele in Kleingruppen (max. zu dritt) bezogen auf die Fragestellung: Was bedeutet die Erkrankung für die betreffende Person? Halten Sie Ihre Ergebnisse bitte schriftlich fest.

1.4.2   Das Modell der Salutogenese nach Aaron Antonovsky

In den vergangenen Jahrzehnten haben sich viele Wissenschaftler mit den Fragen beschäftigt, wie beim Menschen Krankheiten entstehen **(Pathogenese)** und sich vermeiden lassen. Daraus haben sich viele Modelle entwickelt, die diesen Mechanismus in ganz unterschiedlicher Herangehensweise darstellen. Diese Modelle klassifizierten den Menschen in die zwei Zustände „gesund" oder „krank" – dazwischen gab es nichts.

Der amerikanische Medizinsoziologe Aaron Antonovsky (*1923, †1994) beobachtete allerdings bei seinen Forschungen fasziniert, dass bspw. einige Menschen trotz extrem negativ-einschneidender und belastender Lebenserfahrungen sowie -umstände wie z. B. einer

Gefangenschaft in einem Konzentrationslager erstaunlich gesund blieben. Er stellte sich daraufhin die Fragen:

• Was hält Menschen gesund?

• **Warum können einige Menschen besser mit Krisen umgehen und andere weniger?**

• Warum erkranken Menschen an einer bestimmten Krankheit und andere nicht?

Diese Fragen konnte er mit den zu seiner Zeit gängigen Modellen nicht zufriedenstellend erklären und schon bald reichte ihm die reine Betrachtungsweise auf die Krankheitsentstehung und -vermeidung nicht mehr aus. So nahm er eine Erweiterung der Perspektive und damit eine ganzheitliche Betrachtung des Menschen vor, indem er den erweiterten Gesundheitsbegriff mit einschloss. Das Modell der **Salutogenese** war geboren.

In folgenden psychologischen Tiefeninterviews mit Menschen fand Antonovsky bestimmte Lebenseinstellungen und Glaubensstrukturen heraus, die Menschen vor Krankheit schützen. Diese beschrieb er als **Stimmigkeits- oder Kohärenzgefühl**, welches er als ein umfassendes und andauerndes Gefühl des Vertrauens definiert.

Das Stimmigkeitsgefühl setzt sich zusammen aus den drei Bausteinen: **Verstehbarkeit** („Ich verstehe"), **Handhabbarkeit** („Ich bewältige") und **Bedeutsamkeit** („Ich erkenne Sinn").

• **„Ich verstehe"**: Die Verstehbarkeit meint, inwieweit der Mensch das Leben mit all dem, was es stressig macht, dennoch als verständlich, harmonisch und strukturiert wahrnimmt bzw. empfindet. Wer das kann, versteht Belastungen in einem größeren Zusammenhang.

• **„Ich bewältige"**: Die Handhabbarkeit meint das Bewusstsein, dass auftretende Probleme lösbar sind – alleine oder mit sozialer Hilfe.

• **„Ich erkenne Sinn"**: Die Bedeutsamkeit meint, dass der Mensch sein Leben als sinnvoll empfindet. Die Anforderungen, es wert sind, dass man Zeit und Kraft in sie investiert.

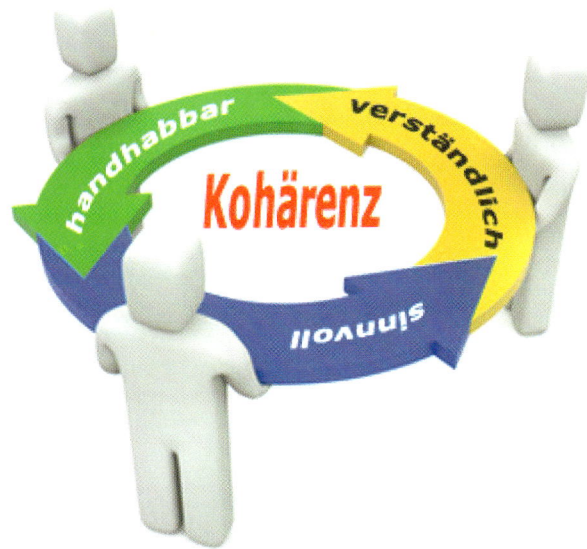

Gesundheitserhaltende Faktoren der Salutogenese nach Aaron Antonovsky

Entwicklung des Kohärenzgefühls:

- in Kindheit und Jugend (bis ca. zum 30. Lebensjahr) herausgebildet
- relativ stabil
- wird von neuen Lebenserfahrungen beeinflusst und umgekehrt

Das Kohärenzgefühl beeinflusst Systeme des Organismus direkt (z. B. das Zentralnervensystem, das Immunsystem, das Hormonsystem), indem es bei den Prozessen mitwirkt, die eine Situation als gefährlich, ungefährlich oder erwünscht einstufen.

Das Kohärenzgefühl stärkt vorhandene Ressourcen, die zu einer Spannungsverminderung führen und damit indirekt die körperliche Stressverarbeitung beeinflussen. Während eine kurzfristige Stressreaktion (Anspannung) als nicht gesundheitsschädigend gilt, wenn sie durch eine anschließende Erholungsphase ausgeglichen wird, entsteht eine Schädigung dann, wenn die selbstregulierenden Prozesse des Systems gestört sind.

Menschen mit einem hohen Kohärenzgefühl sind eher in der Lage, sich gezielt für gesundheitsförderndes Verhalten (z. B. gesunde Ernährung, rechtzeitiger Arztbesuch) zu entscheiden und gesundheitsgefährdendes Verhalten zu vermeiden.

A *Aufgaben*
Diskutieren Sie in der Klasse folgende Fragen:
1. Gibt es im Leben Ereignisse, die Sie nicht verstehen? Welche sind das?

2. Glauben Sie, dass das Leben insgesamt so in Ordnung ist, wie es ist?

Das Salutogenese-Modell verzichtet auf die vollständige Abgrenzung zwischen den Zuständen krank und gesund und bedient sich stattdessen eines Gesundheits-Krankheits-Kontinuums.

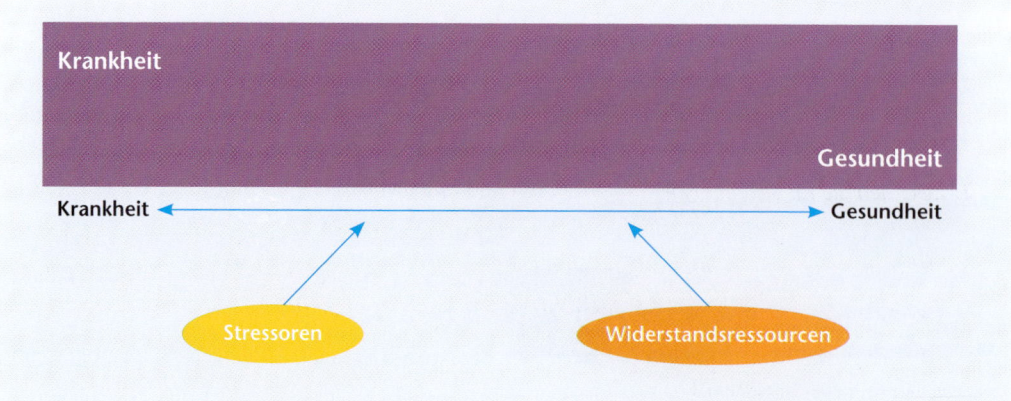

Auf dem Kontinuum bewegen sich Menschen jeden Tag mehr oder weniger stark in Richtung Gesundheit oder Krankheit. Bei der Bewegung stellt sich die Frage, welche Faktoren dafür verantwortlich sind, welche Position man auf dem Kontinuum einnimmt und was einen aber auch wieder in die beiden Richtungen wandern lässt. Es ist dabei entscheidend, dass man die beiden Endpunkte, auch Pole genannt, nicht erreichen kann, sondern sich nur dazwischen bewegt. Somit tragen Menschen, die sich völlig gesund fühlen, auch einen gewissen Teil „Krankheit" mit sich, genauso wie Menschen, die sich krank fühlen, einen gewissen Teil „Gesundheit" mit sich tragen.

Die beiden Kräfte, die einen Menschen auf dem Kontinuum bewegen, werden in der Salutogenese **Stressoren** und **generalisierte Widerstandsressourcen** genannt.

Stressoren sind äußere und innere Reize, die das Gleichgewicht einer Person stören, wenn sie darauf nicht unmittelbar reagieren kann. Die betreffende Person muss daher Kraft und Anstrengung aufbringen, um sich wieder ins Gleichgewicht zu bringen. Vor allem psycho-soziale Stressoren führen damit nicht direkt zu Krankheit, sondern entscheidend ist, wie die Person diese emotional verarbeitet und sich aus dem Spannungszustand lösen kann. Dauert dieser zu lange, entwickelt sich Stress, der auf lange Sicht anhaltend und in Verbindung mit körperlicher Schwäche eine Gesundheitsgefährdung darstellt.

Generalisierte Widerstandsressourcen werden Möglichkeiten genannt, die helfen, Stressoren zu bewältigen, und die als Ressource die Widerstandsfähigkeit der Person gegenüber den Auswirkungen der Stressoren erhöhen.

Widerstandsressourcen haben zwei Aufgaben:

1. Sie prägen dauerhaft die Lebenserfahrungen und ermöglichen es, bedeutsame Lebenserfahrungen zu machen, die wiederum das Kohärenzgefühl formen.

2. Sie sind ein Potenzial, das ausgeschöpft werden kann, falls es für die Bewältigung eines Spannungszustandes nötig wird.

Der Kohärenzsinn bezeichnet das Ausmaß an Zuversicht eines Menschen. Ein starkes Gefühl von Stimmigkeit entsteht bei einem Gefühl des Vertrauens in sich selbst, in seine Widerstandsressourcen und in die Fähigkeit zur Stressbewältigung. Alle drei Bausteine des Kohärenzsinns sollten stimmig sein, damit die Gesundheit gefördert wird.

Aufgaben
1. Sammeln Sie in der Klasse eine beliebige Anzahl an Beispielen für innere und äußere Stressoren und generalisierte Widerstandsressourcen. Kategorisieren Sie diese.

2. Zeichnen Sie für sich ein eigenes Kontinuum und markieren Sie bitte darauf, wo Sie sich derzeit sehen.

3. Nehmen Sie einen Ball und werfen Sie ihn sich in der Klasse zu.

- *Wer den Ball bekommt, nennt etwas, das für ihn/sie in Stress-Situationen hilfreich ist.*

- *In der zweiten Runde wird von demjenigen, der den Ball fängt, etwas benannt, das ihm (oder ihr) im Leben wichtig ist.*

- *In der dritten Runde nennen Sie, welche Ihrer Eigenschaften Ihnen dabei helfen, gesund zu bleiben und zusätzlich mit Krankheit umzugehen.*

1.4.3 Prävention und Gesundheitsförderung

Nachdem die **Prävention** (vom Lateinischen „**praevenire**" = zuvorkommen, verhüten) und **Gesundheitsförderung** in vielen pflegerisch-tätigen Einrichtungen bis vor einigen Jahren kaum bis gar nicht wahrgenommen und nicht in das Versorgungssystem integriert waren, bekommen die Konzepte nach und nach einen immer höheren Stellenwert in der deutschen Pflege. International wird der Pflege von wissenschaftlicher Seite schon seit Langem eine zentrale präventive und gesundheitsfördernde Funktion zugeschrieben.

Damit wird sie langsam aus ihrem Schatten herausgeholt, als letztes Glied in einer Versorgungskette zu dienen, wenn zuvor alle heilenden, rehabilitativen und präventiven Maßnahmen ausgeschöpft waren und ihr letztlich noch die Aufgabe der Ver- und Bewahrung blieb.

Die Grundlage dieses aufkommenden erweiterten Aufgabenbereichs liegt in einem allmählichen Perspektivenwechsel, weg von einem krankheitsorientierten hin zu einem gesundheitsorientierten Pflegeverständnis. Es hat sein Ziel in der Wiederherstellung und dem Erhalt des gesundheitlichen Gleichgewichts bzw. des dabei erreichbaren Optimums sowie in der Förderung der noch erhaltenen Gesundheit.

Neu ist daran nicht nur der Gesundheitsbezug, sondern dass nach der Balance zwischen gesundheitlichen Beeinträchtigungen und vorhandenen Ressourcen gefragt wird. Dieser Sichtweise wohnt – auch das ist innovativ – eine Abkehr einer defizitorientierten Betrachtung inne, der bisher, gegenüber einer Stärkung von Ressourcen, der Vorzug gegeben wurde (zum Konzept der Salutogenese siehe Kap. 1.4.2).

Voraussetzung dafür, dass die Pflege einen bedeutenden aktiven Anteil am deutschen Versorgungssystem einnimmt, ist die Abkehr vom Verständnis, dass sie als lediglich dafür zuständig ist, eine Restversorgungsfunktion auszuführen, sondern zu erkennen, dass sie zahlreiche, bisher noch nicht ausgeschöpfte, vielfältige Potenziale besitzt, und sich diesen hinzuwenden.

Sichtbar wird die Wichtigkeit für Konzepte wie Prävention und Gesundheitsförderung daran, dass die Zahl der Pflegebedürftigen bis zum Jahr 2050 auf 4,35 Millionen Personen ansteigen wird.

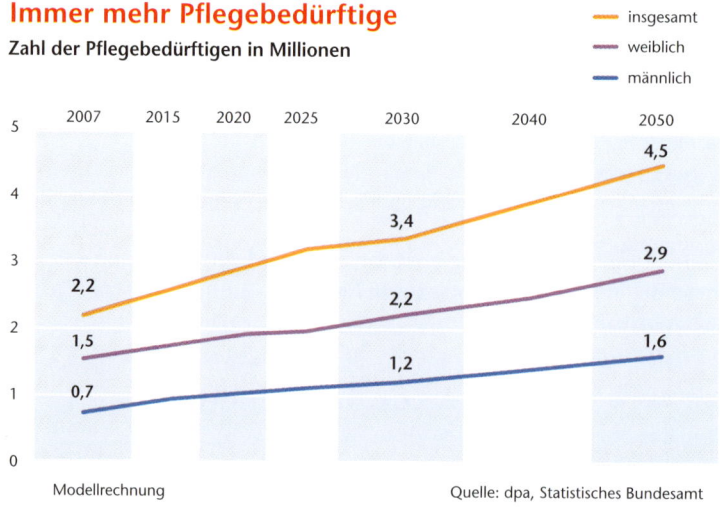

Immer mehr Pflegebedürftige

Zahl der Pflegebedürftigen in Millionen

— insgesamt
— weiblich
— männlich

Modellrechnung

Quelle: dpa, Statistisches Bundesamt

Foto: Infografik WELT ONLINE

Um dieser steigenden Zahl an Pflegebedürftigen und damit verbunden den steigenden Kosten bei der Versorgung begegnen zu können, werden die Prävention und Gesundheitsförderung im Gesundheitswesen immer mehr Bedeutung erlangen müssen.

Aufgaben von Prävention zur Vermeidung von Pflegebedürftigkeit

- Vermeidung von Krankheiten
- Verhinderung von Pflegebedürftigkeit durch Ausschaltung von Risikofaktoren für Pflegebedürftigkeit
- Patientenberatung
- Patientenschulung

Aufgaben von Prävention bei bestehender Pflegebedürftigkeit

- Verschlimmerungen von bestehenden Bewegungs- und Funktionseinschränkungen vermeiden
- Verhinderung der Ausweitung von Einschränkungen auf Körper, Psyche und Seele
- Beitrag zur Stabilisierung der gesundheitlichen Situation durch:
    - pflegerische Vorbeugung, d. h. engmaschige, systematische Überprüfung des Gesundheits- und Funktionsstandes, z. B. Seh-, Hörfähigkeit, Zahn-/Mundgesundheit, Ernährungsverhalten, Bewegungsfähigkeit
    - Schaffung sicherer Umwelt- und Umgebungsbedingungen
    - Beseitigung von Unfallgefahren (bspw. durch Stürze)
    - Verhinderung vermeidbarer Abwärtsentwicklungen
    - Sicherstellung eines gut funktionierenden sozialen Netzes
    - Beratung für und Wissensvermittlung an Patienten

A

Aufgaben
1. Die Prävention wird unterschieden in Primär-, Sekundär- und Tertiärprävention. Bitte informieren Sie sich zu den Begriffen, indem Sie eine Erklärung sowie Beispiele für den jeweiligen Begriff geben.

2. Was sind Risikofaktoren, die im Verlauf des Lebens zu Pflegebedürftigkeit führen können? Sammeln Sie bitte Ideen in der Klasse.

Fallbeispiele
Frau König ist 79 Jahre alt und lebt allein in einem Einfamilienhaus mit zwei Etagen. Sie ist gesundheitlich noch sehr fit, bis auf die Tatsache, dass sie vor einem halben Jahr einen leichten Schlaganfall erlitten hat. Von diesem hat sie sich wieder vollständig erholt, mit der Ausnahme, dass sie seitdem Unsicherheiten beim Gehen hat, welche bei ihr ein erhöhtes Sturzrisiko verursachten und auch schon zu Stürzen geführt haben. Frau König möchte weiter in ihrem Haus wohnen und sucht nun nach Möglichkeiten, wie ihr Sturzrisiko verringert werden kann.

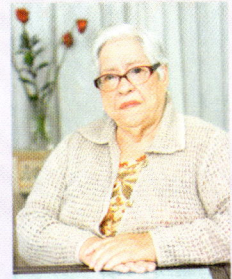

Aufgabe

Bitte unterstützen Sie Frau König, indem Sie möglichst viele personenbezogene Präventionsmaßnahmen und Möglichkeiten in ihrer häuslichen Umgebung finden, um so das Sturzrisiko zu verringern.

Auf der anderen Seite hat sich die Gesundheitsförderung in der Pflege vor allem von Menschen mit eingeschränkter Gesundheit, deren Situation in mehrfacher Hinsicht durch Verletzbarkeit gekennzeichnet ist, angenommen.

Oft leben sie mit unumkehrbaren Gesundheitsverlusten, d. h.

- einer oder mehreren chronischen Erkrankungen,
- andauernden Funktionseinschränkungen und
- Pflegebedürftigkeit.

Des Weiteren kommen hinzu:

- fehlende Unabhängigkeit bei der Bewältigung von vielen Lebenssituationen, d. h. Abhängigkeit von fremder Hilfe
- fehlende soziale Teilhabe durch ein schwaches soziales Umfeld und Isolation
- oftmals Mangel an finanziellen Mitteln

Die Gesundheitsförderung setzt daher darauf, ...

- Mittel, Schutzfaktoren und Möglichkeiten zu finden, um die Gesundheit zu stärken.
- Menschen durch die Stärkung ihrer Selbstbestimmung zu befähigen, ihre Gesundheit zu erhalten und Gesundheitsrisiken abzuwehren.
- Kontrolle über ihre Gesundheit zu erlangen, um vorhandene Ressourcen, Potenziale und Widerstandskräfte zu aktivieren und für sich zu nutzen.
- weiteren Ressourcenverlust aufzuhalten.

In der Gesundheitsförderung der Pflege haben dabei verschiedene Studien gezeigt, dass die dreiteilige Kombination aus **Bewegung, Ernährung und Bewältigungsförderung sehr gesundheitsfördernd wirkt.**

So konnte gezeigt werden, dass zügiges Gehen ...

1. die Lebenserwartung verlängert,

2. das Krankheits- und Sterberisiko senkt und

3. das mentale Gesundheitsempfinden verbessert.

Gesundheitsförderung in der Pflege richtet sich meist an Menschen in gesundheitlich zerbrechlichem Zustand, in dem das Gleichgewicht zwischen Gesundheitseinschränkungen und -potenzialen sehr unausgeglichen ist. Diese Unausgeglichenheit birgt die Gefahr, sich zu erhärten und zu verschlimmern. Um dies zu stoppen, bekommt die Gesundheitsförderung das Ziel, verbliebene Ressourcen zu fördern und das gesundheitliche Wohlbefinden sowie die psychische Widerstandsfähigkeit zu kräftigen.

Aufgabe

Bitte entwickeln Sie als Klasse ein Projekt zur Gesundheitsförderung und/oder Prävention. Wählen Sie dabei bitte aus den Themenfeldern Bewegung, Ernährung oder Gesundheit.

1.4.4 Rehabilitation

Rehabilitation ist ein „koordinierter Einsatz medizinischer, sozialer, beruflicher, pädagogischer und technischer Maßnahmen sowie Einflussnahmen auf das physische und soziale Umfeld zur Funktionsverbesserung zum Erreichen einer größtmöglichen Eigenaktivität zur weitestgehenden Partizipation in allen Lebensbereichen, damit der Betroffene in seiner Lebensgestaltung so frei wie möglich wird", laut der Definition der Weltgesundheitsorganisation (WHO, 1981)

Der Begriff Rehabilitation leitet sich vom Lateinischen „rehabilitatio" (= Wiederherstellung) ab und **beinhaltet Maßnahmen und Leistungen zur größtmöglichen Wiederherstellung körperlicher, geistiger oder seelischer Funktionen. Das Ziel ist die bestmögliche Wiederherstellung der Selbstständigkeit der betreffenden Person sowie die Verhinderung der Pflegebedürftigkeit.** Die Rehabilitation hat im Anschluss daran noch den Auftrag, die Person ins Sozialleben (wie bspw. das häusliche Umfeld) und ins Arbeitsleben wiedereinzugliedern.

Dazu gibt es in der Rehabilitation drei Strategien:

- **Rehabilitative Strategie,** d. h. Überwindung und/oder Kompensation von Beeinträchtigungen der Körperfunktionen, Aktivitäten und Teilhabe.
- **Behandelnde Strategie,** d. h. Behandlung der beeinträchtigten Körperfunktionen und -strukturen. Diese Strategie ist v. a. in der neurologisch-neurochirurgischen Frührehabilitation bedeutsam.
- **Präventive Strategie,** d. h. Verhinderung weiterer Beeinträchtigungen der Körperfunktionen, der Aktivitäten und der Teilhabe.

Es gibt eine Vielzahl von verschiedenen Rehabilitationsformen:

- stationäre Rehabilitation (bspw. in Rehabilitationskliniken)
- teilstationäre Rehabilitation (bspw. in Tageskliniken)
- ambulante Rehabilitation

Die Rehabilitation eines Menschen ist ein Einsatz, an dem meistens eine große Zahl von verschiedenen Berufsgruppen beteiligt ist. Dazu gehören u. a:

- Fachärzte
- **Psychologen**
- **Psychiater**
- Arbeitspädagogen
- Medizinische Bademeister
- Masseure

Aufgabe

Fallen Ihnen noch weitere Berufsgruppen ein, die an einer Rehabilitation eines Menschen beteiligt sein können? Sammeln Sie in der Klasse mithilfe eines Brainstormings.

Lernzielkontrolle

Der 54-jährige Yasin S. ist von Beruf Steinmetz und Chef eines kleinen Unternehmens mit fünf Mitarbeitern. Eines Tages erleidet er während der Arbeit einen schweren Herzinfarkt. Dies führt zu einer intensivmedizinischen und internistischen Versorgung. Nach vier Wochen im Krankenhaus erfolgt die Entlassung in eine sechswöchige stationäre Anschlussheilbehandlung (Rehabilitation).

Der **medizinische Befund** lautet: Eingeschränkte Leistungsfähigkeit des Herz-Kreislauf-Systems und Bluthochdruck. Der **psychosoziale Befund** lautet: Rauchen, Übergewicht, beruflicher Stress mit seltenem Freizeitausgleich, finanzielle Belastungen und depressive Symptome.

Aufgaben zum Fallbeispiel

A

1. Welche Krankheitsfolgen, körperlich, psychisch, sozial (familiär) sowie beruflich, können auftreten?

2. Wie sehen die Chancen von Herrn S. auf die Rückkehr in seinen Beruf aus?

3. Welche therapeutischen sowie persönlichen Maßnahmen sind aus Ihrer Sicht in der Zeit nach dem Herzinfarkt sowohl in der Anschlussheilbehandlung und auch wieder zu Hause sinnvoll?

4. Welche generalisierten Widerstandsressourcen können Herrn S. auf dem salutogenen Kontinuum wieder in Richtung „Gesundheit" bewegen?

2 Soziales Handeln als Grundlage des Pflegeberufes und berufliches Selbstverständnis

Lernziele:

1. Das humanistische Menschenbild kennenlernen.
2. Ethischen Grundwerten für das pflegerische Handeln begegnen.
3. Die eigene Rolle und die eigene Lebensgeschichte im pflegerischen Handeln begreifen und reflektieren können.
4. Kompetenzen erfahren, um pflegerisch handeln zu können.
5. Kenntnisse über die Faktoren Teamarbeit und Zeitmanagement als unerlässliche Faktoren bei der Pflege erwerben.

In unserer Welt gibt es so gut wie keinen Menschen, der ohne Wechselbeziehung zu einem anderen Menschen lebt. Diese Wechselbeziehungen finden in der Wirklichkeit und sogar in der eigenen Gedankenwelt, ausgedrückt durch bestimmte Formulierungen, statt (z. B. „meine Familie", „bei uns ist das so und so …", „die Menschen" oder „die Gesellschaft").

Typen sozialer Beziehungen

- Ehepartner
- Kinder, Enkel, Schwiegerkinder
- Geschwister
- andere Verwandte

= **verwandt**

- Pflegepersonen
- Ärzte
- Sozialarbeiter

= **nicht verwandt und formell**

Eine formelle Gruppe besteht aus mind. zwei Menschen, deren Zweck und Ziel und meist auch die Zusammensetzung von außen vorgegeben wurden. Von außen wird sie dann auch geleitet. Ebenso verfügt sie meist über Richtlinien, eine feste Rollenverteilung und Strukturen.

- Partner
- Freunde
- Bekannte
- Nachbarn

= **nicht verwandt und informell**

D Eine informelle Gruppe ist eine lose, freiwillige Verbindung zwischen mind. zwei Menschen, die eine gefühlmäßige Beziehung zueinander haben und gleiche Interessen besitzen. Sie verfolgen dabei das gleiche Ziel. Dieses Ziel ist nicht von außerhalb der Gruppe gesetzt worden.

A *Aufgabe*
Bitte finden Sie für die Begriffe „formelle Gruppe" und „informelle Gruppe" jeweils Beispiele aus dem pflegerischen Bereich.

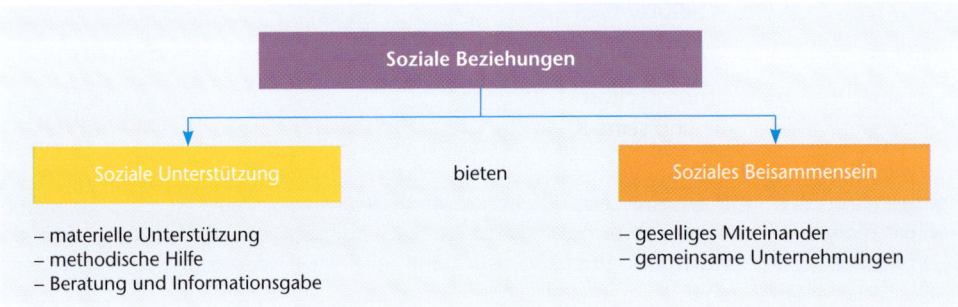

Soziale Prozesse bestimmen zu einem großen Teil, wie Menschen sich verhalten, erleben und welche Möglichkeiten sie zur Lebensgestaltung zur Verfügung haben. In der Pflege entfalten soziale Prozesse ihre Wirkung auf Gesundheits- und Krankheitsverhalten und auf die Chancen sowie die Motivation der Krankheitsüberwindung.

D Max Weber (1864–1920), deutscher Soziologe: „Handeln soll dabei ein menschliches Verhalten heißen, wenn und insofern als der oder die Handelnden mit ihm einen subjektiven Sinn verbinden. ‚Soziales' Handeln soll aber ein solches Handeln heißen, welches seinen von dem oder den Handelnden gemeinten Sinn nach auf das Verhalten anderer bezogen wird und daran in seinem Ablauf orientiert ist." (Weber, 2002, S. 1)

- Soziales Handeln hat die Eigenschaften, zielgerichtet, absichtlich, bewusst und mittels der Gedanken gesteuert zu werden.
- Soziales Handeln orientiert sich an anderen Menschen und Gruppen.
- Es umfasst auch die angenommenen Reaktionen der Menschen, mit denen man im sozialen Handeln steht.
  - Bei konkreten Personen im Pflegeprozess, d. h. Patienten, Heimbewohner, Kollegen, Vorgesetzte, bedeutet soziales Handeln bspw. miteinander sprechen, Lösungen suchen, helfen, aber auch ausweichen.
  - Bei Gruppenbeziehungen, d. h. im Pflegeteam, in Angehörigengesprächen, kann soziales Handeln eine aktive Förderung oder der Versuch der Beeinflussung bedeuten.

– Soziales Handeln kann den Versuch darstellen, bei Beziehungen zwischen Gruppen die Zusammenarbeit zu verbessern und Konflikte zu lösen, bspw. verschiedene Berufsgruppen oder verschiedene Abteilungen einer Einrichtung.

Verhalten: Alles, was wir tun und was beobachtbar ist, unbewusst oder bewusst, beabsichtigt oder nicht beabsichtigt, absichtlich oder im Affekt (z. B. schlafen, atmen usw.)

Verhalten + Absicht und Sinn = Handeln

– Mit dem Verhalten einen Sinn verknüpfen, einen Zweck beabsichtigen Typische Formulierung: „Ich mache das, weil …/um ….“ (z. B. „Ich gehe zum Arzt, weil ich mich krank fühle.“)

Handeln + Ausrichtung am Verhalten von Anderen = soziales Handeln

In der Pflege ist soziales Handeln überall zu finden:

• Pflegerische Tätigkeiten bestehen immer aus verbaler und nonverbaler Kommunikation.

• Gespräche zu führen und psychosoziale Unterstützung zu geben erfordern immer, auf das Gegenüber einzugehen und seine Reaktion zu beachten.

Helfende Berufe haben ihre Ausrichtung stets am anderen Menschen, an ihren Bedürfnissen und Verhaltensweisen. In schwierigen Situationen kommt dem sozialen Handeln zur Krisen- und Konfliktbewältigung damit eine besondere Rolle zu.

Aufgabe
Wir verhalten uns jeden Tag in unzähligen Situationen, wir handeln und wir handeln sozial. Bitte beobachten Sie Ihren Alltag für eine Woche und notieren Sie sich Tag für Tag in einer Art Tagebuch Situationen, in denen Sie diese drei Verhaltensweisen zeigen.

2.1 Das humanistische Menschenbild als Basis des eigenen Handelns

Das Menschenbild ist in der professionellen Pflege entscheidend dafür, welchen Weg die Pflegewissenschaft und die Pflegepraxis im zwischenmenschlichen Handeln gehen. Die heutige Pflegepraxis ist maßgeblich geleitet von einem humanistischen bzw. holistischen Menschenbild und deckt sich in den Grundannahmen mit den Ausführungen zu einem humanistischen Menschenbild.

Ein Menschenbild ist eine Vorstellung, die jemand oder eine Gruppe von den Menschen hat. Menschenbilder gehen von bestimmten Tatsachen (z. B. wissenschaftlichen) oder Annahmen (z. B. weltanschaulichen) über den Menschen aus.

Im holistischen und humanistischen Menschenbild steht die Einheit von den drei unterschiedlichen Lebensbausteinen, dem Körper, dem Geist und der Seele, im Vordergrund. Bei dem Baustein „Seele" ist es für das humanistische Menschenbild dabei nicht wichtig zu erfahren, ob die Seele sterblich oder unsterblich ist, weil es nicht zu beweisen ist.

Der Humanismus sieht im Menschen ein Lebewesen, das aus einer biologischen Evolution hervorgegangen ist und nur in einigen Aspekten vom Tier zu unterscheiden ist. Der bedeutendste Aspekt ist der, dass der Mensch Geisteskräfte besitzt, die es ihm ermöglichen, sich seiner selbst bewusst zu sein.

Durch dieses Selbstbewusstsein ist er auch in der Lage, sich der Zeit bewusst zu sein, zurückzuschauen und in die Zukunft zu planen. Doch nicht nur sich selbst, sondern auch seiner Mitmenschen ist er durch seine geistigen Fähigkeiten bewusst, was ihm die Fähigkeit verleiht, sozial zu handeln.

A   *Aufgaben*

1. Notieren Sie kurz für sich, was für Sie Ihr Menschenbild ausmacht.

2. Was gehört für Sie in Ihrem Leben zum erfüllten Menschsein dazu? Sammeln Sie Ihre Ideen in der Klasse.

Die Grundsätze eines humanistischen Menschenbildes in Bezug auf die Pflege

Das Glück und Wohlergehen des einzelnen Menschen und der Gesellschaft bilden das höchste Gut, nach dem sich jedes Handeln richten soll.

Jeder Mensch ist eine wertvolle, einzigartige Persönlichkeit, unabhängig von Herkunft, Geschlecht, Weltanschauung und Lebensgestaltung sowie von körperlicher, geistiger und seelischer Verfassung.

Jeder Mensch hat das Recht auf Achtung seiner Würde und Respekt seiner Bedürfnisse.

Jeder Mensch hat das Recht und den Anspruch, das eigene Leben in Freiheit zu gestalten.

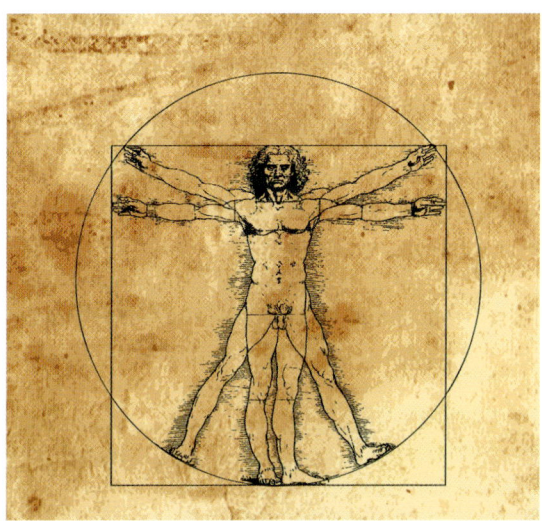

Qualitative Pflege ist die Unterstützung für ein selbstbestimmtes Leben in Würde und Freiheit.

Jedes Leben ist einmalig und unwiederholbar. Deshalb liegt es am Menschen selbst, persönliche Entscheidungen zu treffen, auch im Pflegeprozess.

Der Mensch ist im Pflegeprozess ein ernstzunehmender Partner auf Augenhöhe.

Der Mensch hat die Fähigkeit, sich zu entwickeln und zu verändern, denn jedem ist Wachstum und Veränderung möglich.

Der Mensch ist eine ganzheitliche Einheit aus Körper, Geist und Seele.

Der Mensch steht im Mittelpunkt der pflegerischen Arbeit.

Pflegerische Handlungen und Hilfen sollen dazu beitragen, dass der Pflegebedürftige seine Selbstständigkeit erhalten bzw. wieder aufbauen kann. Der Genesungsverlauf soll gefördert werden, um das körperliche, geistige sowie seelische Wohlbefinden zu steigern, was z. B. durch Entwicklungsstörungen, traumatische Ereignisse, unzureichende Förderung, Krankheit, Alterungsvorgänge oder Behinderung beeinträchtigt ist. Pflegerische Arbeit hilft dabei, dass die Kräfte des Menschen sich (wieder) entfalten können und sich seine Lebensqualität steigert oder zumindest stabil bleibt.

2.2 Ethische Grundwerte als Handlungsprinzipien

Der Begriff Ethik kommt von dem griechischen Wort „ēthikó" und bedeutet die Gesamtheit sittlicher Normen und Maximen, die einer (verantwortungsvollen) Einstellung zugrunde liegen.

- Moral bedeutet allgemein: in einer Gruppe angenommene Normen und Regeln, „ungeschriebene Gesetze".
- Normen sind allgemeingültige Regeln, welche das moralische Handeln von Menschen in Situationen leiten.
- Maxime sind die Vorstellung des Menschen, welche Handlungen persönlich und gesellschaftlich als wichtig, als oberstes Gebot erscheinen.

Die Ethik beschreibt und beurteilt also das Handeln, ohne jedoch Anweisungen zu korrektem Handeln zu geben. Sie betrachtet kritisch die Normen. Fragen der Lebensführung und des ethisch verantwortungsbewussten Handelns sind in der Gesellschaft im Laufe der Zeit derart komplex geworden, dass in den vergangenen Jahrzehnten eine große Anzahl verschiedener Berufsethiken entstanden ist.

Pflege sieht sich als fürsorgliche Betreuung und Versorgung von Menschen mit verschiedensten Unterstützungsbedürfnissen. Seit Mitte der 1990er-Jahre entwickelt sich in Deutschland Pflege als „Pflegewissenschaft". Damit stellte sich auch wissenschaftlich die Frage, was eine gute Pflegekraft ausmacht und wie ethisches Handeln in diesem Berufsfeld gelingt, es entwickelte sich die Pflegeethik.

Die Pflegeethik ist eine Berufsethik, die sich mit den Fragen und Problemen beschäftigt, die sich im Zusammenhang mit dem Umgang mit anderen Menschen in Pflegeprozessen ergeben.

Die Pflegeethik

- beschreibt, was ein gutes und gerechtes pflegerisches Handeln ausmacht.

- gibt Hilfestellungen bei Entscheidungen.

- beschreibt Ziele für Pflegepersonen, mit denen sich diese im täglichen Arbeiten orientieren und sicher fühlen können.

 Die Ethik in der Pflege versucht einen guten Mittelweg in Fragen und Situationen zu finden, in denen sich zwischen der Verantwortung der Pflegenden und dem Selbstbestimmungsdrang des Patienten ein Konflikt gebildet hat.

Fallbeispiel
Der siebenjährige Stefan muss eine Tablette nehmen. Sie schmeckt ihm nicht, weil sie sehr bitter und zudem sehr groß ist. Nachdem er sie in der Vergangenheit schon ein paar Mal unter großem Widerstand genommen hat, weigert er sich nun, die Tablette zu nehmen, da er sagt, brechen zu müssen, wenn er sie wieder nehmen müsse. Aus pflegerischer und medizinischer Sicht ist es jedoch wichtig, dass Stefan die Tablette bekommt.

 Aufgabe zum Fallbeispiel
Bitte versetzen Sie sich in der Lage einer Pflegekraft und finden Sie in dieser Situation einen guten Mittelweg, indem Sie den Bedürfnissen Stefans und gleichzeitig Ihrem pflegerischen Auftrag, das Medikament zu verabreichen, nachkommen.

Der International Council of Nurses (ICN), der Weltbund der professionell Pflegenden, hat bereits 1953 zum ersten Mal einen internationalen Ethik-Kodex für Pflegende erarbeitet. 2001 ist er auch im deutschsprachigen Raum angekommen. Er wurde mehrfach überarbeitet, zuletzt im Jahr 2006.

Dieser Ethik-Kodex fußt auf vier grundlegenden Prinzipien:

- Pflichtgefühl des Pflegepersonals gegenüber den Mitmenschen

- Pflichtgefühl für die praktische Pflegeausübung

- Pflichtgefühl für das eigene Berufsfeld

- Pflichtgefühl hinsichtlich des eigenen Kollegiums

 Aufgabe
Arbeiten Sie in Kleingruppen (drei bis vier Schülerinnen) bitte heraus, welche Aufgaben die vier Prinzipien im Einzelnen umfassen. Präsentieren Sie Ihre Ergebnisse in Form eines Plakates vor der Klasse.

 Wenn Pflegepersonen in Situationen geraten, in denen sie ihr Handeln nicht mehr mit ihrem Ethos, also mit ihren beruflichen Grundüberzeugungen, in Übereinstimmung bringen können, entsteht ein moralischer Konflikt. An dieser Stelle kommt die Pflegeethik zum Tragen.

Fallbeispiel

Die 85-jährige Frau Fischer lebt allein in ihrer Wohnung und hat Diabetes mellitus. Da sie zusätzlich in ihrer Sehfähigkeit stark eingeschränkt ist, wird sie morgens und abends zur Blutzuckerkontrolle und Insulininjektion von einer Mitarbeiterin eines ambulanten Pflegedienstes besucht. Die erbrachten pflegerischen Leistungen rechnet der Dienst als behandlungspflegerische Maßnahmen nach § 37 SGB V mit der Krankenkasse von Frau Fischer ab. Die Pflegekräfte haben sieben Minuten für die Durchführung von Blutzuckerkontrolle und Insulinabgabe zur Verfügung.

Als die Pflegekraft, Frau Süleiman, eines Morgens in die Wohnung von Frau Fischer kommt, sitzt diese weinend auf ihrer Couch. Unter Tränen berichtet sie, dass heute der Todestag ihres Mannes sei, der vor einem Jahr durch eine Krebserkrankung verstorben ist.

Die Pflegekraft empfindet Mitleid mit Frau Fischer und versucht, diese zu trösten. Sie bleibt bei ihr, bis es dieser besser geht. Der Besuch dauert daher statt der vorgegebenen sieben Minuten an diesem Morgen 45 Minuten. Die Pflegekraft hat daraufhin ein schlechtes Gewissen, weil sie sich zu den nachfolgenden Pflegebesuchen verspätet. Sie ist sich außerdem unsicher, ob sie die mehr aufgewendete Zeit, die sie durch die psycho-soziale Begleitung von Frau Fischer für ihre Arbeit gebraucht hat, als Arbeitszeit verrechnen kann. In Teambesprechungen werden die Mitarbeiterinnen und Mitarbeit des Pflegedienstes immer wieder von der Leitung dazu aufgefordert, unnötige Kosten für den Dienst zu vermeiden. Nach Dienstschluss fragt sich Frau Süleiman, warum Pflegende so wenig Wertschätzung dafür erfahren, was sie heute für Frau Fischer getan hat.

Aufgaben zum Fallbeispiel

A

1. Arbeiten Sie bitte die ethischen Konflikte heraus, in denen sich Frau Süleiman hier befindet. Diskutieren Sie dies in Ihrer Klasse.

2. Versuchen Sie bitte eine Lösung zu entwickeln, die allen Beteiligten gerecht wird.

3. Wie würden Sie sich in dieser Situation verhalten? Diskutieren Sie, indem Sie zwei Gruppen – eine Gruppe „Pflegekraft" und eine Gruppe „Pflegedienst" – bilden.

2.3 Die Reflexion der beruflichen Rolle und des eigenen Handelns

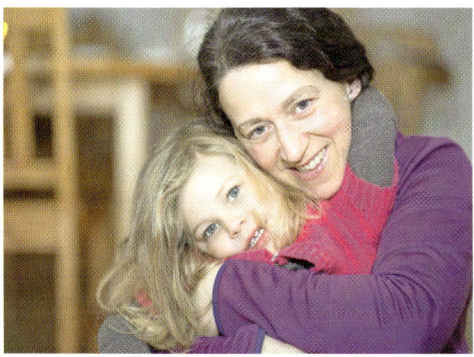
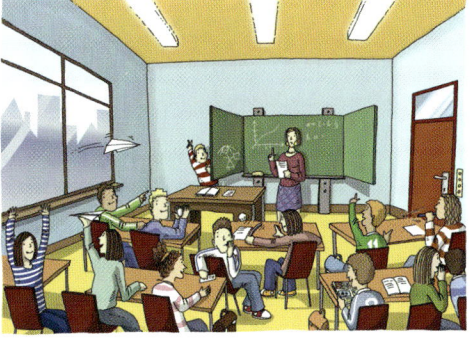

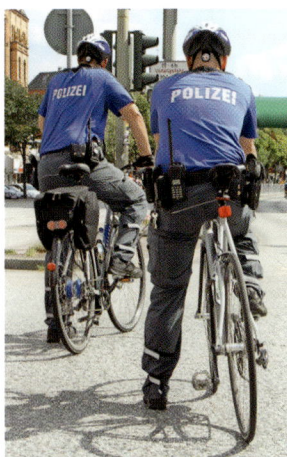
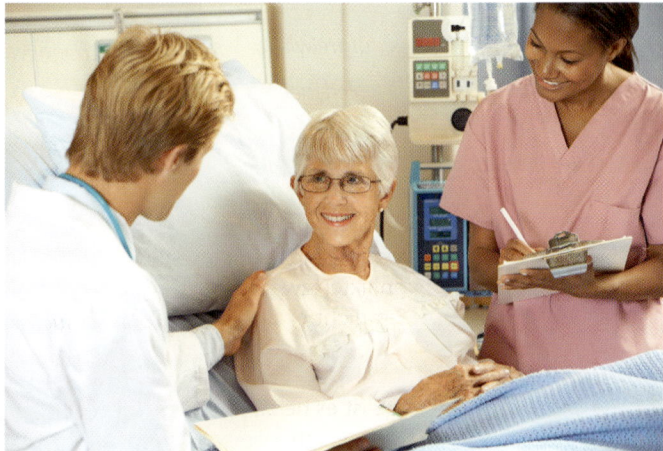

Aufgabe

Auf den Bildern sehen Sie Menschen, die eine bestimmte Rolle haben. Beschreiben Sie bitte, welche Rolle diese Menschen einnehmen und welche Aufgaben damit verbunden sind. Sammeln Sie Ihre Ergebnisse in der Klasse.

Jeder Mensch dieser Welt hat im Laufe seines Lebens (soziale) Rollen. Die soziale Rolle beschreibt dabei die Menge an dauerhaften (erwarteten) Verhaltensweisen, die sich auf das Verhalten anderer Personen bezieht.

Merkmale einer Rolle

Eine Rolle ist von anderen Rollen deutlich unterscheidbar, d. h. jede Rolle beinhaltet ihre eigenen Rechte und Pflichten (z. B. Elternrolle – Kindrolle).

Rollen zwischen Personen sind aufeinander abgestimmt und angewiesen, wobei sich diese Rollen gegenseitig ergänzen (z. B. Arztrolle – Patientenrolle; Sozialarbeiterrolle – Klientenrolle).

Eine Rolle besteht auch ohne einen Rollenträger. Sie setzt sich zusammen aus allgemeinen Erwartungen, nach denen sich der Rollenträger verhalten muss. Darüber hinaus kann der Rollenträger die Rolle aber für sich persönlich ausfüllen.

Rollen, die Menschen übernehmen, können freiwillig gewählt oder von anderen Personen zugewiesen worden sein.

Rollen können verschieden klassifiziert werden:

• Altersrollen

• Rollen in der Ausbildung

• Rollen im Berufsleben

• rangbezogene Rollen

• Rollen im Privatleben

Aufgaben

1. Nennen Sie bitte Beispiele für freiwillige und zugewiesene Rollen.

2. Bitte geben Sie für die verschiedenen Rollen Beispiele.

In seiner jeweiligen Rolle tritt der Mensch mit anderen Menschen in Beziehung. Wenn Personen die gegenseitigen Erwartungen kennen, die an ihre Rolle gestellt werden, erleichtert es das Verhalten miteinander, da man dieses vorausschauen kann. Allerdings kann es zu Missverständnissen und Konflikten zwischen den Personen kommen, wenn die Rollenerwartung des anderen wider Erwarten nicht erfüllt wird. Die Gesellschaft kennt dazu die Redewendung „aus der Rolle fallen".

Für Einrichtungen der Pflege ist es heute mehr denn je erforderlich, dauerhaft das pflegerische Handeln kritisch zu betrachten, um eine qualitative und gewissenhafte Pflege im Sinne der Klienten gewährleisten zu können. Was dabei für die Einrichtung durch das Instrument des Qualitätsmanagements gilt, gilt für die einzelne Pflegefachkraft in gleicher Art und Weise.

Die Fähigkeit, das eigene ganzheitliche, professionelle Handeln zu hinterfragen (zu reflektieren), bedeutet:

● eigene Stärken und Schwächen kritisch zu begutachten.

● eigenes Handeln unter Zuhilfenahme von Einschätzungen anderer Personen und verschiedener Perspektiven zu betrachten.

Zukünftiges Handeln sollte sich an diesen Schlussfolgerungen orientieren, um das eigene berufliche Können zu verbessern.

Eine Reflexion des eigenen Handelns kann auf verschiedenen Wegen erfolgen, zum einen als Einzelreflexion, zum anderen als Gruppenreflexion.

Einzelreflexion

● schriftlich

   – in Form eines Lerntagebuchs (mit Gesprächen in regelmäßigen Abständen)
   – mittels Erstellen eines schriftlichen (Beobachtungs-)Protokolls

● mündlich

   – durch strukturierte Reflexionsgespräche mit dem Anleiter, den Mitarbeiterinnen und Mitarbeitern des eigenen Teams oder anderen Auszubildenden
   – durch regelmäßiges Kommunizieren des gelernten Stoffes

Gruppenreflexion

● Gruppengespräch mit anderen Auszubildenden

● teaminterne Fallbesprechungen

● Supervision

● kollegiale Beratung („alte Hasen" – Auszubildende, Auszubildende – Auszubildende)

Bei allen gesprächsbezogenen Reflexionsprozessen ist es wichtig, zu beachten, dass
• ein strukturiertes Vorgehen eingehalten wird.

• die eigene Sprache so gewählt wird, dass sie sich am Gesprächspartner orientiert.

• Fachbegriffe korrekt eingesetzt werden.

• das nonverbale Verhalten (Gestik und Mimik) zur jeweiligen Situation passt.

Ein wertschätzendes Feedback im Reflexionsgespräch ist ein sehr wertvolles Element. Es unterstützt dabei, eine Reflexion als Chance zu sehen sich zu entwickeln und nicht als reine „erzieherische Maßnahme".

Reflexionsgespräch als Reflexionsmethode

Folgend wird das Reflexionsgespräch als Reflexionsmethode dargestellt. Das strukturierte Vorgehen im Gespräch hat den Vorteil, in hektischen Situationen im Berufsalltag die Ruhe zu bewahren und das Gespräch dadurch für alle Gesprächspartner zufriedenstellend zu lenken.

Grobe Grundstruktur:

1. Darstellung der Sicht des Auszubildenden

2. Darstellung der Sicht der Ausbilderin

3. Besprechung der Gemeinsamkeiten und Unterschiede

4. Vereinbarung des weiteren Handelns

Leitfaden für ein Reflexionsgespräch (detaillierte Struktur)

1. Darstellung der Situation

Wie beschreiben Sie die erlebte Situation?

• Welche Personen waren mit dabei?

• Welche Besonderheiten haben Sie festgestellt?

2. Beschreibung der eigenen Gedanken- und Gefühlswelt

• Inwieweit finden Sie Gemeinsamkeiten mit früheren Erfahrungen?

• Welche Gedanken hatten Sie während der Situation?

• Wie fühlten Sie sich während der Situation?

Beschreibung der vermuteten Gedanken und Gefühle der Beteiligten

• Welche Gefühle hatten vermutlich die anderen Personen in der Situation?

• Welche Hinweise für diese Vermutung haben Sie?

3. Darstellung und Interpretation der Handlungen/Handlungsabsichten

• Was wurde getan?

• Was war das Handlungsziel?

Betrachtung der Einflussfaktoren

- Welche inneren Haltungen haben die Handlung beeinflusst?

- Welche organisatorischen Bestimmungen haben die Handlung mitbestimmt?

- Welche fachlichen Voraussetzungen haben die Handlung beeinflusst? Welche Vorgaben/ Regeln wurden angewendet?

- Wie hat die Situation das Handeln mitbestimmt?

- Was war anders als bisher?

4. Begutachtung von Erfolgsfaktoren und Alternativen

- Erfolgreiche Situationen: Was war wichtig für den Erfolg? Hätte ein anderes Vorgehen auch diesen Erfolg gebracht?

- Schwierige, belastende Situationen: Welche hat es gegeben? Welche anderen Möglichkeiten hätte es gegeben, die Situation zu managen (unter Berücksichtigung fachlicher Konzepte, Standards usw.)?

Gegenwärtige Bewertung der Situation

- Wie bewerten Sie die gerade entwickelten Handlungsalternativen? Welche Folgen hätte ein anderes Handeln auf den zu Pflegenden/auf Sie/auf das Team?

- Was empfinden Sie jetzt mit Blick auf diese Erfahrungen?

- Wie bewerten Sie die Handlung letzten Endes (für Sie selbst/für den zu Pflegenden)?

Perspektive

- Was bedeutet diese Erfahrung für die zukünftigen Handlungen? (Weiter so? Änderungs-/ Entwicklungsbedarf)

- Zielsetzung

(vgl. INBAS GmbH/Institut für Gerontologische Forschung e. V., 2010)

Ein wichtiger Punkt des professionellen Handelns ist die Möglichkeit, sich selbst reflektieren zu können. Professionelle Pflegekräfte sollen den Anspruch haben, ihr eigenes Handeln kritisch zu reflektieren.

Beispiel
Reflektierende Fragen sind z. B.: Waren meine Handlungen der Situation und der Person gegenüber angemessen? Aus welchen Gründen hat sich eine Situation in eine bestimmte Richtung entwickelt? War mein Handeln gerade bewusst oder aus dem Bauch heraus?

Kritisch zu reflektieren, bedeutet aber nicht nur, die Situationen zu reflektieren, in denen man nicht richtig gehandelt hat, weil man vielleicht überfordert war. Die Beschäftigung mit erfolgreichen Situationen bringt oft viel mehr, da man sich in späteren Situationen ein erfolgreiches Handeln abschauen kann und einen Gewinn an professionellem Handeln erzielt.

Entscheidend ist jedoch letztlich, dass man den Anspruch für professionelles Handeln hat, die Verantwortung für eigenes Handeln übernehmen will und muss. Aus dieser Verantwortungsübernahme gehen alle anderen Ansprüche hervor.

Aufgaben

1. Was hat Sie bewogen, diese Ausbildung zu machen und später den Beruf als professionelle Pflegefachkraft zu ergreifen?
2. Wie sehen Sie für sich Ihre derzeitige Rolle in der Ausbildung? Reflektieren Sie bitte. Welche Erwartungen an Ihren Charakter als Pflegender könnten an Sie
   a) vonseiten der Pflegebedürftigen und
   b) vonseiten des Arbeitgebers
   gestellt werden?
3. Welche charakterlichen und fachlichen Voraussetzungen gehören für Sie selbst dazu, um diese Rolle entsprechend professionell auszufüllen?

2.3.1 Die Reflexion der eigenen Lebensgeschichte

In der pflegerischen Arbeit mit Menschen treffen die Einstellungen und Verhaltensweisen von Pflegekräften und pflegebedürftigen Menschen aufeinander. Diese Einstellungen und Verhaltensweisen haben ihren Ursprung in der Biografie (griechisch = Lebenswege/-beschreibungen) der jeweiligen Personen. Der Begriff bezeichnet die mündliche oder schriftliche Lebensbeschreibung einer Person. Hierbei geht es im Unterschied zu einem Lebenslauf nicht nur um die Erfassung aller Daten und deren zeitliche Abfolge im Leben eines Menschen. Vielmehr werden diese Daten und Fakten dahingehend interpretiert und dargestellt, welche Bedeutung die einzelnen Ereignisse für einen Menschen haben.

Die professionelle pflegerische Arbeit hat als wichtige Grundlage das Verstehen und das Akzeptieren der Biografie der zu pflegenden Person. Dies ist wichtig, um deren Bedürfnisse individuell zu erkennen und zu erfüllen. Als Voraussetzung dafür ist aber die Auseinandersetzung mit der eigenen Biografie unabdingbar. Sie ist ein wichtiges Instrument für die Professionalisierung des eigenen Berufes. Es ist eine wichtige Selbsterfahrung, zu erleben, wie das Reflektieren von Stationen, Erlebnissen und Ereignissen des eigenen Lebens wirkt und welche Empfindungen es hervorruft.

Ziele der Biografiearbeit
Die Biografiearbeit ist ein Ansatz, der die eigene Sichtweise erweitert. Die Auseinandersetzung mit der Biografie in der Gegenwart leistet Erinnerungsarbeit durch Zurückschauen in die Vergangenheit mit Blick und Veränderungschancen für die Zukunft. So betrachtet die eigene Auseinandersetzung mit dem Leben nicht nur die Vergangenheit, sondern nimmt sie als Grundlage, rückblickend vorhandene Handlungs- und Denkmuster zu verstehen, die in der Gegenwart stattfinden, sie dahingehend anzunehmen bzw. daraus andererseits mögliche Denk- und Handlungsmuster für die Zukunft entwickeln zu können.

Das Wissen, das einen im Leben geprägt hat, welche Stärken und Schwächen man besitzt und wo die eigenen Grenzen liegen, ermöglicht ein gesundes Maß an Nähe und Distanz. Dies ist sehr wichtig im Umgang mit den beteiligten Personen im Pflegeprozess.

Pflegekräften, die sich nicht mit ihrer eigenen Lebensgeschichte beschäftigt haben, fehlt ein wichtiger Baustein auf dem Weg zu ihrer Professionalisierung und damit als Begleiter für pflegebedürftige Menschen. Das Annehmen der eigenen Persönlichkeit und der eigenen Lebensgeschichte ist eine grundlegende Voraussetzung für die Annahme der Lebensgeschichte von anderen.

Aufgaben

1. *Bitte fertigen Sie eine Tabelle mit drei Spalten an. In die erste Spalte schreiben Sie Ihren Lebenslauf mit den wichtigen persönlichen Daten. Danach füllen Sie in die zweite Spalte persönliche Erlebnisse und prägende Ereignisse. Vergleichen Sie diese beiden Spalten miteinander. Welche Fähigkeiten, Ressourcen und Kompetenzen haben Sie in dieser Zeit erworben? Ergänzen Sie diese in der dritten Spalte.*

2. *Bitte stellen Sie Ihren Lebensweg künstlerisch dar. Sie sind dabei völlig frei in der Gestaltung und in den zu verwendenden Materialien.*

2.3.2 Motivation und Kompetenzen für die pflegerische Tätigkeit

Kompetenz zu definieren ist keine leichte Aufgabe. Im alltäglichen Sprachgebrauch wird Kompetenz sehr verschieden genutzt. So wird bspw. von Kompetenz gesprochen, wenn allgemein eine fachliche Fähigkeit und Urteilsfähigkeit über Befugnisse und Zuständigkeiten von Funktionen und Einrichtungen gemeint ist.

Inzwischen ist man der Ansicht, dass mit dem Kompetenzbegriff sehr vielschichtige Gebilde aus den unterschiedlichsten wissenschaftlichen Bereichen bezeichnet werden. Das wiederum macht es schwierig, Kompetenzen ein System zu geben.

Wer Kompetenzen zugewiesen bekommt, muss gleichzeitig die Verantwortung zur richtigen Erfüllung übernehmen, d. h., als Mitarbeiterin oder Mitarbeiter ist man haftbar für die falsche oder fahrlässige Ausführung bzw. Nichtausführung einer Aufgabe. Auch im Fall der Übertragung von Kompetenzen bleibt die Verantwortung für den Übertragenden bestehen.

Bei Kompetenz im Sinne von Wissen und Können spricht man häufig von (beruflicher) **Handlungskompetenz**.

Unterteilen kann man diese Handlungskompetenz in:

* **Persönlichkeitskompetenz** (Eigenschaften der Person)

* **Fachkompetenz** (bezeichnet Fähigkeiten und Fertigkeiten innerhalb eines Fachbereiches, fächerübergreifendes Wissen und Allgemeinwissen)

    – Methodenkompetenz (= Kenntnisse von Methoden und Techniken, um innerhalb dieses Faches Arbeitsabläufe zu strukturieren und zu dokumentieren)

* **Sozialkompetenz** (beschreibt den Umgang mit anderen und alle kommunikativen, interaktiven und wahrnehmungsbezogenen Fähigkeiten)

Übertragen auf die Pflege hat die US-amerikanische Pflegewissenschaftlerin Patricia Benner (*1934) ein Modell entwickelt, welches sieben Kompetenzbereiche für das pflegerische Handeln beinhaltet:

- wirkungsvolles Handeln bei Notfällen

- Diagnostik und Patientenüberwachung

- Helfen

- Organisation und Zusammenarbeit mit anderen Berufsgruppen

- Beraten und Betreuen

- Durchführen und Überwachen von Behandlungen

- Überwachung und Sicherstellung der Qualität medizinischer Versorgung

Patricia Benner benennt zudem wichtige Schlüsselqualifikationen, die sie für eine professionelle Pflege als wichtig empfindet:

- **Reflexionsfähigkeit**
- **Teamfähigkeit und Integrationsfähigkeit**
- **Flexibilität**
- **Verantwortlichkeit**
- **Eigenständigkeit**
- **Sicherheit im beruflichen Handeln**
- **Leistungsbereitschaft**
- **Analysefähigkeit, Synthesefähigkeit**
- **Beziehungsfähigkeit**
- **Wahrnehmung**
- **Kommunikations- und Konfliktfähigkeit**
- **Organisationsfähigkeit**

A ***Aufgabe***
Arbeiten Sie bitte heraus, bei welchen Tätigkeiten in der Praxis die einzelnen Schlüsselqualifikationen gebraucht werden. Gehen Sie dabei auf die pflegerische Tätigkeit ein.

Dadurch, dass Pflegekräfte mit zunehmender praktischer Tätigkeit auch ihr fachliches Wissen erweitern, welches sie in ihrer praktischen Arbeit umsetzen, steigt der eigenverantwortliche Tätigkeitsbereich der Pflegefachkraft in seinem Umfang. Hierdurch gelingt ein wichtiger Schritt in die Richtung der Professionalisierung. Doch nur die gleichzeitige Ergänzung aus theoretischem Fachwissen und praktischer Anwendung und Erfahrung erlaubt es der Pflegekraft, vom Status einer Auszubildenden hin zu einer Expertin zu gelangen.

Patricia Benner beschreibt hierzu fünf Stufen der Pflegekompetenz:

1. Stufe (Anfänger)

- Pflegeschüler und -schülerinnen, die gerade in der Ausbildung sind

- erste Erfahrungen im Praxisfeld der Pflege, ohne Kenntnis der Anforderungen

- wenig Erfahrungswissen, daher eher unflexibel

- Wissen stammt vorwiegend aus Büchern, d. h. hohe Fachkompetenz, da noch aktuell

- benötigen oftmals Checklisten, Richtlinien und andere Hilfsmittel, um in der Praxis zu bestehen

2. Stufe (fortgeschrittene Anfänger)

- haben gewisse Erfahrungen in der Praxis und nehmen dadurch ihr Umfeld bewusst wahr, beobachten und differenzieren

- durch erste Erfahrungen erkennen sie einzelne Teile von Situationen wieder, wenn sie vorangegangenen Situationen ähneln. Orientieren sich dadurch sehr stark an vorgegebenen Strukturen, Aufzeichnungen und Regeln

- noch kein Blick für einzelne Teile vorhanden, um Wichtiges von Unwichtigem zu unterscheiden; das bedeutet schwierige Prioritätensetzung und noch kaum ausgeprägtes Erkennen von Patientenbedürfnissen

- beschreibt eine Zeit nach ca. zwei bis drei Jahren im klinischen Alltag und bedeutet den Übergang vom Handeln wie eine Pflegende zum Handeln als Pflegende

3. Stufe (kompetent Pflegende)

- planen langfristig und vorausschauend ihre Arbeit

- kennen Zusammenhänge

- arbeiten umsichtig, nicht nur durch Reaktion auf Reize, sondern handeln im Voraus, dies bewirkt eine planende, organisierte und effiziente Pflege

- In dieser Phase besteht die Gefahr, den Beruf aufzugeben, da die Pflegenden in einen Zwiespalt kommen zwischen dem wachsenden Gefühl von Handlungsmöglichkeiten und Verantwortungsbewusstsein einerseits und andererseits den Grenzen von wissenschaftlichem Wissen. Diese Situationen fordern mitunter sehr heraus.

4. Stufe (erfahrene Pflegende)

- seit mehr als drei Jahren im klinischen Alltag tätig

- besitzen das Vermögen, Situationen ganzheitlich einzuschätzen (fachlich und emotional), Ereignisse miteinander zu vergleichen, Vergangenes auf Aktuelles zu beziehen und somit vorausschauend zu handeln

- können Entscheidungen treffen, Prioritäten setzen und diese, wenn nötig, auch fachlich verteidigen

- entwickeln ein Gespür dafür, was sie imstande sind zu leisten

- haben eine verbesserte Fähigkeit zur Anteilnahme für Patienten und Angehörige

5. Stufe (Pflegeexperten)

- erkennen den Kern eines Problems und leiten davon Maßnahmen und Ziele ab

- verlassen sich auf ihr Gefühl aus der Berufserfahrung heraus und können auch Wege, die sich als falsch herausstellen, rechtzeitig wechseln und alternative Wege gehen (reflektive Kompetenzen)

- haben die Fähigkeit, die Perspektive des Patienten einzunehmen, und das Feingefühl, den Patienten zu befähigen, sein Kranksein zu bewältigen

- besitzen einen wertvollen Erfahrungsschatz aus erlerntem theoretischem Wissen und langjähriger praktischer Erfahrung, den sie in Verbindung anwenden können

Professionelle Pflege grenzt sich von Laienpflege damit ab, dass sie auf einen eigenen, souveränen, durchdachten und ausführlichen Wissensschatz zurückgreifen kann. Sie kann mit Systemen und Modellen beschrieben werden und ihre praktische Umsetzung kann durch theoretische Grundlagen nachvollziehbar begründet und auch belegt werden.

Aufgaben

1. Welche Kenntnisse und Fähigkeiten – persönlich und sozial – sehen Sie für die professionelle Pflege und damit den Umgang mit Menschen als wichtig an?

2. Spielen Sie das Spiel „Fähigkeiten verkaufen".

Schülerinnen und Schülern werden gleichfarbige Karten und Stifte angeboten. Die Aufgabe ist, eine oder zwei ungeliebte Fähigkeiten bei sich selbst zu finden, die man loswerden möchte. Die Karten werden gefaltet, in die Mitte gelegt und gemischt. Dann zieht jeder eine Karte (zieht man die eigene, wird diese wieder zurückgelegt). Dann soll jeder versuchen, die Fähigkeit auf der Karte einem anderen Schüler zu „verkaufen", wie auf einem Markt soll er sie anbieten und in höchsten Tönen loben.

Es gibt dabei eine wichtige Regel: Die Fähigkeit darf nicht direkt genannt werden.
Wenn es für eine Fähigkeit mehrere Interessenten gibt, darf auch geboten werden, nämlich eigene Fähigkeiten im Tausch. Das alles läuft in ungezwungenem Rahmen ab.

Danach wird ausgewertet. Hier geht es um Fragen wie:

• Was haben Sie entdeckt?

• Was hat Sie überrascht?

• Was hat gut funktioniert?

• Was war Ihre Lieblingsumschreibung?

Sammeln Sie bitte gemeinsam Beispiele und halten Sie diese an der Tafel fest.

2.4   Multiprofessionelle Teamarbeit

Das Vorhandensein vieler verschiedener Erkrankungen mit den entsprechenden körperlichen, geistigen und seelischen Beeinträchtigungen sowie die persönlichen Lebensumstände machen jeden Patienten in seiner Behandlung einzigartig. Aus dem ganzheitlichen Ansatz geht dabei hervor, dass eine Krankheit einen Menschen immer körperlich, geistig und seelisch beeinträchtigt.

Somit muss das Behandlungskonzept eines Menschen ebenfalls ganzheitlich sein. Das erfordert im Behandlungsverlauf eine Zusammenarbeit von Fachkräften unterschiedlicher Berufsgruppen, um den Bedürfnissen des Patienten umfassend gerecht werden zu können. Denn so individuell die Pflegemaßnahmen auch sein mögen, ist deren einheitliche Durchführung Teamsache.

Es ist also notwendig, dass die behandelnden Berufsgruppen (**Professionen**) Hand in Hand als Team zusammenarbeiten, um einen optimalen Heilungsverlauf und die möglichst vollständige Genesung des Patienten erreichen zu können. Doch was ist überhaupt ein Team?

Ein echtes Team ist eine Anzahl von voneinander abhängigen Personen mit einander ergänzenden Fähigkeiten, die sich alle für gemeinsame Ziele einsetzen, sich nach gemeinsam entwickelten Arbeitsregeln richten und gemeinsam Verantwortung für ihre Arbeit übernehmen.

Ein multiprofessionelles Team ist ein Team, das sich aus Menschen mit vielen (= multi) verschiedenen Berufen (= Professionen) zusammensetzt.

In einer Einrichtung der Pflege können dies Personen aus folgenden Berufen sein:

- Pflegefachkräfte
- Ärzte
- medizinische Fachangestellte
- hauswirtschaftlicher Dienst
- Reinigungsdienst
- Therapeuten

Ziele der Personalmischung:

- verbesserter, zielgerichteter Einsatz von Kompetenzen
- Konzentration auf die Hauptfähigkeiten des Einzelnen
- Verbesserung der Versorgungsqualität für den Pflegebedürftigen, da Kompetenzbündelung und lückenlose Versorgung im Team angestrebt wird

Vorteile von Teamarbeit:

- viele Lösungsansätze und großer Ideenschatz
- Sicherheit durch ein „Wir-Gefühl"
- alle Teammitglieder identifizieren sich mit Ziel und Ergebnis
- „das Ganze ist mehr als die Summe seiner Teile"

Nachteile von Teamarbeit:

- geringe Effektivität durch mehr Aussprache
- die Überlegenheit eines Teammitglieds
- die Verantwortungsübernahme wird im Team anonymer
- eventuell Verringerung der Leistung, weil sich der Stärkere eher dem Schwächeren anpasst als umgekehrt

Kriterien für eine erfolgreiche Umsetzung von Teamarbeit:

- gemeinsame Ziele
- klare Rollenverteilung
- klare Aufgabenverteilung
- gemeinsame Verantwortung durch alle Teammitglieder

- regelmäßig stattfindende Treffen

- eine überlegte Zusammenstellung des Teams

- offene und ehrliche Kommunikation

Zusammenstellung von Teams
Der wichtigste Faktor für wirksame Teamarbeit ist die Zusammenstellung des Teams. Wichtige Kriterien bei der Teamzusammenstellung:

- Führungseigenschaften von Personen

- Vorkenntnisse der Mitglieder

Zu den Führungseigenschaften gehört es,

- eine Atmosphäre bei den Teamsitzungen zu schaffen, die die Beteiligung aller fördert.

- die Atmosphäre zu fördern und jeden zu Wort kommen zu lassen, um das Thema von allen Seiten zu betrachten.

- die Teammitglieder darin zu unterstützen, dass sie konfliktfreie Ergebnisse erreichen können.

- dafür zu sorgen, dass jemand mit der Umsetzung der Teambeschlüsse beauftragt wird.

 Für ein effizientes Team ist ein kompetenter Teamleiter notwendig.

Auswahl der Mitglieder
Ein Team ist immer nur so gut wie seine Mitglieder. Wurden die Mitglieder nicht sorgsam ausgewählt, sodass alle erforderlichen Fähigkeiten und Kenntnisse im Team vorkommen, dann hat ein Team kaum die Chance, eine Situation erfolgreich zu bestehen.

Vorkenntnisse der Mitglieder
Ein Team kann nur effektiv arbeiten, wenn alle Mitglieder über die notwendigen Vorkenntnisse verfügen. Man kann von den Teammitgliedern nicht erwarten, dass sie sich aktiv an Teamsitzungen beteiligen, wenn sie nicht die notwendigen Vorkenntnisse haben, um Nützliches beitragen zu können.

Damit aus

T oll!
E in
A nderer
M acht's!

Teamwork wird!

 Teamwork ist der Schlüssel, um vieles mit vereinten Kräften zu verbessern. Wenn es geschafft wird, Teams so zu gestalten, dass Beteiligung und Kommunikation bei der Zusammenarbeit gefördert werden, ist der Weg zum Erreichen von Zielen geebnet.

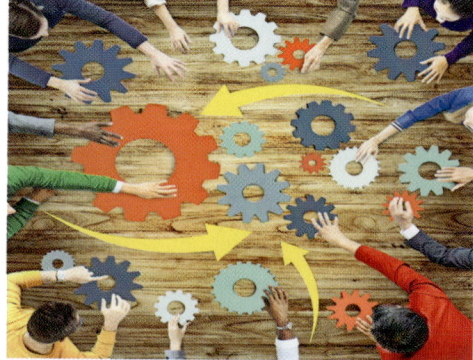

Aufgaben

1. Überlegen Sie sich bitte weitere Vor- und Nachteile von Teamarbeit in Ihrem Ausbildungs- und Arbeitsbereich. Sammeln Sie die Ergebnisse in der Klasse.

2. Erklären Sie bitte die Redewendung „Das Ganze ist mehr, als die Summe seiner Teile".

3. Stellen Sie sich vor, Sie müssten eine Teamsitzung leiten. Was gilt es bei einer Teamsitzung alles zu beachten? Wie soll der Ablauf sein? Welche Ziele sollen Ihrer Meinung nach in einer Teamsitzung erreicht werden? Welche Rahmenbedingungen müssen Ihrer Meinung nach beachtet werden, damit die Sitzung sehr gut verlaufen kann?

   Bilden Sie für die Lösung dieser Aufgabe bitte Kleingruppen (max. vier Schüler bzw. Schülerinnen) und halten Sie Ihre Ergebnisse auf Plakaten fest, die Sie im Anschluss in der Klasse vorstellen!

4. Spielen Sie das folgende Spiel „Gemeinsamkeiten".

   Dazu finden Sie sich bitte mit Blatt und Stift in Form eines Stuhlkreises zusammen. Im Anschluss schreiben Sie bitte innerhalb von fünf Minuten das auf, was Sie alle, die im Stuhlkreis sitzen, verbindet. Tauschen Sie sich danach in der Gruppe aus. Ihre Ergebnisse können Sie auf einem Plakat festhalten, das Sie in der Klasse aufhängen.

5. Spielen Sie das folgende Spiel „Gordischer Knoten".

   Dazu stellen Sie sich bitte alle im Kreis auf. Danach schließen Sie Ihre Augen und strecken Ihre Arme nach vorne aus. Nun gehen Sie langsam auf die Mitte zu. Sobald Sie andere Hände berühren, greifen Sie diese. Wenn jeder eine andere Hand berührt hat, öffnen alle die Augen. Sie sehen den Gordischen Knoten. Nun lösen Sie den Knoten wieder, aber ohne die Hände loszulassen. Das Ziel dabei ist, ein bis zwei Kreise zu bilden. Unterhalten Sie sich im Anschluss bitte darüber, wie Sie sich während der Aufgabe gefühlt haben.

2.5 Zeitmanagement

Eine würdevolle Pflege braucht gute Rahmenbedingungen. Eine dieser unerlässlichen Rahmenbedingungen ist die Zeit. Doch was ist Zeit überhaupt? Hierzu ein Gedanke:

„Was also ist die Zeit? Wenn mich niemand fragt, weiß ich es. Wenn ich es jemandem erklären will, der fragt, weiß ich es nicht." (Augustinus)

Dieses Zitat hat einen wahren Kern. Denn wir reden vielleicht am Tag sehr oft von der Zeit in den unterschiedlichsten Zusammenhängen, aber eine genaue Wortbestimmung ist sehr schwer zu finden.

Um die Zeit genauer zu bestimmen, hat der Mensch die Uhr entwickelt:

Und die Zeit läuft – 365 Tage im Jahr, sieben Tage die Woche, 24 Stunden am Tag, 60 Minuten in der Stunde und 60 Sekunden in der Minute. Für jeden von uns! Und die Uhr zeigt es uns an.

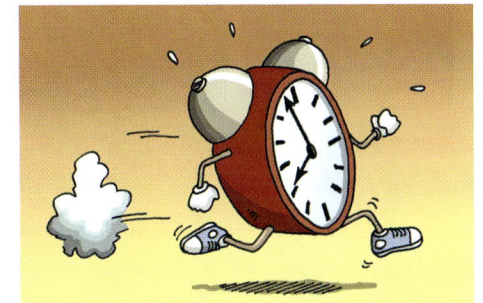

Damit nun die Pflege eines Menschen ganzheitlich vonstattengehen kann und die Bedürfnisse des pflegebedürftigen Menschen adäquat erfüllt werden, ist es notwendig, dass sich die Pflegefachkraft die entsprechende Zeit nehmen kann.

Leider ist es heute in der professionellen Pflege häufig der Fall, dass die Pflegepersonen unter enormem Zeitdruck stehen und dadurch der Pflegeprozess oft nicht wie gewünscht durchgeführt werden kann, was letztlich zulasten der zu pflegenden Person geht. Denn Zeit ist ein sehr knappes Gut.

Auslöser von Zeitdruck im beruflichen Alltag:

- zu wenig Personal
- Krankheits- oder anderweitig bedingte Fehlzeiten
- Zeitverlust in der Arbeitsorganisation innerhalb des Pflegebereichs durch fehlerhafte Planung, Übergaben, Information oder Pflegedokumentation
- Mängel in der Zusammenarbeit zwischen den Bereichen (z. B. Hauswirtschaft, Ärztinnen und Ärzte)

Trotzdem soll die gleiche pflegerische Arbeit in der gleichen Zeit geschafft werden.

Zum pflegerischen Arbeitsalltag kommen dann noch Tätigkeiten wie fachliche Gespräche, Angehörigengespräche, Telefonate, Schreibarbeiten (Dokumentation usw.) dazu, die ebenfalls Ihre Zeit in Anspruch nehmen. Und so kommt es selbst nach zehn oder mehr Arbeitsstunden, dass einen zum Feierabend das Gefühl beschleicht, dass man auch heute wieder vor lauter Kleinkram nicht zu den wirklich wichtigen Aufgaben gekommen ist. Wenn einen dann jemand fragt: „Hast du Zeit?", antwortet man oft nur noch mit: „Nein." Und auf die erneute Frage- „Warum nicht?" mit „Weil sie mich hat."

Eine zu große und andauernde Portion an Zeitdruck kann aber auf Dauer körperlich und seelisch krank machen.

 A   *Aufgabe*
Finden Sie bitte verschiedene körperliche und seelische Auswirkungen, die Zeitdruck auf einen Menschen haben kann.

Nun ist es uns nicht möglich, aus den 24 Stunden eines Tages einfach mehr zu machen, damit wir alle unsere Aufgaben und Vorhaben an einem Tag schaffen. Um trotzdem zu einem besseren, effizienteren und stressfreieren Umgang mit dem knappen Gut Zeit zu gelangen, gibt es das Zeitmanagement. Im Grunde ist ein gutes Zeitmanagement nichts anderes als eine gute Pflegeplanung. Nur dass nicht die Gesundheit des Bewohners geschützt und gestärkt werden soll, sondern die Gesundheit der Pflegekraft.

Um einmal Ihr Zeitmanagement zu testen, kommt hier ein kleiner Fragebogen:

Das optimale Zeitmanagement in der Pflege

Haben Sie ein gutes Zeitmanagement?	ja	nein
1. Planen Sie den kommenden Tag bereits am Vortag?		
2. Legen Sie alle am nächsten Tag benötigten Unterlagen bereits am Vortag bereit?		
3. Räumen Sie Ihren Schreibtisch/Arbeitsplatz jeden Abend auf? Benutzen Sie einen Arbeits-/Tagesplan?		
4. Halten Sie sich an diesen Arbeits-/Tagesplan?		
5. Vermeiden bzw. verkürzen Sie unnötige Telefongespräche, indem Sie diese freundlich, aber schnell beenden?		
6. Haben Sie alle wichtigen Telefonnummern eingespeichert, damit Sie nicht lange suchen müssen?		
7. Vermeiden Sie unnötigen Schriftverkehr, indem Sie Faxe mit handschriftlichen Anmerkungen zurückfaxen?		
8. Haben Sie alle wichtigen Adressen schnell greifbar?		
9. Führen Sie nur angemeldete persönliche Gespräche?		
10. Führen Sie dringende Gespräche nur im Stehen, damit sie nicht unnötig in die Länge gezogen werden?		
11. Setzen Sie vor dem Gespräch bereits die Zeitspanne fest, z. B.: „Wir sollten mit unserem Gespräch beginnen, denn wir haben nur zehn Minuten Zeit"?		

Auswertung:

- Wenn Sie **zehn oder mehr der elf Fragen mit „Ja"** beantwortet haben, haben Sie wohl ein **gutes Zeitmanagement**.
- Haben Sie **weniger als zehn Fragen mit „Ja"** beantwortet, sollten Sie **an Ihrem Zeitmanagement arbeiten**.

(vgl. PPM PRO PflegeManagement, 2015)

Insofern Sie festgestellt haben, dass Sie Arbeitsaufträge oder persönliche Vorhaben in Ihrem Alltag zeitlich nicht so schaffen, wie das von Ihnen gewünscht wird oder wie Sie sich das selbst vorstellen, ist es ein guter Schritt, auf die Suche nach Zeitdieben zu gehen.

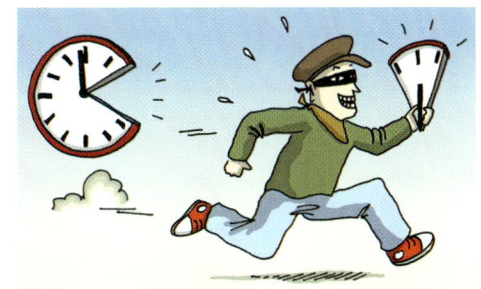

Zeitdiebe sind Arbeiten und Tätigkeiten, die lange dauern, ohne aber ein gewünschtes Ergebnis zu bringen. Fehler im Pflegeablauf können dazu führen, dass diese nützliche Zeit stehlen, die dann bspw. in der Arbeit mit dem zu Pflegenden fehlt.

1. Zeitplanung und Arbeitsmethoden

- keine richtige Zielsetzung
- mangelnde Tagesplanung
- zu viel auf einmal erledigen wollen
- keine Übersicht über alle Aktivitäten
- kurzfristige Änderungen der Wichtigkeiten

2. Persönlicher Arbeitsstil

- chaotischer Schreibtisch
- schlechtes Ablagesystem
- Papierkram und über das momentan Nützliche hinaus lesen
- zu viele Notizen
- alle Fakten wissen wollen

3. Störungen durch andere Personen

- Anrufe
- unangekündigte Besucher
- lange Besprechungen
- Ablenkung, Lärm
- private Gespräche

4. Persönliche Eigenschaften

- Eile, Ungeduld
- kaum Selbstmotivation
- nicht Nein-Sagen können
- fehlende Selbstdisziplin
- Aufschieben
- Unentschlossenheit

5. Zusammenarbeit

- mangelnde Koordination/Teamwork
- zu wenig Aufgabenabgabe
- unvollständige und zu späte Informationen
- zu viel oder zu unklare Kommunikation
- Terminwartezeiten

Doch wie kann man seinen Tag nun zeitlich so managen, dass man die Zeit besser mit der Arbeit füllen kann? Hierzu gibt es verschiedene Methoden.

Die erste Methode ist die **ABC- Analyse:**
Die ABC-Analyse ist eine sehr gute Methode, um geplanten Aktivitäten eine Wichtigkeit zu geben. Hiermit kann man die wichtigen Aufgaben von den Nebensächlichkeiten trennen und so seine Ziele sehr gut erreichen.

Was sind die wichtigen Aufgaben?

	Aufgaben-Wichtigkeit	Zeitaufwand	Wichtigkeit der Tätigkeit
A	**A-Aufgaben** sind die wichtigsten Aufgaben. Sie bringen den größten Arbeitserfolg. A-Aufgaben müssen Sie vor allen anderen erledigen. **(MUSS-Aufgaben)**	15 %	65 %
B	**B-Aufgaben** sind mittelwichtig. Erledigen Sie diese bald oder geben Sie diese, wenn möglich, an andere ab. **(SOLL-Aufgaben)**	20 %	20 %
C	**C-Aufgaben** müssen Sie nicht dringend erledigen. C-Aufgaben können Sie zugunsten von A- oder B-Aufgaben verschieben. **(KANN-Aufgaben)**	65 %	15 %

Aufgaben

1. Finden Sie Ihre Zeitfresser.

a) Erstellen Sie bitte eine Tabelle mit den vier Spalten **Uhrzeit,** *Tätigkeit,* **Dauer, Auswertung. Hinweise dazu:** *Starten Sie mit dem Ausfüllen an einem für Sie gewöhnlichen Arbeitstag. Gibt es keinen typischen Arbeitstag, nehmen Sie den erstbesten Tag und wiederholen Sie die Eintragung mehrfach.*

b) Schreiben Sie **sofort nach dem Ende** *einer Handlung (z. B. Telefonat) die Aktivität auf (hier Besprechung mit Person xy) und tragen Sie die Uhrzeit (Beginn) ein.*

c) Nehmen Sie nur Aktivitäten, die mind. 15 Minuten dauern. Falls Tätigkeiten kürzer sind, bilden Sie sinnvolle Zusammenfassungen.

d) Wählen Sie aber nicht zu unklare und zu grobe Zeiteinheiten für die Bildung einer Aktivität (z. B. vormittags/abends/nachts Aufnahme von Person xy).

Beim Auswerten betrachten Sie sich jede Tätigkeit und stellen sich die Fragen:

  • *War diese Tätigkeit notwendig?*

  • *War die benötigte Zeit dafür gerechtfertigt?*

  • *War der Zeitpunkt der Tätigkeit sinnvoll?*

2. Der ABC-Check

a) Schreiben Sie bitte eine Woche lang alle Aktivitäten auf, die Sie erledigen müssen. Sich neu ergebende Aufgaben erweitern die Liste.

b) Geben Sie jeder Aufgabe einen Buchstaben, der die Wichtigkeit der Aufgabe zeigt (A, B und C).

c) Überlegen Sie sich, ob Sie die Aufgabe abgeben können oder selbst erledigen müssen. Tragen Sie die Dauer ein, die Sie schätzungsweise brauchen, um die Aufgabe zu erledigen. Streichen Sie die erledigten Aufgaben durch.

A

Beachten Sie bitte dabei, dass Sie nicht Ihren ganzen Arbeitstag verplanen. Reservieren Sie ca. 40 % zeitliche Toleranz für nicht erwartete Arbeiten. A-Aktivitäten haben bei der Erledigung absoluten Vorrang, auch die, die neu dazukommen.

Aktivitäten	Priorität A, B, C	selbst erledigen/ abgegeben an	Uhrzeit (von – bis)	Dauer

Eine andere Methode, um Wichtigkeiten (Prioritäten) zu kategorisieren, ist die **Eisenhower-Methode**. Sie ist nach dem ehemaligen US-Präsidenten John D. Eisenhower benannt, der sie für sich entwickelte, um seinen straffen Aufgabenplan bewältigen zu können. Für die Prioritätensetzung in dieser Methode ist der Unterschied zwischen **wichtig** und **dringend** entscheidend.

Die wichtigen Aufgaben sind oft nicht dringend und die dringenden sind oft nicht wichtig. Auf dringende Aufgaben muss man reagieren, bei wichtigen Aufgaben agiert man. Wichtig ist eine Aufgabe dann, wenn etwas „auf dem Spiel steht". Der Zeitpunkt der Erledigung ist von der Dringlichkeit abhängig.

Nach dem Eisenhower-Prinzip unterscheidet man vier Prioritäten: A, B, C und P.

Priorität A:
Das sind Aufgaben, die **dringend und wichtig** sind. Diese Aufgaben sind von Ihnen persönlich und möglichst auf der Stelle zu erledigen.
Bsp.: Eine Person erleidet einen Herzstillstand. Um ihm zu helfen, ist es nötig, alle anderen Aufgaben stehen und liegen zu lassen.

Priorität B:
Betrifft Aufgaben, die momentan **nicht dringend wirken**, die aber **für die Zukunft wichtig sind**. Solche Aufgaben werden von Ihnen erledigt, indem Sie einen Termin dafür setzen.
Bsp.: Die Einstellung einer zusätzlichen Pflegefachkraft auf einer Krankenhausstation.

Priorität C:
Umfasst die Aufgaben, die **dringend sind (weil sie auf die Schnelle erledigt werden müssen)**, aber langfristig gesehen **nicht wichtig** sind. Viele solcher Aufgaben können Sie abgeben oder im Rahmen besserer Organisation verkürzen. In der Arbeitswelt ist damit das typische Tagesgeschäft bezeichnet.
Bsp.: Ein Kollege bittet Sie, ihm bei einer pflegerischen Maßnahme zu assistieren.

Priorität P:
P-Aufgaben sind **nicht dringend und auch nicht wichtig**. Es hat keine negativen Folgen, wenn diese Aufgaben nicht erledigt werden. Das P steht hierbei für den Papierkorb, in den die Aufgaben wandern können.
Bsp.: Die Bestellung neuer Pflanzen für Ihr Klassenzimmer.

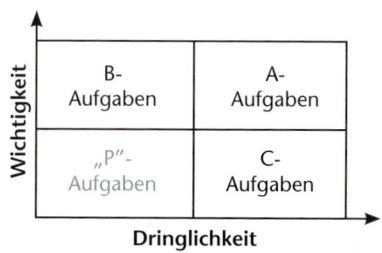

Neben den Strategien, Aufgaben nach Wichtigkeit zu sortieren, ist es im Berufsalltag vor allem entscheidend, sich gut zu strukturieren, um die gegebene Zeit des Tages optimal ausnutzen zu können. Denn an einem Tag warten aus verschiedenen Richtungen mitunter viele Anforderungen an Sie, die Sie bewältigen müssen.

Mit der **ALPEN-Methode** gelingt es, den Tag im Voraus zu planen und zu strukturieren. Mit ein wenig Übung und Routine kann man damit für den kommenden Tag bis zu eine Stunde Zeit in nur wenigen Minuten Vorbereitungszeit herausholen. Die einzelnen Buchstaben stehen dabei für einen Schritt dieser Methode.

Ablauf:
<u>A</u>ufgaben sammeln: Am Abend vorher alle Aufgaben für den nächsten Tag aufschreiben, die abgearbeitet werden müssen.

<u>L</u>änge der Aufgaben ermitteln: Abschätzen, wie lange eine Aufgabe für ihre Bewältigung benötigt.

<u>P</u>ufferzeiten für Unvorhergesehenes („Zeitdiebe") reservieren: 40 % Pufferzeit am Tag ist hier die Empfehlung. Bei einem achtstündigen Arbeitstag sollten also fünf Stunden verplant werden. Die restlichen drei Stunden sind reserviert für Pausen und spontane Aufgaben.

<u>E</u>ntscheidungen treffen: Welche Aufgaben sind wirklich wichtig?
Hier werden Prioritäten gesetzt. Aufgaben mit geringer Wichtigkeit werden wieder gestrichen. Hierbei empfehlen sich die Eisenhower- und A-B-C-P-Methode.

<u>N</u>otizen in eine To-do-Liste übertragen: Nun alle Aufgaben nach Prioritäten sortiert als Tagesplanung aufschreiben. Die höchsten Prioritäten sollten dabei am Anfang der Tagesplanung stehen. Zu beachten gilt hierbei aber die Leistungskurve des Einzelnen, wann er/sie am leistungsfähigsten ist.

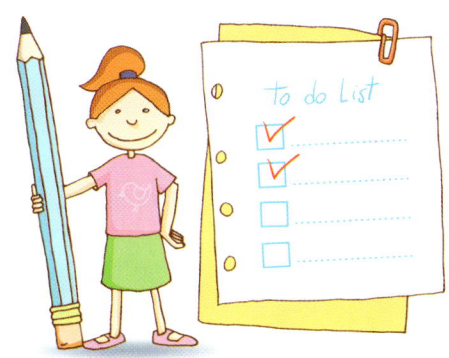

Ein realistischer Tagesplan enthält nur das, was man an dem Tag auch tatsächlich schaffen kann. Wenn es optimal läuft, bleibt keine dringende Aufgabe liegen. Wenn doch etwas nicht in den Tagesplan passt, das eigentlich zu erledigen wäre, so weiß man es mit der ALPEN-Methode wenigstens am Vortag.

Tipps: Wenn du es eilig hast, gehe langsam! Wenn du keine Zeit hast, mache eine Pause! Nicht vergessen den Akku aufzuladen, d. h. z. B. mit Musik auf den Ohren an die frische Luft gehen, ein paar Zeilen des Lieblingsbuches lesen oder etwas essen.

Beim Zeitmanagement sind auch entscheidend:

• gesunde Ernährung
• genügend Schlaf

- Ruhezeiten

- Nichtstun

- Bewegung (leichte Bewegung genügt schon)

- zehn Minuten Reflexion pro Tag

Tipps gegen Zeitfresser:

- Hilfe annehmen

- Nein sagen

- Schluss mit Perfektionismus

- Ordnung halten

Aufgaben

1. Wofür hätten Sie gerne mehr Zeit?

2. Was hindert Sie, sich die notwendige Zeit für diese Wünsche zu nehmen? (Notieren Sie Ihre drei schlimmsten Zeitfresser.)

3. Was könnten Sie ändern, um diese drei Zeitfresser zu beseitigen?

Fallbeispiel

In der Gruppe „Rasselbande" des Kindergartens St. Martinus sind Vorschulkinder im Alter von fünf bis sechs Jahren. Derzeit gehören der Gruppe sechs Kinder an: Marie, fünf Jahre alt, Johann, sechs Jahre alt, Chris, fünf Jahre alt, die Zwillinge Fatmira und Büsra, beide sechs Jahre alt, kommen aus der Türkei und leben seit einem halben Jahr in Deutschland, sowie Melody, fünf Jahre alt. Chris ist querschnittgelähmt und benötigt einen Rollstuhl. Melody lebt von Geburt an ohne linke Hand. Obwohl sie sich alle sehr mögen und gerne miteinander spielen, kommt es wegen der Sprachschwierigkeiten von Fatmira und Büsra sowie den Einschränkungen von Chris und Melody leider oft dazu, dass Gruppenangebote fehlen. Die Erzieherinnen sind deswegen ratlos.

Aufgaben zum Fallbeispiel

1. Planen Sie zwei Angebote unter Berücksichtigung der kindlichen Merkmale, deren Werte und Lebenswelten sowie Ihrer eigenen Lebensgeschichte, indem Sie an die Zeit zurückdenken, als Sie selbst in diesem Alter waren.

2. Nutzen Sie zudem eine Methode aus dem Zeitmanagement, um Ihre Planung zu optimieren.

3 Den individuellen Pflegebedarf feststellen

Lernziele:
1. Die Notwendigkeit erkennen, wie wichtig die Beobachtung von pflegebedürftigen Menschen ist, und dafür die Möglichkeiten der Kontrollsysteme kennen und praktisch umsetzen.
2. Kenntnisse über das Herz-Kreislauf-System und diese bei der Kontrolle der Vitalzeichen folgerichtig umsetzen können.
3. Die individuellen Bedürfnisse und Defizite pflegebedürftiger Menschen anhand der ABEDL® erkennen und in einem entsprechenden Pflegeplan umsetzen und die Durchführung der Maßnahmen dokumentieren können.

3.1 Wahrnehmung und Beobachtung

Wenn man kranke und pflegebedürftige Menschen versorgt, ist es wichtig, sie bewusst wahrzunehmen und zu beobachten, damit man individuelle Bedürfnisse und Veränderungen erkennt, besonders bei den pflegebedürftigen Menschen, die sich noch nicht bzw. nicht mehr richtig äußern können. Bei schwerwiegenden Veränderungen können dann rechtzeitig ärztliche und/oder pflegerische Maßnahmen eingeleitet werden.

3.1.1 Beobachtung mit den Sinnesorganen

Mithilfe der Sinnesorgane kann eine genaue Beobachtung durchgeführt werden:

Auge
Farbveränderungen
1. Haut
2. Stuhl
3. Urin
Veränderungen der Mimik z. B. durch Schmerzen

Nase
Wahrnehmen von Gerüchen
• Schweiß
• Urin
• Stuhl

Sinnesorgane

Ohr
Veränderungen
• in der Stimme
• beim Husten
• beim Atmen

Tastsinn
Fühlen von
• Körpertemperatur
• Puls
• Spannung der Haut

Die Krankenbeobachtung umfasst vier Stufen, die in folgenden Schritten ablaufen können:

• Wahrnehmen, z. B. Patient hat gerötete Gesichtsfarbe und schwitzt

• Feststellen, z. B. Pflegekraft fühlt feuchte und heiße Stirn

• Überprüfen, z. B. Temperaturkontrolle mit Fieberthermometer

• Handeln, z. B. Meldung an den Arzt

Wichtig ist auch die Unterscheidung von objektiver und subjektiver Wahrnehmung bzw. Krankheitszeichen.

Objektiv:

• Die Wahrnehmung erfolgt auf rein sachlicher Ebene, die mit entsprechenden Hilfsmitteln überprüfbar ist (z. B. Messen der Körpertemperatur).

• Es findet nur geringe Beeinflussung durch eigene Gefühle, Gedanken und Lebenssituationen statt.

Subjektiv:

• Die Wahrnehmung kommt vom Kranken bzw. Pflegebedürftigen selbst und kann nicht direkt überprüft werden (z. B. Schwindel, Übelkeit). Dennoch sind diese Wahrnehmungen ernst zu nehmen.

• Die Wahrnehmung kann durch eigene Gefühle, Gedanken und Lebenssituationen beeinflusst werden. Dies sollte möglichst vermieden werden.

A   *Aufgabe*

Stellen Sie die Aspekte zusammen, die für die objektive Wahrnehmung und Beobachtung notwendig sind.

3.1.2   Beobachtung der Haut

Die Haut ist nicht nur das größte Organ, sondern auch eines der wichtigsten Organe. Sie besteht aus verschiedenen Schichten, die einen unterschiedlichen Aufbau und verschiedene Aufgaben haben.

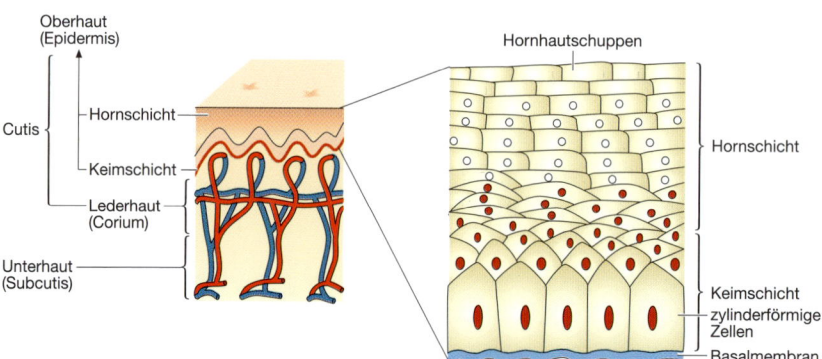

Die verschiedenen Schichten und Bestandteile der Haut:

Die Haut hat vielschichtige Aufgaben zu erfüllen:

- Schutzfunktion, z.B. Schutz vor Eindringen von schädlichen Stoffen und Krankheitserregern

- Ausscheidungsfunktion, z.B. Schweiß und Stoffwechselschlacken

- Temperaturregulierung über die Schweißdrüsen

- Aufnahmefunktion, z.B. Wirkstoffe aus Salben und Bädern

- Reservefunktion, z.B. Speicherung von Fett

- Wahrnehmungsfunktion, z.B. Erkennen von Druck, Schmerz, Nässe, Kälte und Wärme

Normalerweise (physiologisch) ist die Haut bei Mitteleuropäern blass-rosa, geschmeidig und elastisch und sie fühlt sich warm und trocken an. Die normale Hautfarbe kann aufgrund von eingelagerten Pigmenten, Stärke der Durchblutung und der Dicke der Hornhaut variieren. Im Alter verändert sich Haut, da sie durch den Alterungsprozess an Spannung und Elastizität verliert. Durch unterschiedlich starke Pigmentierung sieht sie häufig fleckig aus, dabei handelt es sich um sogenannte Altersflecken.

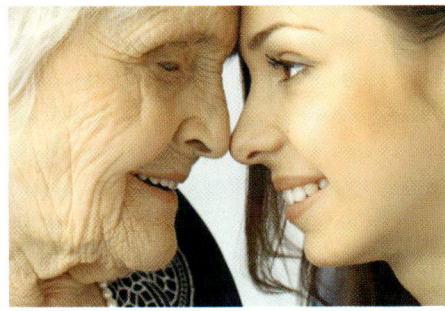

Junge Haut, ältere Haut

Alltägliche Verhaltensweisen können auch die Hautfarbe beeinflussen, wie stärkere Rötung bei Zorn, Scham, Aufregung und Anstrengung, Blässe bei Schreck, Angst und starker Müdigkeit.

Farbveränderungen der Haut:

Art der Farbveränderung	Ursachen der Farbveränderungen

- Blässe	- mangelnde Durchblutung
	  – Schock
	  – starker Blutverlust
	  – Blutarmut

- Rötung	- vermehrte Durchblutung
	  – Fieber
	  – Bluthochdruck
	  – flächenhaft bei Hauterkrankungen
	  – beginnender Dekubitus (lokal)

- Blaufärbung (Zyanose)	- Sauerstoffmangel im Blut (besonders bei Lippen und Nägeln sichtbar)
	  – Herzerkrankungen
	  – Atemnot

- Gelbfärbung (Ikterus)	- Ansammlung von Gallenfarbstoff unter der Haut – Leberentzündung

Ursachen für veränderte krankhafte (pathologische) Hautspannung:

1. Erhöhte Spannung
- Wassereinlagerungen unter der Haut (Ödeme)
  - Haut sieht hell und gespannt aus. Drückt man mit dem Daumen darauf, entsteht eine Delle, die sich nur langsam zurückbildet.
  - Ursachen können Nieren- und/oder Herzerkrankungen sein.

- Blutungen unter der Haut (Hämatome)
  - Haut sieht bläulich aus, die Hautstelle fühlt sich etwas hart an. Diese Hautstelle verfärbt sich nach wenigen Tagen grün-gelb, bis sie dann wieder ganz verblasst.
  - Ursachen können Stürze und andere Arten von Verletzungen sein.

- Geschwür unter der Haut (Tumor)
  - Hautstelle ist hart, keine Entstehung einer Delle bei Druck mit dem Daumen.

2. Verminderte Spannung
- Fehlen der Elastizität
  - Haut kann in Falten, besonders am Bauch, abgehoben werden. Die Falten ziehen sich nur langsam zurück. Die Falte bleibt „stehen".
  - Ursachen sind meistens starker Flüssigkeitsverlust und/oder Mangelernährung.

Die Haut ist ein großes Organsystem mit vielen wichtigen Aufgaben. Anhand der Hautfarbe und der Hautspannung können viele Besonderheiten beobachtet und wahrgenommen werden, die auf schwerwiegende Krankheitszustände hinweisen können.

Aufgaben
1. Setzen Sie sich bitte in Dreiergruppen zusammen, legen Sie jeweils eine Hand auf den Tisch und beobachten Sie gegenseitig Ihre Handrücken. Notieren Sie Ihre Beobachtungen und vergleichen Sie diese miteinander.
2. Recherchieren Sie bitte, welche Haut- und Farbveränderungen Infektionskrankheiten wie Masern, Scharlach und Windpocken hervorrufen können. Sammeln Sie die Ergebnisse auf einem Plakat.

3.1.3   Beobachtung von Körperausscheidungen und -flüssigkeiten

Es ist lebensnotwendig, dass Urin und Stuhl regelmäßig ausgeschieden werden müssen. Durch den Stoffwechsel entstehen teilweise giftige Abbauprodukte, die den Körper stark belasten und schwere Erkrankungen hervorrufen können. Auch Erbrochenes, abgehusteter Auswurf (Sputum), Ausfluss und Schweiß gehören dazu. Anhand der Menge, der Häufigkeit und des Aussehens können Rückschlüsse auf Krankheitszustände gezogen werden.

Der Umgang mit den Körperausscheidungen ist nicht unproblematisch. Zum einen ist das Schamgefühl des pflegebedürftigen Menschen zu beachten und zu respektieren, zum anderen kann der Umgang mit den Ausscheidungen Ablehnung und Ekel bei den Pflegepersonen hervorrufen. Für die objektive Wahrnehmung und Beobachtung ist es wichtig, seine ablehnenden Gefühle zu überwinden um die daraus entstehenden Pflegemaßnahmen gut und folgerichtig durchzuführen zu können.

Urin

Der Urin (oder auch Harn genannt) wird in den Nieren gebildet und über die Harnwege (Nierenbecken – Harnleiter – Blase) ausgeschieden. Die Menge beträgt ungefähr ein bis zwei Liter pro Tag. Sie hängt aber auch von der aufgenommenen Flüssigkeit ab. Starkes Schwitzen und auch beschleunigtes Atmen vermindern die Urinmenge.

Der Urin ist normalerweise klar und hat eine goldgelbe Farbe, die je nach Flüssigkeitsaufnahme von hellgelb bis dunkelgelb wechseln kann. Der Geruch hängt sehr von der aufgenommenen Nahrung ab. So riecht man Gewürze wie Knoblauch sehr stark im Urin, auch der Verzehr z. B. von Spargel verändert den Geruch.

Obstähnlicher Geruch des Urins kann auf einen stark erhöhten Blutzuckerspiegel hinweisen. Besonders zu beachten bei Menschen, die an der Zuckerkrankheit (Diabetes mellitus) leiden.

Krankhafte Farbveränderungen des Urins:

Farbe	Ursachen der Farbveränderung

• bierbraun mit gelbem Schaum	• Zusatz von Gallenfarbstoff
	   – Leberentzündung
	   – Gallenerkrankungen

• fleischwasserfarbig	• Blutbeimengungen
	   – Erkrankungen der Niere
	   – Entzündungen der Blase

• milchig-trüb	• Eiweißausflockungen – Nierenerkrankungen

Für die Diagnosestellung einer Erkrankung müssen Farbveränderungen des Urins durch Medikamenteneinnahme ausgeschlossen werden.

Aufgabe
Beobachten und sammeln Sie Ihren eigenen Urin über einen Tag und notieren Sie Menge, Aussehen und andere Besonderheiten.

Stuhl

Der Stuhl (auch: Kot oder Fäzes) entsteht im Dickdarm und besteht zu 70 % aus Wasser. Die restlichen 30 % setzen sich zusammen aus unverdauten Nahrungsresten (Ballaststoffe), Salzen, Bakterien und Schleim. Der Stuhl hat normalerweise eine bräunliche Farbe bedingt durch den Gallenfarbstoff.

Krankhafte Farbveränderungen des Stuhls:

Farbe	Ursachen der Farbveränderung

• schwarz	• Teerstuhl
	  – Blutungen im Magen
	  – Blutungen im Zwölffingerdarm

• grau-weiß	• fehlender Gallenfarbstoff – Leber- und Gallenerkrankungen

• rot, rote Blutauflagen	• Beimengungen von frischem Blut
	  – Erkrankungen im Dickdarm
	  – Hämorrhoiden

Der Geruch des Stuhls ist meistens unangenehm, da Zersetzungsvorgänge von unverdaulichen Nahrungsresten im Dickdarm durch Bakterien stattfinden und übel riechende Gase entstehen.

Die Konsistenz des Stuhls (Beschaffenheit) ist weich bis geformt. Es gilt als normal, wenn man einmal täglich oder bis zu drei- bis viermal pro Woche einen solchen Stuhl entleert.

Veränderungen der Konsistenz:

Konsistenz	Ursachen der Veränderung

• hart	• Obstipation (Verstopfung)
	  – fehlende Flüssigkeit
	  – Darmträgheit

• sehr weich bis flüssig und mehrmals täglich	• Diarrhöe (Durchfall)
	  – akute Darminfektion
	  – chronische Darmerkrankungen

 Bei Durchfall kann ein starker Wasserverlust im Körper entstehen, der besonders für alte Menschen und Säuglinge gefährlich sein kann. Eine schnelle Meldung beim zuständigen Arzt ist unumgänglich.

Erbrochenes

Erbrechen ist ein reflexartiger Schutzmechanismus des Körpers, um unverträglichen und/oder giftigen Mageninhalt über die Speiseröhre und den Mund wieder auszuscheiden. Bevor man erbricht, reagiert der Körper mit Unruhe und Übelkeit, verstärktem Speichelfluss und unregelmäßiger Atmung.

Das Erbrochene besteht aus Magensaft und Schleim und riecht leicht säuerlich. Zusätzlich können dem Erbrochenem unverdaute Nahrungsreste, Gallensaft oder auch Blut beigemengt sein.

Folgende Beobachtungen sind bei Erbrechen wichtig:

Häufigkeit und Menge	Art und Weise
• wie oft? • wann (z.B. nur morgens)? • wie viel?	• vor, nach oder während einer Mahlzeit • nach Medikamenteneinnahme • vor oder nach seelischer Belastung • vor oder nach starken Bauchschmerzen • im Schwall • im Strahl

Ursachen für Erbrechen:

• Erkrankungen im Magen-Darm-Trakt

• Verzehr verdorbener Lebensmittel

• Missbrauch von Medikamenten, Alkohol

• Infektionen

• Krankheitsprozesse im Gehirn

• Schwangerschaft in den ersten drei Monaten

Bei unklarer Ursache empfiehlt es sich, eine kleine Menge Erbrochenes zu Untersuchungszwecken aufzubewahren.

Aufgaben
1. *Stellen Sie geeignete Maßnahmen zusammen, wie einem pflegebedürftigen Menschen beim Erbrechen geholfen werden kann.*
2. *Vergleichen Sie diese mit den Maßnahmen, die Sie für sich wünschen würden.*

Auswurf

Auswurf (auch Sputum) ist das Abhusten von Bronchialschleim, der bei verschiedenen Erkrankungen in den Atemwegen vermehrt produziert wird. Man muss dafür sorgen, dass der Auswurf abgehustet und über den Mund abgegeben (ausgeworfen) werden kann, damit die Atmung nicht beeinträchtigt wird und eine Aspiration (Verschlucken) vermieden werden kann. Normalerweise ist er etwas flüssig und farblos.

Folgende Beobachtungen können gemacht werden:

Farbe/Beschaffenheit	Ursachen der Veränderungen
• gelb/grün	• Eiter – bei einem Lungenabszess
• rot	• blutig – bei einer Lungenblutung
• schaumig, ggf. blutig	• Flüssigkeitsansammlung in den Lungenbläschen – bei einem Lungenödem
• zähflüssig	• bei Entzündungen – in den Bronchien – in der Lunge • Bronchialasthma

Beim Umgang mit Ausscheidungen ist es aus hygienischen Gründen notwendig, Einmalhandschuhe zu tragen.

3.1.4 Beobachtung von Schmerzsignalen

Schmerzen haben eine Signal- und Warnfunktion und zeigen an, dass bestimmte Fehlfunktionen und/oder krankhafte Prozesse im Körper ablaufen. Sie können plötzlich auftreten, aber auch schleichend beginnen. Die Wahrnehmung von Schmerzen ist sehr individuell und hängt von den verschiedenen Befindlichkeiten des Einzelnen ab.

Schmerzen können nur subjektiv wahrgenommen werden, sind aber erkennbar am Verhalten des Einzelnen, z. B. an einer Schonhaltung, an einem verzerrten Gesichtsausdruck oder hörbar an Schmerzlauten wie Jammern, Weinen und Schreien. In der Schmerztherapie gilt: Kein Mensch sollte unter seinen Schmerzen leiden.

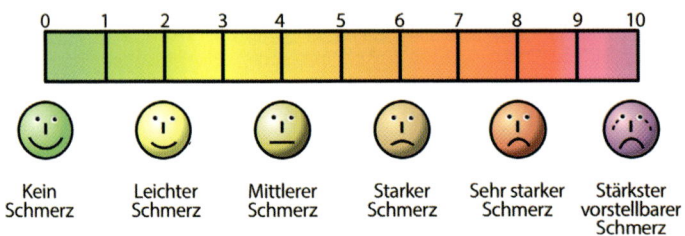

 Schmerzsignale müssen dem Arzt sofort gemeldet werden, damit er die notwendige Diagnostik und Therapie einleiten kann.

 Aufgaben
1. *Stellen Sie im Rollenspiel verschiedene Schmerzarten durch Körperhaltungen dar.*
2. *Stellen Sie in kleinen Gruppen Einflussfaktoren für die Schmerzempfindung zusammen und vergleichen Sie diese miteinander.*

3.2   Bau und Funktion des Herz-Kreislaufsystems und Atmung

3.2.1 Herz-Kreislaufsystem und Lunge

Das Herz-Kreislaufsystem setzt sich zusammen aus:

- dem Herzen

- dem Blut mit den Blutgefäßen

- der Lunge, bestehend aus zwei Lungenflügeln

Das Blut – ungefähr ein Zehntel des Körpergewichtes – beinhaltet alle lebenswichtigen Substanzen wie Sauerstoff, Nährstoffe, Stoffwechselprodukte, aber auch Schadstoffe und Abfallprodukte. Es wird vom Herzen über die verschiedenen Blutgefäße in die Organe transportiert, wo es den Sauerstoff und die Nährstoffe abgibt. Anschließend nimmt das Blut Kohlendioxyd und Abfallstoffe auf und wird über die Blutgefäße zum Herz und zur Lunge zurückgebracht.

Das Herz ist ein faustgroßer Hohlmuskel, der durch eine Scheidewand in eine linke und eine rechte Seite getrennt wird. Auf jeder Seite gibt es einen Vorhof und eine Kammer. Über die linke Seite pumpt das Herz das Blut von der Lunge in den Körper, über die rechte Seite saugt das Herz das Blut aus dem Körper zurück zur Lunge.

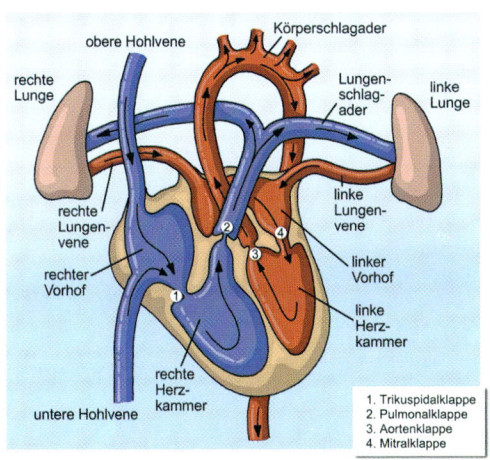

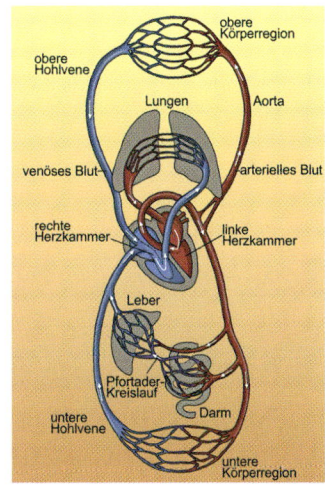

Aufgaben

A

1. Stellen Sie bitte in einer Übersicht zusammen, welche Arten von Blutgefäßen es gibt.

2. Ordnen Sie diesen die entsprechenden Aufgaben im Blutkreislauf zu.

3. Erstellen Sie eine schematische Grafik vom Körper- und Lungenkreislauf und beschriften Sie die wichtigsten Blutgefäße.

In der Lunge, bestehend aus einem rechten und einem linken Lungenflügel, findet der Gasaustausch statt. Bei einem Atemzug gelangt die Luft über die oberen und unteren Luftwege in die Lungenbläschen, wo der Sauerstoff (O_2) ins Blut abgegeben und das Kohlendioxyd (CO_2) aufgenommen wird.

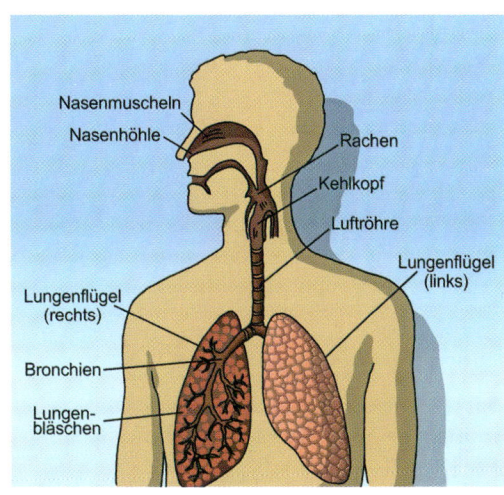

A | **Aufgaben**
1. *Beschreiben Sie den Weg der Atemluft von der Nase bis zu den Lungenbläschen.*
2. *Erklären Sie die Mechanismen, wie die Einatmungsluft auf ihrem Weg verändert wird.*

3.2.2　Kontrolle der Vitalfunktionen

Um den Gesundheitszustand eines pflegebedürftigen Menschen richtig einschätzen zu können, müssen regelmäßig die Vitalfunktionen wie Puls, Blutdruck, Atmung und Körpertemperatur überprüft werden.

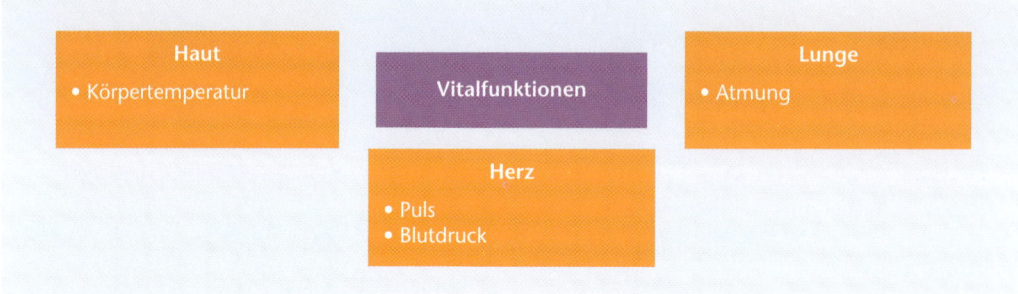

Puls
Der Puls ist die fühlbare Blutwelle in den Arterien. Sie entsteht, wenn bei einem Herzschlag Blut in die Aorta gedrückt wird.

An Arterien (Schlagadern), die dicht unter der Haut liegen und sich darunter ein Knochen oder ein Muskel befindet, kann der Puls gut getastet werden:

- an der Schläfe: Schläfenschlagader
- am Hals: Halsschlagader
- am Handgelenk: Speichenschlagader
- in der Kniekehle: Kniekehlenschlagader
- auf dem Fußrücken: Fußrückenschlagader

Die Pulskontrolle wird am häufigsten an der Speichenschlagader durchgeführt:

- man legt die Fingerkuppen der drei mittleren Finger in die Grube unterhalb des Daumenballens
- mithilfe einer Pulsuhr oder des Sekundenzeigers einer Uhr zählt man sämtliche Pulsschläge innerhalb von 15 Sekunden
- danach multipliziert man den Wert mit 4 und erhält die richtige Anzahl der Pulsschläge, sie werden immer „pro Minute" angegeben
- die Anzahl der Pulsschläge wird später in der entsprechenden Patientendokumentation eingetragen

Pulsfrequenz: Unter der Pulsfrequenz versteht man die Anzahl der Pulsschläge in einer Minute.

Normalwerte:

Altersgruppe	Schläge pro Minute
alte Menschen	80–85
Erwachsene	60–80
Schulkinder	80–90
Säuglinge/Kleinkinder	100–140

Die Pulsfrequenz kann sich durch verschiedene äußere Einflüsse verändern:

Erhöhung	Verlangsamung
• Anstrengung • Aufregung • Stress • Angst • Schrecksituation	• Schlaf • Entspannung • Hungerzustand

Die Pulsfrequenz kann sich durch Krankheitszustände verändern:

Erhöhung auf über 100 Schläge pro Minute	Verlangsamung auf unter 60 Schläge pro Minute
• Fieber • starker Blutverlust • Herzschwäche • Schilddrüsenüberfunktion	• Herzerkrankungen • gesteigerter Hirndruck • Schilddrüsenunterfunktion • blutdrucksenkende Medikamente • Drogen- und/oder Alkoholmissbrauch

Sinkt die Pulsfrequenz unter vierzig Schläge pro Minute ab, besteht Lebensgefahr.

Pulsrhythmus: Unter Pulsrhythmus versteht man die Abfolge der Pulsschläge. Diese ist normalerweise regelmäßig.

- Gleichmäßiger Puls, z. B. **0 0 0 0 0 0 0 0 0 0 0 0 0 0 0 0**
- Unregelmäßiger Puls (Arrhythmie), z. B. **00 0 0 00 0 0 0 0 000 0 00 0**, kann bei Herzerkrankungen auftreten

Bei unregelmäßigem Puls zählt man die Pulsschläge eine Minute lang.

Pulsqualität: Unter der Pulsqualität versteht man die Beschaffenheit des Pulses. Man unterscheidet beim Fühlen zwischen hart bis weich.

- Einen weichen, kaum fühlbaren Puls hat man z. B. bei niedrigem Blutdruck, Herzmuskel-schwäche oder nach starken Blutungen.

- Einen harten Puls fühlt man z. B. bei hohem Blutdruck oder erhöhtem Druck im Gehirn.

 Aufgaben

1. Ertasten Sie Ihren Puls am Handgelenk, an der Schläfe und am Hals.

2. Zählen Sie Ihren Puls am Handgelenk

   - *im Ruhezustand,*
   - *nach fünf Kniebeugen.*

3. Erstellen Sie eine Liste nach unten stehendem Muster und tragen Sie dort die Pulswerte verschie-dener Menschen aus Ihrer Familie und/oder Ihrem privaten Umfeld ein:

Name	Alter	Pulsschläge pro Minute

Beschreiben Sie, was Ihnen beim Pulsfühlen aufgefallen ist und welche Unterschiede Sie bei den Pulswerten feststellen konnten.

Blutdruck

Unter Blutdruck versteht man den Druck in den Blutgefäßen, den die Blutwelle verursacht, die bei einem Herzschlag durch die Gefäße gepumpt wird.

Der Blutdruck ist abhängig

- vom Alter,

- von der Blutmenge,

- von der Schlagkraft des Herzens,

- von der Beschaffenheit der Blutgefäße.

Man unterscheidet zwischen systolischem und diastolischem Blutdruck:

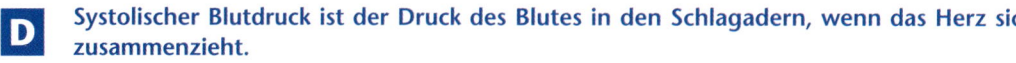 **Systolischer Blutdruck ist der Druck des Blutes in den Schlagadern, wenn das Herz sich zusammenzieht.**

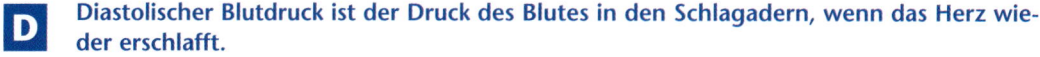 **Diastolischer Blutdruck ist der Druck des Blutes in den Schlagadern, wenn das Herz wie-der erschlafft.**

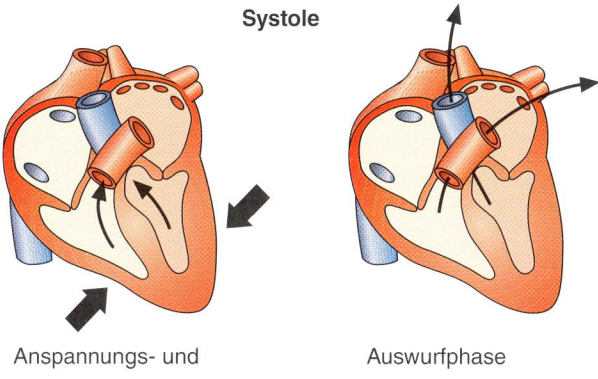

Systole

Anspannungs- und　　　　　　Auswurfphase

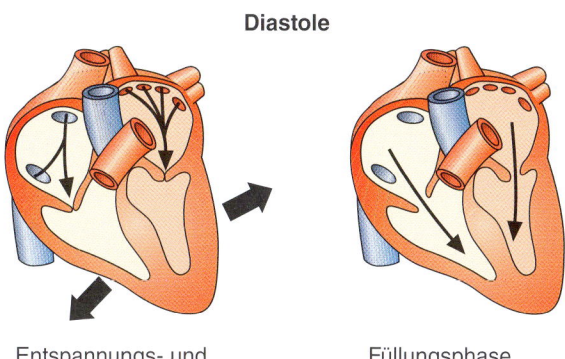

Diastole

Entspannungs- und　　　　　　Füllungsphase

Der Blutdruck wird nach dem Erfinder des Blutdruckapparates **Riva-Rocci** mit **RR** abgekürzt, die Blutdruckwerte werden in der Maßeinheit Millimeter Quecksilbersäule **mmHg** angegeben, z. B. **RR 120/80 mmHg**.

Blutdruckmessung

- Mithilfe von Blutdruckmanschette und Stethoskop:
  - Durchführung in einer ruhigen Umgebung
  - bei entspanntem Arm luftleere Manschette oberhalb der Ellenbeuge fest umlegen
  - Stethoskop-Membran in die Ellenbeuge legen, Stethoskop-Oliven in die Ohren legen
  - Ventil schließen und Manschette aufpumpen, bis kein Puls mehr zu hören ist
  - Ventil langsam öffnen und beim Ablassen der Luft den ersten Ton hören (systolischer Wert)

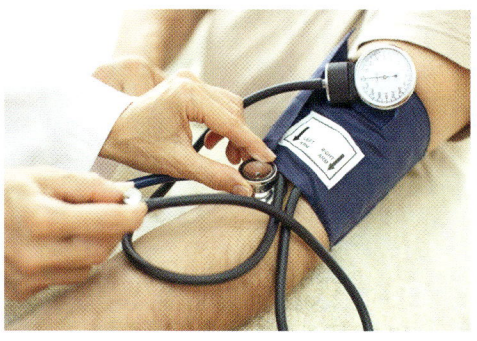

  - die Luft weiter ablassen, bis der letzte Ton noch hörbar ist (diastolischer Wert)
  - Manschette und Stethoskop abnehmen, Werte merken und notieren

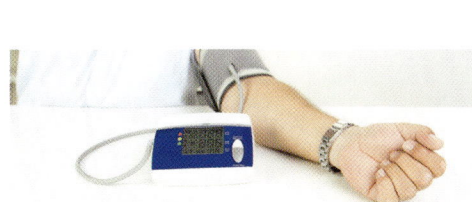
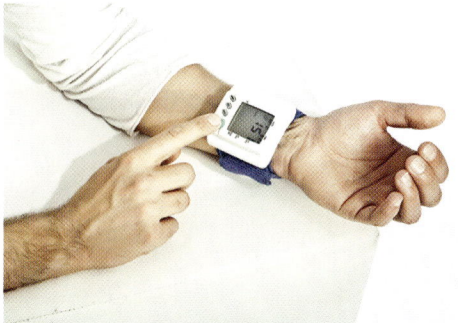

- Automatische Geräte mit Digitalanzeige für den Oberarm oder das Handgelenk
  - Gerät nach Gebrauchsanweisung anwenden
  - Funktionstüchtigkeit regelmäßig überprüfen (v. a. Batterien)
  - ermittelte Werte merken und notieren

Blutdruckwerte	Systolischer Wert	Diastolischer Wert
Erhöhte Blutdruckwerte		
Hypertonie	über 160	95
Grenzwertige Hypertonie	140–160	95
Normale Blutdruckwerte		
Kinder	100	70
Erwachsene	120–140	80–90
Niedriger Blutdruckwert		
Hypotonie	unter 100	60

 Aufgaben

1. Sehr viele Menschen leiden unter hohem Blutdruck.

   a) Stellen Sie die dafür verantwortlichen Ursachen zusammen.

   b) Diskutieren Sie in kleinen Gruppen, welche Maßnahmen zur Prävention möglich sind. Halten Sie das Ergebnis bitte schriftlich fest.

2. Messen Sie sich in der Klasse bitte gegenseitig den Blutdruck mit den verschiedenen Geräten und vergleichen Sie die Werte.

Atmung

Damit die Atemluft durch die oberen und unteren Luftwege bis zu den Lungenbläschen gelangt, sind bestimmte Muskeln zuständig. Die Brustmuskeln, Zwischenrippenmuskulatur und das Zwerchfell bewegen die Lungenflügel passiv, damit die Luft ein- und ausströmen kann. Das Atemzentrum im Gehirn gibt den Impuls an die Muskulatur, wenn der CO_2-Gehalt sich im Blut erhöht hat.

Ein normaler Atemzug besteht aus **Einatmung** → **Ausatmung** → **Pause** in gleichmäßiger Abfolge. Man unterscheidet zwischen Brust- und Bauchatmung.

Bei der Atmung können die Frequenz, der Rhythmus und Geräusche beobachtet werden.

Atemfrequenz im Ruhezustand pro Minute	
	Anzahl der Atemzüge
Säuglinge	ca. 40
Kinder	ca. 25
Jugendliche	ca. 18–20
Erwachsene	ca. 16–18

Bei den Atemzügen zählt man entweder die Einatmung oder die Ausatmung. Man sollte dabei beachten, dass die Atmung bis zu einem gewissen Grad vom Menschen beeinflussbar ist.

Tipp:
Beim Fühlen des Pulses kann man unauffällig die Atemzüge beobachten und zählen.

Veränderungen der Atmung
Der Atemrhythmus kann sich wie folgt verändern:

- Biot-Atmung: regelmäßig, vertieft, mit Pausen: bei Störungen des Atemzentrums

- Kussmaul-Atmung: regelmäßig, vertieft, ohne Pause: bei schweren Stoffwechselerkrankungen mit Koma, um vermehrt CO_2 abzuatmen

- Cheyne-Stokes-Atmung: periodisch an- und abschwellende Atemzüge mit Pausen: bei schweren Gehirnerkrankungen, Schlaganfall, Herzerkrankungen, Vergiftungen

- Schnappatmung: kurze Atemzüge mit langen Pausen, zeitweise auch unregelmäßig, beobachtet man kurz vor dem Tod

Veränderung der Atemgeräusche:

- keuchende Einatmung bei entzündlichen Erkrankungen des Kehlkopfes, durch Verschlucken eines Fremdkörpers

- keuchende, erschwerte Ausatmung bei Asthma bronchiale

- schnarchende Ein- und/oder Ausatmung bei Verlegung der oberen Luftwege im Bereich der Nase und des Rachens, verdickte Rachenmandeln

Bei schwerer Atemnot (Dyspnoe), die auch an einer bläulichen Verfärbung der Gesichtsfarbe zu erkennen ist, sind entsprechende Erste-Hilfe-Maßnahmen und das Herbeiholen eines Arztes notwendig.

Aufgaben

1. Überlegen Sie in Kleingruppen mögliche Maßnahmen, wie Sie einem pflegebedürftigen Menschen bei einer Atemnot helfen können.

2. Beobachten Sie Ihre eigene Atmung:

- Setzen Sie sich mit geradem Rücken auf einen Stuhl,
- schließen Sie die Augen,
- atmen Sie gleichmäßig weiter,
- legen Sie eine Minute lang je eine Handfläche auf Brust und Bauch und machen Sie bewusst eine Brust- und eine Bauchatmung.
- Notieren Sie danach bitte Ihre Beobachtungen.

3. Immer mehr Menschen leiden an chronischer Bronchitis oder sterben an Lungenkrebs. Sammeln Sie in kleinen Gruppen mögliche Ursachen und Maßnahmen zur Prävention.

4. Jedes Jahr findet am 31. Mai der „Weltnichtrauchertag" durch die WHO statt. Führen Sie dazu in Ihrer Klasse ein entsprechendes Projekt durch.

Körpertemperatur

Im menschlichen Körper wird durch den Stoffwechsel und die Muskelarbeit Wärme erzeugt. Für eine gleichmäßige Temperatur zwischen 36 und 37 Grad Celsius sorgt das Atemzentrum im Gehirn, in dem es Wärmebildung und Wärmeabgabe koordiniert.

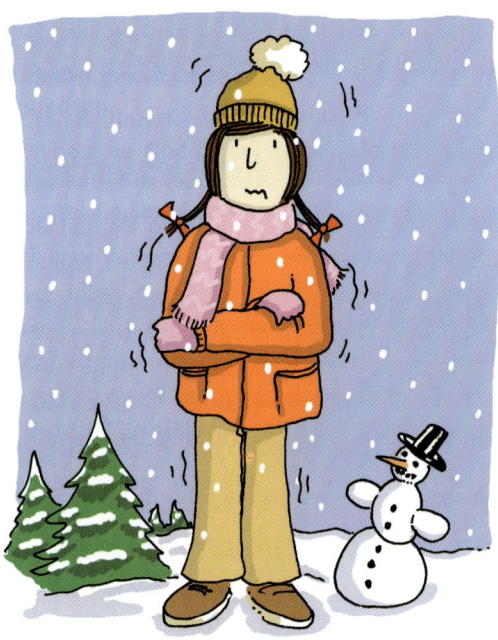
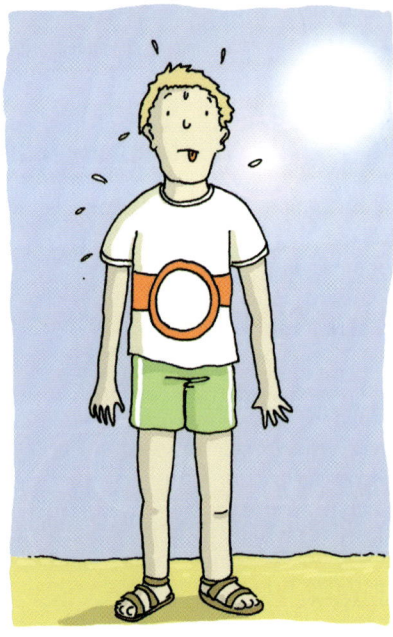

Es gibt verschiedene Ursachen, die eine Erhöhung der Körpertemperatur zur Folge haben können:

- Entzündungsprozesse im Körper, verursacht durch Krankheitserreger
- starker Flüssigkeitsmangel (z. B. Durstfieber bei Säuglingen)
- Krankheitsprozesse im Gehirn (Störung/Schädigung des Wärmezentrums)
- starke seelische Belastung

Der menschliche Körper reagiert z. B. auf die krankheitsauslösenden Erreger, indem das Immunsystem aktiviert wird. Die Körpertemperatur erhöht sich, um die Erreger zu schwächen.

Fieber ist keine Krankheit, sondern ein Symptom (Krankheitszeichen).

M

A

Aufgaben
1. *Stellen Sie Ihre eigene subjektive Befindlichkeit dar, wenn Sie Fieber bekommen und wenn Sie Fieber haben.*
2. *An welchen Anzeichen können Sie erkennen, dass ein Mensch Fieber bekommt oder bereits Fieber hat?*

Es gibt verschiedene Körperstellen, die für das Messen der Körpertemperatur geeignet sind:

- in der Achselhöhle (axillar)
- im After/Enddarm (rektal)
- unter der Zunge (sublingual/oral)
- im äußeren Gehörgang (otal)

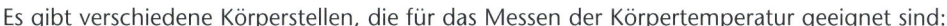

Temperaturbereiche	
Untertemperatur	< 36 °C
Normaltemperatur	36,1–37 °C
erhöhte Temperatur	37,1–38 °C
Fieber	38,1–39 °C
hohes Fieber	> 39,1 °C

Aufgaben

A

1. *Erstellen Sie bitte eine Tabelle und ordnen Sie folgende Temperaturwerte den Temperaturbereichen zu:*

   36,2 °C; 37,5 °C; 38,3 °C; 39,2 °C; 41 °C; 35,8 °C; 37,1 °C; 36,8 °C; 37,9 °C; 38,7 °C.
2. *Recherchieren Sie bitte nach verschiedenen Arten von Fieberthermometern. Erstellen Sie eine Liste mit den jeweiligen positiven und negativen Aspekten. Erläutern Sie Ihre Ergebnisse.*
3. *Führen Sie bei sich eine axillare Körpertemperaturmessung durch. Notieren Sie anschließend, worauf Sie achten müssen, um einen objektiven Messwert zu erhalten.*
4. *Bei Säuglingen und Kleinkindern wird die Körpertemperatur oft rektal gemessen. Beschreiben Sie die Vor- und Nachteile dieser Messart.*

Versorgung bei Fieber:

- zum Trinken lauwarmen Tee oder verdünnten Obstsaft anbieten
- regelmäßige Kontrolle der Körpertemperatur
- Ruhe- und Schlafbedürfnis respektieren
- auf Wunsch kleine Mahlzeiten anbieten
- fiebersenkende Maßnahmen ab 38,5 °C, bei Säuglingen und Kleinkindern möglichst in Absprache mit einem Kinderarzt

 Bei anhaltendem Fieber ist in jedem Fall ein Arztbesuch notwendig.

3.3 Pflegeprozess

Die genaue Beobachtung eines pflegebedürftigen Menschen ist ein wichtiger Bestandteil des Pflegeprozesses. Dieser beinhaltet eine individuelle, ganzheitliche Pflege, die nach bestimmten Regelsystemen geplant, durchgeführt und überprüft wird. In Zusammenarbeit mit dem Pflegebedürftigen werden Probleme und Ressourcen erfasst, Ziele definiert und Maßnahmen festgelegt, die zur Problemlösung führen können. Die Dauer eines Pflegeprozesses hängt von vielen, nicht immer absehbaren Faktoren ab und ist daher zeitlich schwer zu bemessen und verläuft bei jedem Pflegebedürftigen unterschiedlich.

3.3.1 Pflegeplanung und Pflegediagnostik

Menschen, die in irgendeiner Weise der Pflege bedürfen, sollten so gepflegt werden, dass sowohl **krankheitsbedingte** wie **persönliche und individuelle Belange** berücksichtigt werden.

Jeder Mensch hat vielfältige Grundbedürfnisse, die in der Altenpflege als **A**ktivitäten, soziale **B**eziehungen und **e**xistentiellen **E**rfahrungen **d**es täglichen **L**ebens (**ABEDL**® von Monika Krohwinkel) zusammengefasst sind (siehe Kapitel 1.2.1):

Die Grundbedürfnisse werden als „**Aktivitäten**" bezeichnet, da jedem Pflegebedürftigen nur so viel Hilfe gegeben wird, wie er benötigt, um selbst **aktiv** seine noch vorhandenen Fähigkeiten und Ressourcen bei der Versorgung der alltäglichen Verrichtungen einzubringen.

 Aufgaben
1. Stellen Sie sich vor, Sie liegen mit Übelkeit und starken Kopfschmerzen im Bett, gleichzeitig haben Sie das Gefühl, Sie müssten erbrechen.

   a) Beschreiben Sie Ihre Gefühle und Bedürfnisse.

   b) Welche Hilfe erwarten Sie?

2. Diskutieren Sie darüber in kleinen Gruppen, sammeln Sie entsprechende Verhaltensweisen und Bedürfnisse und ordnen Sie diese anschließend den oben genannten ABEDL® zu.

Um einen pflegebedürftigen Menschen individuell ganzheitlich pflegen und versorgen zu können, ist es wichtig, den Menschen in seiner Einheit mit **Körper, Seele** und **Geist** zu sehen.

Diese Aspekte des Menschen bilden seine **Persönlichkeit.** Dabei ist auch zu bedenken, dass zwischen dem pflegebedürftigen Menschen und der Pflegekraft eine **Wechselwirkung** besteht, die sich aus den verschiedenen Erwartungen ergibt.

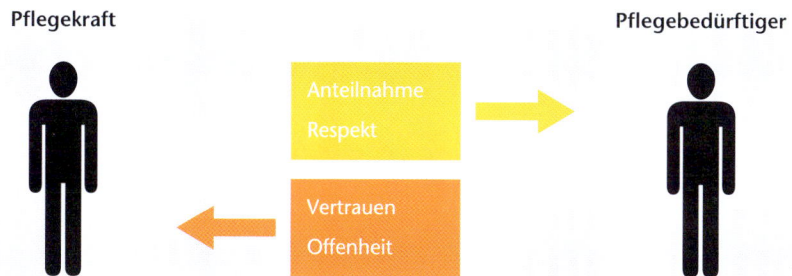

Pflegekraft | Pflegebedürftiger

Anteilnahme Respekt

Vertrauen Offenheit

Der respektvolle, liebevolle und authentische Umgang mit dem pflegebedürftigen Menschen ist die Grundlage unseres Handelns. M

Um situationsbezogen und problemorientiert zu arbeiten, müssen Pflegemaßnahmen sinnvoll geplant werden, damit für den jeweiligen Pflegebedürftigen ein optimales Ergebnis erzielt werden kann. Mithilfe folgender Aspekte einer jeweils auf dem nächsten Schritt aufbauenden Reihenfolge ist dies möglich.

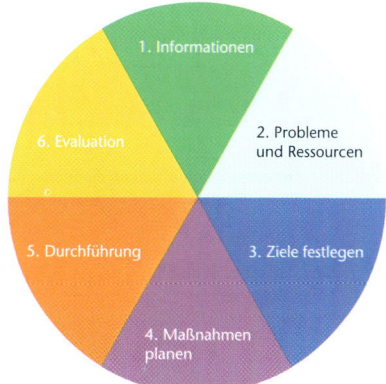

Regelkreis des Pflegeprozesses mit sechs Phasen nach Fiechter und Meier:

1. Sammeln von Informationen

2. Erkennen von Problemen, Defiziten und Ressourcen

3. Festlegen von Zielen

4. Planung der Maßnahmen

5. Durchführung der Maßnahmen

6. Überprüfung der Ergebnisse

(vgl. Fiechter/Meier, 1998)

1. Phase: Sammeln von Informationen

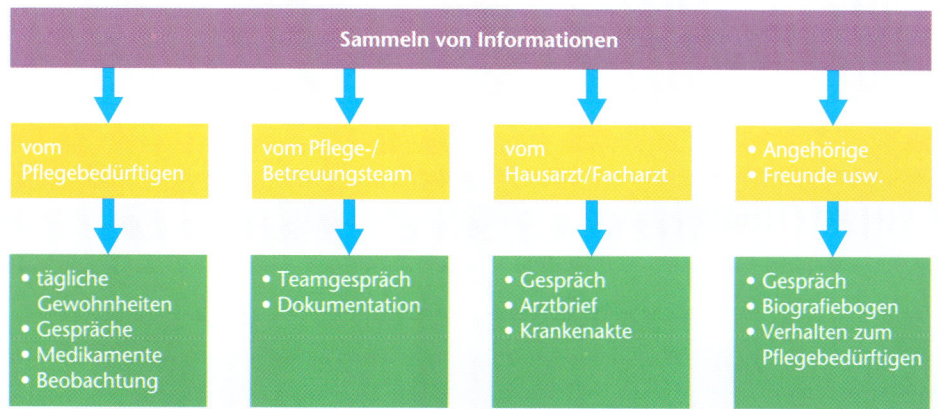

Aufgaben

1. Besuchen Sie Ihr ältestes Familienmitglied und machen Sie mit ihm ein Interview. Fragen Sie es nach Gewohnheiten aus der Kindheit (siehe nachfolgende Tabelle „Kindheit").

2. Erstellen Sie eine Tabelle und beschreiben Sie stichpunktartig die ersten sechs Stunden Ihres Tagesablaufs: **Was** haben Sie **wann** und **wo** und **wie** gemacht?

Beispiel: Auszug von Fragen zur Biografiearbeit

Zur Kindheit:

- War Ihre Erziehung eher streng oder liberal oder eher religiös geprägt?
- Gab es Unterschiede in der Erziehung zwischen Mädchen und Jungen?
- Gab es Belohnungen für gutes Benehmen?
- Waren Sie in Jugendgruppen organisiert?
- Welche Art von Bestrafungen war in Ihrer Familie üblich?
- An welche Lieder aus Ihrer Jugendzeit erinnern Sie sich?
- Welche Spiele haben Sie mit anderen Kindern gespielt?
- Welche Erinnerungen haben Sie an Ihre Heimatstadt?
- Wie wurden bei Ihnen Festtage wie z.B. Weihnachten, Ostern und Geburtstage gefeiert?
- Welche Erinnerungen haben Sie jeweils an die Kommunion, Konfirmation oder Jugendweihe?
- Was war Ihr Lieblingsspielzeug?

Die Biografiearbeit ist ein wichtiger Bestandteil der Informationssammlung.

Um die weiteren Aspekte des Regelkreises besser zu verdeutlichen, soll folgender Fall als Beispiel dienen.

Fallbeispiele

Elfriede Müller ist 85 Jahre alt und lebt schon einige Monate in einem gemütlichen, kleinen Einzelzimmer in einem Seniorenheim in ihrer Heimatstadt. Sie ist eingezogen, weil sie zu Hause aufgrund einer Hüftoperation und von starkem Übergewicht nicht mehr alleine zurechtkam. Ihre einzige Tochter wohnt weit entfernt in einer anderen Stadt und kann ihr nicht bei der täglichen Versorgung helfen. Wegen der zeitweise auftretenden Schmerzen in der operierten Hüfte bewegt sie sich wenig. Für längere Strecken benutzt Frau Müller in der Einrichtung einen Rollator. Tagsüber sitzt sie aber gerne in ihrem bequemen Sessel und schaut Fernsehen. Musiksendungen schaut sie am liebsten. Manchmal fängt sie an zu häkeln, was ihr aber in letzter Zeit nicht mehr gut gelingt. Bei der morgendlichen Grundpflege fällt der Pflegefachkraft auf, dass Frau Müller besonders blass aussieht und kurzatmig ist.

2. Phase: Erkennen von Problemen, Defiziten und Ressourcen

Pflegebedürftige Menschen haben Probleme/Defizite, die anhand der ABEDL® erkannt und aufgelistet werden können.

Man unterscheidet wie folgt:

- ein plötzlich neu auftretendes Problem/Defizit: aktuell
- ein Problem/Defizit, das bei einer bestimmten Erkrankung auftreten kann: potenziell

- ein vorhandenes, aber noch nicht sichtbares Problem/Defizit: verdeckt

- typisch vorhersehbare Probleme/Defizite, die bei den meisten Pflegebedürftigen unter gleichen Bedingungen auftreten: generell

- für den einzelnen Pflegebedürftigen spezifische Probleme/Defizite: individuell

Ressourcen sind Fähigkeiten, die den Pflegebedürftigen bei der Bewältigung seiner alltäglichen Verrichtungen positiv unterstützen und ggf. erst „entdeckt" werden müssen.

In das für die Pflegedokumentation zur Verfügung stehende Formblatt (siehe Abbildung unten)
werden die einzelnen Probleme, Defizite und Ressourcen eingetragen. Mithilfe der ABEDL®
kann das systematisch erfolgen.

Anmerkung: Es entsteht keine vollständige Pflegeplanung. Einzelne Beispiele sollen die
Pflegeplanung schrittweise darstellen und verdeutlichen.

Pflegeproblem/-defizit, Ressourcen	Pflegeziele	Pflegemaßnahmen
Vitale Funktionen des Lebens aufrechterhalten können Frau Müller ist blass und kurzatmig, Gefahr einer Pneumonie.		
Für eine sichere Umgebung sorgen können Durch die Benutzung des Rollators besteht Sturzgefahr.		
Sich beschäftigen können Sie sitzt viel allein im Zimmer.		

3. Phase: Festlegen von Zielen

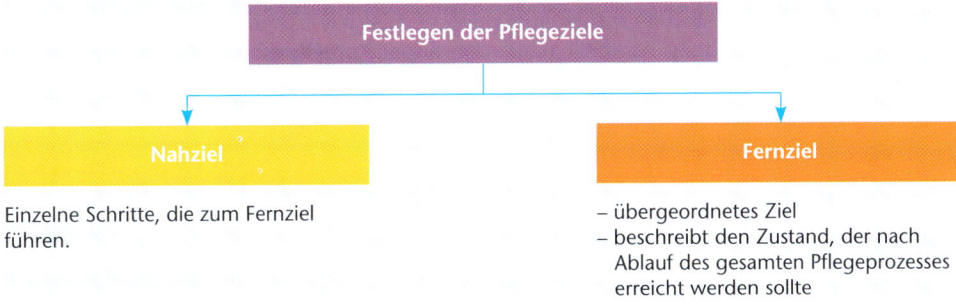

Festlegen der Pflegeziele

Nahziel

Einzelne Schritte, die zum Fernziel
führen.

Fernziel

– übergeordnetes Ziel
– beschreibt den Zustand, der nach
  Ablauf des gesamten Pflegeprozesses
  erreicht werden sollte

Beim Festlegen der Ziele sollte auf folgende Merkmale geachtet werden:

- realistisch (im Rahmen der Möglichkeiten)

- erreichbar (Ziele nicht zu hoch stecken, um bei Nichterreichen Frustrationen zu vermeiden)

- überprüfbar (Ziele sollten so formuliert werden, dass sie kontrolliert werden können und/
  oder messbar sind)

Pflegeproblem/-defizit, Ressourcen	Pflegeziele	Pflegemaßnahmen
Vitale Funktionen des Lebens aufrechterhalten können Frau Müller ist blass und kurzatmig, Gefahr einer Pneumonie.	• Atemtätigkeit normalisieren • Pneumonierisiko reduzieren	
Für eine sichere Umgebung sorgen können Durch die Benutzung des Rollators besteht Sturzgefahr.	Sturzgefahr auf ein Minimum verringern	
Sich beschäftigen können Sie sitzt viel allein im Zimmer.	• höhere Integration mit den anderen Bewohnern • Teilhabe an gemeinsamen Aktivitäten	

4. Phase: Planung der Maßnahmen

Bei der Planung der Maßnahmen sind wichtige Grundsätze einzuhalten:

- die Planung sollte im Team erstellt werden
- möglichst viele Mitarbeiter des Teams sollten daran beteiligt werden
- Maßnahmen sollten diskutiert werden
- festgelegte Maßnahmen werden im Pflegeplan dokumentiert

Pflegeproblem/-defizit, Ressourcen	Pflegeziele	Pflegemaßnahmen
Vitale Funktionen des Lebens aufrechterhalten können Frau Müller ist blass und kurzatmig, Gefahr einer Pneumonie.	• Atemtätigkeit normalisieren • Pneumonierisiko reduzieren	• Beobachtung der Atmung und Gesichtsfarbe • gute Belüftung des Zimmers ohne Zugluft • keine einengende Kleidung • zweimal tgl. Atemübungen • leichte Oberkörperhochlagerung im Bett • zu mehr Bewegung motivieren, z.B. kleine Spaziergänge mit dem Rollator
Für eine sichere Umgebung sorgen können Durch die Benutzung des Rollators besteht Sturzgefahr.	Sturzgefahr auf ein Minimum verringern	Sicherheit in der Umgebung • Rollator auf Sicherheit überprüfen • barrierefreies Zimmer • Stolperfallen vermeiden • gute Beleuchtung
Sich beschäftigen können Sie sitzt viel allein im Zimmer.	• höhere Integration mit den anderen Bewohnern • Teilhabe an gemeinsamen Aktivitäten	1. zu gemeinsamen Aktivitäten und Angeboten auffordern und begleiten 2. Aktivitäten in Gemeinschaft (Handarbeiten wie Häkeln) unterstützen

Aufgaben

1. *Prüfen Sie, zu welcher Art Probleme/Defizite die im Pflegeplan genannten gehören.*

2. *Welche Ressourcen sind bei Frau Müller zu finden?*

3. *Versuchen Sie die Pflegeplanung weiterzuentwickeln und dabei besonders die Ressourcen zu beachten.*

5. Phase: Durchführung der Maßnahmen

Bei der Durchführung der Maßnahmen sollte Folgendes berücksichtigt werden:

- der Pflegeplan ist für alle im Team eine festgeschriebene Handlungsanweisung, welche Maßnahmen wann und wie durchzuführen sind

- es sollte nach Pflegeplan mit entsprechender Fachkompetenz gepflegt werden

- die Durchführung des Pflegehandelns und die damit verbundenen Beobachtungen und Ergebnisse müssen dokumentiert werden

6. Phase: Überprüfung der Ergebnisse (Evaluation)

Nach der Durchführung jeder Maßnahme bzw. jedes Pflegehandelns ist es notwendig, dass jeder an der Pflege Beteiligte die Maßnahme, die Vorgehensweise und wichtige Veränderungen in die dafür vorgesehenen Formblätter zeitnah dokumentiert.

Aufgrund des Pflegeberichtes können die geplanten Maßnahmen überprüft werden, ob sie zu den festgelegten Zielen führen. **Die sich daraus ergebenen Informationen lassen den Pflegeregelkreis von Neuem beginnen.**

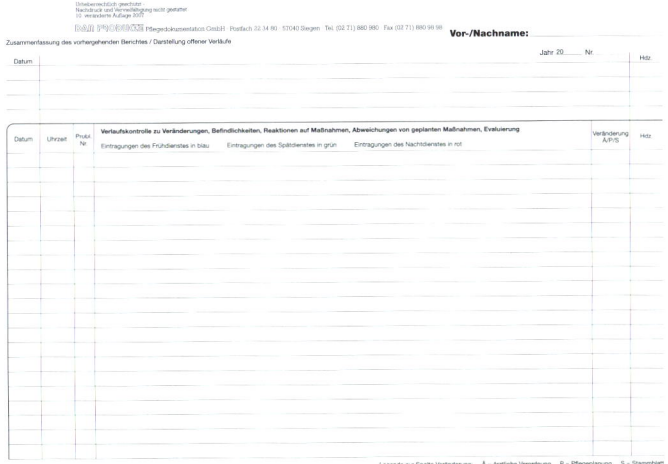

Formblatt für den Bericht

3.3.2 Dokumentation

In Einrichtungen wie Krankenhäusern und Seniorenheimen hat die Dokumentation rechtliche Gültigkeit und die jeweilige Pflegekraft bestätigt mit ihrer Unterschrift, dass die entsprechenden Maßnahmen bzw. Tätigkeiten fachkompetent durchgeführt wurden. Die meisten dieser Einrichtungen verfügen über spezielle Computerprogramme, mit denen die Dokumentation von den Pflegefachkräften am PC geschrieben und bearbeitet wird.

Da die Dokumentation Rechtsgültigkeit besitzt, muss sie in besonderen Fällen zur weiteren Bearbeitung und Begutachtung z. B. folgendem Personenkreis zur Verfügung gestellt werden:

- Sachbearbeitern bei den Kranken- und Pflegekassen
- Ärzten des medizinischen Dienstes
- Rechtsanwälten und Richtern

Folgendes ist beim Schreiben zu beachten:

- stichpunktartiger, verständlicher Text mit standardisierten Formulierungen
- grammatikalisch und orthografisch möglichst korrekt
- wahrheitsgetreu

- **Der Mensch bildet eine Einheit aus Körper, Seele und Geist.**
- **Der Pflegeprozess beinhaltet eine individuelle, ganzheitliche Pflege, die nach bestimmten Regelsystemen geplant, durchgeführt und überprüft wird.**
- **Der Pflegebedürftige sollte individuell, situationsbezogen und problemorientiert versorgt werden, um für ihn ein möglichst optimales Ergebnis zu erzielen.**
- **Für die Planung sind die ABEDL® eine hilfreiche Struktur.**
- **Durch Anwendung des Pflegeregelkreises sollte der Pflegeprozess für den entsprechenden Pflegebedürftigen ständig aktualisiert werden.**
- **Die Dokumentation eines jeden Pflegebedürftigen hat Rechtsgültigkeit und muss deshalb in fachlich und sachlich korrekter Form verfasst werden.**

Lernzielkontrolle

Eines Morgens wundert sich Frau Müller beim Aufstehen darüber, dass sie nicht mehr gut in ihre Hausschuhe kommt, ihre Füße sind stark geschwollen. Die junge Sozialassistentin, die sie an diesem Morgen versorgt, weist sie außerdem darauf hin, dass die Strumpfbündchen einen tiefen Einschnitt an den Unterschenkeln hinterlassen haben. Frau Müller erzählt, dass sie nur wenig Urin ausgeschieden habe, obwohl sie gestern und heute Morgen viel getrunken hätte.

Aufgaben zum Fallbeispiel

1. Wie erklären Sie Frau Müller als junge Sozialassistentin die beobachteten Veränderungen?

2. Wie geben Sie die Beobachtungen Ihren Kolleginnen bei der Übergabe weiter? Verwenden Sie dabei die entsprechenden Fachausdrücke.

3. Spielen Sie beide Situationen in Form einer szenischen Darstellung mithilfe Ihrer Ausarbeitungen nach.

4. Verfassen Sie für diese Situation bei Frau Müller einen entsprechenden Text, den Sie in das Formblatt (Pflegebericht), schreiben würden.

4 Unterstützung bei der Pflege von Menschen mit Behinderungen und Bewegungseinschränkungen

Lernziele:

1. Begriffe Behinderung und Krankheit bestimmen und auseinanderhalten können.
2. Behinderung als Folge von Krankheiten und Unfällen verstehen.
3. Pflegerische Unterstützungsangebote bei verschiedenen Behinderungsformen kennenlernen.

4.1 Definition des Begriffes „Behinderung" und Abgrenzung vom Begriff „Krankheit"

„Bist du behindert oder was?" Für viele Menschen mit Behinderung ist diese Frage Alltag. Die Begriffe „behindert" und „Behinderung" haben inzwischen einen festen Platz in der Sprache der Jugendlichen, oft aber ohne genau darüber Bescheid zu wissen, was sie eigentlich bedeuten. Gerade Menschen mit Behinderung können sich dadurch verletzt fühlen.

Zu Unrecht, denn „Behinderung" und „behindert" können als vielfältige, vor allem nicht-diskriminierende Varianten verstanden werden. Beide Worte zeigen, dass es auf die Umwelt ankommt: Eine nicht barrierefreie Umwelt ist es, die behindert.

Die „Aktion Mensch" ist eine soziale Organisation, die 1964 gegründet wurde. Sie unterhält eine Soziallotterie, mit deren Einnahmen sie landesweit bis zu 1 000 Projekte monatlich unterstützt. Im Rahmen einer Aktion formulierte sie einmal den Slogan: **„Behindert ist man nicht, behindert wird man."**

Aufgabe
Interpretieren Sie bitte den Slogan der Aktion Mensch gemeinsam in der Klasse.

A

Der Gesetzgeber formuliert Behinderung folgendermaßen:

Neuntes Sozialgesetzbuch, § 2 Behinderung
(1) Menschen sind behindert, wenn ihre körperliche Funktion, geistige Fähigkeit oder seelische Gesundheit mit hoher Wahrscheinlichkeit länger als sechs Monate von dem für das Lebensalter typischen Zustand abweichen und daher ihre Teilhabe am Leben in der Gesellschaft beeinträchtigt ist. Sie sind von Behinderung bedroht, wenn die Beeinträchtigung zu erwarten ist.

(2) Menschen sind im Sinne des Teils 2 schwerbehindert, wenn bei ihnen ein Grad der Behinderung von wenigstens 50 vorliegt und sie ihren Wohnsitz, ihren gewöhnlichen Aufenthalt oder ihre Beschäftigung auf einem Arbeitsplatz im Sinne des § 73 rechtmäßig im Geltungsbereich dieses Gesetzbuches haben.

(3) Schwerbehinderten Menschen gleichgestellt werden sollen behinderte Menschen mit einem Grad der Behinderung von weniger als 50, aber wenigstens 30, bei denen die übrigen Voraussetzungen des Absatzes 2 vorliegen, wenn sie infolge ihrer Behinderung ohne die Gleichstellung einen geeigneten Arbeitsplatz im Sinne des § 73 nicht erlangen oder nicht behalten können (gleichgestellte behinderte Menschen).

(SGB IX)

Dagegen sind (chronische) Krankheiten wie folgt definiert:

(Chronische) Krankheiten sind länger andauernde Krankheiten oder solche mit episodischem Verlauf, wie z. B. chronische Bronchitis, Arteriosklerose, Diabetes mellitus oder Epilepsie. Heilt eine Krankheit nicht oder kann die Krankheitsursache nicht beseitigt werden, kommt es zur Chronifizierung.

Damit ist der Übergang zu Behinderung fließend: Chronische Krankheiten und dauerhafte Beeinträchtigungen können zu einer „Behinderung" werden, wenn sie den Betroffenen die Teilhabe am Leben in der Gesellschaft, durch die Abweichung der körperlichen Funktion, geistigen Fähigkeit oder seelischen Gesundheit vom eigentlich alterstypischen Zustand, für eine Dauer von mehr als sechs Monaten beeinträchtigen.

Aufgabe
Bitte informieren Sie sich ausführlich zu den Begriffen „Grad der Behinderung", „Schwerbehindertenausweis" und „Behinderungsformen". Sammeln Sie zusätzlich Statistiken zum Thema Behinderung.

4.2   Behinderung als Folge von Krankheiten und Unfällen

Zum Jahresende 2013 lebten in Deutschland rund 7,5 Millionen schwerbehinderte Menschen. Das waren rund 260 000 oder 3,6 % mehr als zum Jahresende 2011. 2013 waren somit 9,4 % der gesamten Bevölkerung in Deutschland schwerbehindert. Etwas mehr als die Hälfte (51 %) der Schwerbehinderten waren Männer.

Behinderungen treten vor allem bei älteren Menschen auf: So war nahezu ein Drittel (31 %) der schwerbehinderten Menschen 75 Jahre und älter. Knapp die Hälfte (45 %) gehörte der Altersgruppe zwischen 55 und 75 Jahren an. Nur 2 % waren Kinder und Jugendliche unter 18 Jahren.

Behinderung kann eine Vielzahl von verschiedenen Ursachen haben:
Schwerbehinderte Menschen (mit Ausweis)

Ursache der Behinderung	Jahr (absteigend)							
	1985 ▲▼	1993 ▲▼	2001 ▲▼	2003 ▲▼	2005 ▲▼	2007 ▲▼	2009 ▲▼	2011 ▲▼
– Alle Ursachen	5 371 634	6 384 348	6 711 797	6 638 892	6 765 355	6 918 172	7 101 682	7 289 173
Angeborene Behinderung	232 625	289 408	312 410	312 146	307 980	306 641	302 433	301 368
Arbeitsunfall (einschl. Wege u. Betriebsunfall), Berufskrankheit	85 481	91 976	86 454	82 560	78 142	74 965	71 881	69 069
Verkehrsunfall	38 291	43 839	43 744	43 103	41 718	40 873	39 939	38 925
Häuslicher Unfall	9 788	10 454	9 143	8 782	8 289	8 007	7 623	7 332
Sonstiger oder nicht näher bezeichneter Unfall	30 574	32 890	30 227	29 216	28 287	27 626	27 139	25 175
Anerkannte Kriegs-, Wehrdienst- oder Zivildienstbeschädigung	348 179	266 371	146 635	120 599	96 373	76 989	60 067	46 357
Allgemeine Krankheit (einschl. Impfschaden)	4 301 922	5 332 904	5 728 353	5 546 519	5 617 993	5 696 509	5 830 578	6 079 359
Sonstige, mehrere oder ungenügend bezeichnete Ursachen	293 575	316 506	354 831	495 967	586 573	686 562	762 022	721 588

(Statistisches Bundesamt, 2015)

Aufgaben

A

1. Bitte nehmen Sie sich die Statistik vor. In den Jahren von 1985 bis 2011 veränderten sich in den einzelnen Ursachen-Kategorien die Zahlen teilweise stark. Finden Sie bitte dafür Erklärungen.

2. Sammeln Sie bitte mögliche Behinderungen als Folge der einzelnen Ursachen aus der Statistik.

4.3 Pflegerische Unterstützungsangebote bei verschiedenen Behinderungsformen

Behinderungen können sich sehr vielfältig auf die körperliche, geistige und seelische Verfassung eines Menschen auswirken. Verschiedene Behinderungsformen machen es daher notwendig, dass im Pflegeprozess ganz individuell darauf reagiert wird. Pflegerische Unterstützungsangebote sind daher ganz auf die speziellen Bedürfnisse des einzelnen Menschen mit Behinderung abzustimmen und anzubieten.

4.3.1 Pflegerische Unterstützungsangebote bei Menschen mit geistiger Behinderung

Eine vertrauensvolle Basis, Ermutigung sowie Unterstützung sind bei geistig behinderten Menschen von grundlegender Wichtigkeit. Informieren Sie sich ausführlich über die Krankheit und Behinderung der Person, die Sie mitbetreuen. Weder bemitleidendes noch beschützendes Verhalten sind für die Person von Vorteil, sondern geben Sie ihr durch Ihre Unterstützung die Gelegenheit, selbst etwas zu erreichen.

Alltägliche Hilfen für Kinder und Erwachsene mit geistiger Behinderung

- Sprechen Sie mit der Person in leichter Sprache und schöpfen Sie als pflegende Person Ihr verbales und nonverbales Repertoire aus. Erläutern Sie ausgiebig die Schritte, die Sie mit und an ihr vollziehen, da sie körperliche Nähe oft nicht so gut an sich heranlassen können.

- Geben Sie Menschen mit geistiger Behinderung ausreichend Zeit und Raum, um auf Anweisungen zu reagieren und zu antworten. Oftmals kommen Antworten auf Ihre Fragen verspätet und an anderen Zeitpunkten.

- Beobachten Sie vor allem gut die nonverbale Kommunikation (Gestik, Mimik usw.), um angemessen reagieren zu können.

- Begrüßen Sie die Person freundlich und nennen Sie Ihren Namen.

- Ermutigen Sie das Kind oder den Erwachsenen, das zu tun, was es oder er besonders gut kann. Loben Sie die Person dafür!

- Viele Menschen, deren Kommunikation nicht der gängigen Allgemeinheit entspricht, fühlen sich oft von ihrer Umwelt ausgeschlossen. Alles, was einen Menschen von einem anderen unterscheidet, beeinträchtigt das Selbstwertgefühl.

- Sprechen Sie mit diesen Personen auch über deren Gefühle. Nehmen Sie diese zu hundert Prozent ernst!

- Stoppen Sie unbedingt verbale und körperliche Aggressionen, die sich entweder bei Ihnen als Pflegeperson durch Möglichkeiten Ihrer Kommunikation bilden oder bei der zu pflegenden Person entstehen, weil diese sich von Ihnen bspw. unverstanden fühlt.

- Ermutigen Sie bei der Bewältigung einer noch so kleinen Alltagsaufgabe angemessen, dies verschafft Selbstvertrauen.

- Ein durchorganisierter, gut geplanter Tagesablauf macht das Leben leichter. Die zu betreuende Person wird sich dann sicherer fühlen. Dabei sollte sie sich soweit wie möglich an den täglichen Plan halten. Menschen mit geistiger Behinderung benötigen oft Beständigkeit im Tagesablauf.

- Gerade für Kinder ist es wichtig, sich an klare Regeln zu halten, die ihren Fähigkeiten entsprechen.

- Seien Sie nicht übertrieben verständnisvoll und machen Sie keine Zugeständnisse nur aufgrund der Behinderung. Es geht um die Balance zwischen Fördern und Fordern.

Aufgaben

1. *Überlegen Sie sich Strategien, wie Sie mit Spott und Hänseleien der Umwelt gegenüber Ihrer Betreuungsperson umgehen würden.*

2. *Nehmen Sie Kontakt zu einer Einrichtung für Menschen mit geistiger Behinderung auf. Gestalten Sie ein Projekt Ihrer Wahl zusammen mit Menschen mit geistiger Behinderung. Sammeln Sie zuvor schon zusammen mit den Menschen mit geistiger Behinderung Ideen für das Projekt.*

4.3.2 Pflegerische Unterstützungsangebote bei Menschen mit Sehbehinderung

Sehstörungen reichen von Weitsichtigkeit über Kurzsichtigkeit bis hin zur Farbenblindheit. Bei Blindheit unterscheidet man zwischen „von Geburt an" und „erworbener" Blindheit. Die Ursache kann ein Unfall oder eine Krankheit sein.

Als sehbehindert wird ein Mensch eingestuft, der mit Brille oder Kontaktlinsen über weniger als ein Drittel des normalen Sehvermögens verfügt.

Es gibt in Deutschland etwa 1,1 Millionen sehbehinderte Menschen. Davon sind rund 85 % älter als 60 Jahre. Insbesondere bei älteren Menschen tritt sehr häufig eine Sehschädigung durch Diabetes auf. Dabei kommt es zu einer Schädigung der Netzhaut.

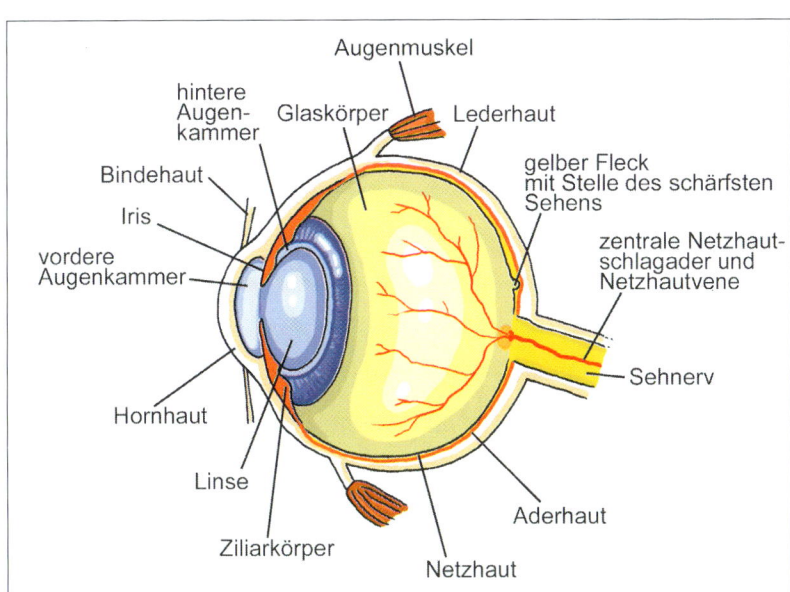

Andere Augenerkrankungen sind:

* grüner Star (Glaukom)

* grauer Star

Fehlsichtigkeiten sind:

* Weitsichtigkeit

* Alterweitsichtigkeit

* Kurzsichtigkeit

Empfehlungen zur Hilfeleistung und Unterstützung:

- Beschreiben Sie genau, welche Handlungen Sie im Raum vollziehen (z.B. „Ich setze mich jetzt auf die Couch").

- Vermeiden Sie Unfallgefahren. Räumen Sie bspw. Gegenstände aus dem Weg und verschließen Sie Türen und Fenster.

- Kündigen Sie Barrieren, wie z. B. Treppenstufen, Kanten oder rutschige Untergründe, an.

- Lesen Sie aus einer Zeitung oder einem Buch vor. (Nicht alle Texte sind in Blindenschrift erhältlich, die zudem auch nicht von allen blinden Menschen gelesen werden kann. Gerade blinde Kinder haben mitunter das Lesen der Blindenschrift noch nicht erlernt oder sind erst dabei.)

- Wenn Sie einen Raum betreten, sagen Sie immer, wer Sie sind und was Sie machen.

- Kündigen Sie ebenfalls das Verlassen des Raumes an (z. B. „Ich gehe jetzt den Müll rausbringen").

- Gegenstände sollten nach Gebrauch wieder dahingestellt oder -gelegt werden, wo sie zuvor waren. Jeder Mensch hat sein eigenes Ordnungssystem. Bei Sehbehinderten ist dieses besonders ausgeprägt.

 Ein Blinder oder ein Mensch mit Sehbehinderung ist eine eigen- und selbstständige Person. Bieten Sie Ihre Unterstützung nur dann an, wenn es auch von ihr gewünscht wird.

Weitere Hilfen und Hilfsmittel sind:

- eine gelbe Armbinde

- ein weißer Blindenstock

- ein Blindenführhund

- Blindenschrift (Braille-Schrift)

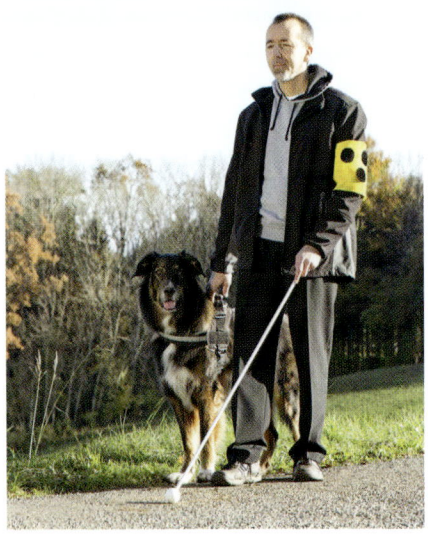

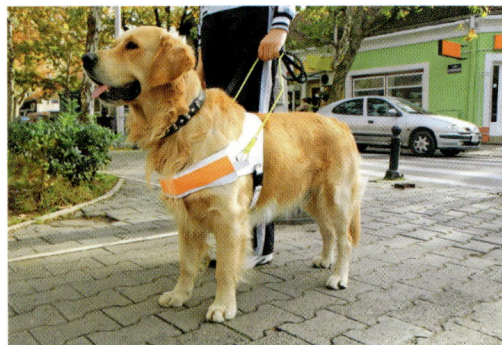

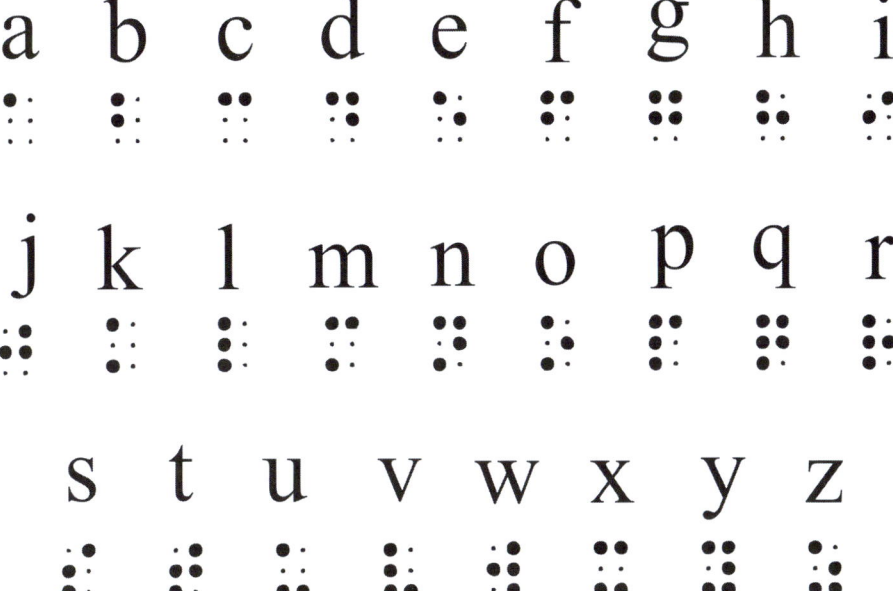

Aufgaben

1. Versuchen Sie bitte mithilfe der Blindenschrift einen sinnvollen Satz zu schreiben. Anschließend notieren Sie bitte die Rechenaufgabe 324 + 18 − 7 = ? und versuchen sie zu lösen.

2. Verbinden Sie sich bitte die Augen und versuchen Sie in der Klasse von der Tür zu Ihrem Platz und von der Eingangstür Ihrer Schule bis zum Klassenraum zu gelangen. Lassen Sie sich dabei zur Sicherheit von einem „Sehenden" begleiten.

3. Zählen Sie bitte in Ihrem Stadtteil die Verkehrsampeln, die für sehbehinderte Menschen mit einem akustischen Signal ausgestattet wurden.

A

4.3.3 Pflegerische Unterstützungsangebote bei Menschen mit einer Hör- und/oder Sprechbehinderung

Kommunizieren gehört zu den Grundbedürfnissen des Menschen. Dabei ist die Sprache die wichtigste Kommunikationsform. Sie ist auch bedeutend für die geistige und soziale Entwicklung des Menschen.

Menschen mit angeborener Stummheit, neurologischen oder Muskelerkrankungen können sehr häufig nicht oder nicht deutlich sprechen. Aber auch andere Erkrankungen, z. B. im Kehlkopfbereich, können dafür verantwortlich sein. Sie können sich der Umwelt nicht wie die meisten Menschen über zu Worten gebildete Töne mitteilen, weil sie von diesen nicht verstanden werden. Dies ist für die Betroffenen und auch die Angehörigen eine erhebliche psychische Belastung.

Dem einzelnen Betroffenen stehen unterschiedliche Kommunikationshilfsmittel zur Verfügung. Dadurch werden mehr Selbstständigkeit und Unabhängigkeit im Alltag erreicht. Eine Hilfe für Menschen, die ihre Sprechfähigkeit verloren haben, sind Kommunikationstafeln. Sie bestehen aus fester Pappe und sind mit Fotos, Bildern, Symbolen, Wörtern oder nur mit Buchstaben beklebt.

Am sinnvollsten ist es, diese Tafeln zum Zweck der Haltbarkeit zu laminieren. Die Symbole, Wörter usw. sollten auf das persönliche Vokabular bzw. auf die Bedürfnisse des Benutzers abgestimmt sein. Eine einfache Kommunikationshilfe kann aus eigenen Fotos oder Zeichnungen hergestellt werden.

Ja ✔
Mir geht es gut.

Nein ✗
Mir geht es schlecht.

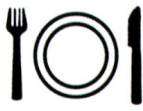

Ich habe Hunger.

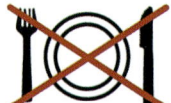

Ich habe keinen Hunger.

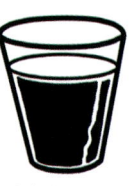

Ich habe Durst.

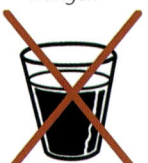

Ich habe keinen Durst.

M Eine Kombination von verschiedenen Darstellungen, Situationen und Objekten ist sehr hilfreich. Die Tafeln sollten grundsätzlich gemeinsam mit den Benutzern erstellt werden. Zusätzlich zu kommunikativen Hilfsmitteln bietet die Logopädie oft eine sinnvolle Therapieform, um die Sprechfähigkeit eines Menschen zu verbessern.

Bett machen

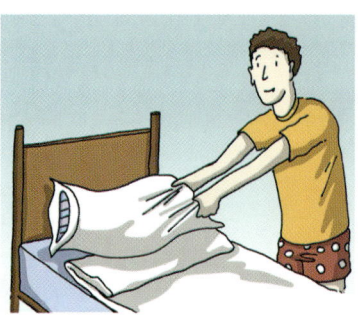

anziehen

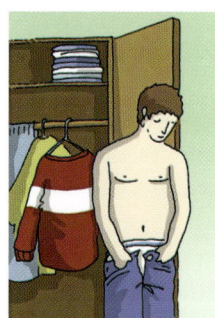

Haare kämmen

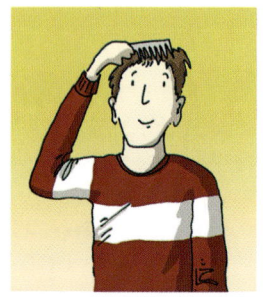

rasleren

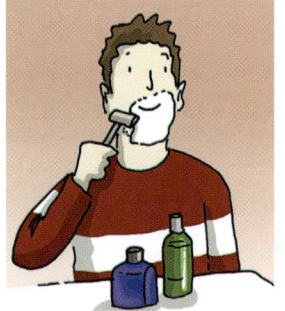

Frühstück essen

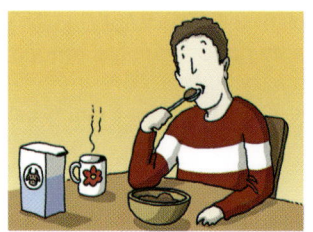

Geschirrspüler einräumen

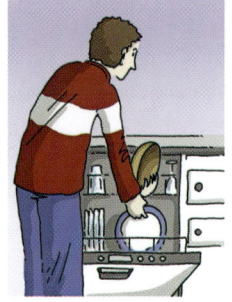

Lernzielkontrolle

Fallbeispiel

Herr Huber ist 94 Jahre alt, lebt in einer Seniorenresidenz und ist seit mehreren Schlaganfällen erblindet. Zudem hat er eine starke Sprechbehinderung, die dazu führt, dass er seine Worte sehr undeutlich ausspricht. Bis auf einen Rollator, den er zum Gehen braucht, ist er v. a. geistig noch sehr fit.

Sie sind am heutigen Tage für seine Pflege zuständig. Herr Huber möchte von Ihnen wissen, was es heute und die kommende Woche zu essen gibt, und bittet Sie darum, es ihm mitzuteilen. Im Anschluss an das Essen, welches Sie ihm reichen werden, möchte er gerne seinen alltäglichen Verdauungsspaziergang mit Ihnen machen.

Aufgaben zum Fallbeispiel

A

1. Wie gehen Sie bei seinem Wunsch vor, ihm den Speiseplan mitzuteilen?

2. Wie reichen Sie ihm das Essen hinsichtlich seiner Sinneseinschränkung optimal an?

3. Wie gestalten Sie im Anschluss an das Essen den Spaziergang, sodass sich Herr Huber dabei wohlfühlt?

4. Teilen Sie sich in drei Gruppen auf. Eine Gruppe sind die „Rollstuhlfahrer", eine Gruppe sind die „Sehbehinderten" und eine Gruppe bilden die „Sprach- und Hörbehinderten".

Anleitung: Die Gruppe der Rollstuhlfahrer besorgt sich einen Rollstuhl und erkundet die städtische Umgebung auf Barrieren und Barrierefreiheit. Derjenige, der im Rollstuhl sitzt, soll ggf. von den anderen der Gruppe, wenn gewünscht, Hilfestellungen bekommen.

Aus der Gruppe der Sehbehinderten verbindet sich jeweils einer die Augen. Unter Aufsicht und ggf. Unterstützung der anderen soll er das Schulgebäude und die Umgebung mit verbundenen Augen durchlaufen. Hierbei sollen auch Straßen, Ampeln, öffentliche Verkehrsmittel und öffentliche Gebäude miteinbezogen werden.

Die Gruppe der Sprach- und Hörbehinderten besorgt sich geeignete Hilfsmittel, um die fehlende Hörfähigkeit zu simulieren, und geht dann in die Stadt, um alltägliche Aktivitäten ohne Worte und ohne Gehör zu erledigen, was wiederum von einer Person ausgeführt wird. Das können bspw. der Einkauf, eine Bestellung im Imbiss oder der Kauf einer Fahrkarte für den Bus sein. Seien Sie kreativ!

*Beachten Sie bitte: Während des Experiments ist es wichtig, dass diejenigen, die gerade nicht in ihrer Rolle spielen, die „behinderte Person" beobachten und **alles notieren**, was ihnen zum Thema Behinderung und Barrieren/Barrierefreiheit auffällt. Natürlich sollen die Eindrücke desjenigen notiert werden, der in der Rolle der „behinderten Person" steckt. **Notieren Sie auch die Aktionen und Reaktionen Ihrer Mitmenschen.***

Bitte wechseln Sie sich innerhalb der Gruppe ab (optimal ist es, wenn jeder einmal in die Rolle der behinderten Person schlüpft).

1. *Im Anschluss an das Experiment stellen Sie bitte Ihre Eindrücke, Beobachtungen und Gefühle in der Klasse dar. Nutzen Sie dafür die Medien, die Ihnen gefallen (bspw. Flipchart, PowerPoint, Film).*

5 Unterstützung bei der Säuglings- und Kleinkindpflege

Lernziele:

1. Das Erwerben von Pflegekenntnissen bei Säuglingen und Kleinkindern und diese fachgerecht anwenden.
2. Kenntnisse über die Grundausstattung und Pflegeprodukte erwerben und diese entsprechend auswählen können.
3. Erkennen von Grundsätzen der gesunden Ernährung bei Säuglingen und Kleinkindern.
4. Erstellen von Kostplänen und Beurteilen von Speisen für die Zielgruppen.
5. Über Gesundheitsvorsorgemaßnahmen Bescheid wissen und diese anwenden können.

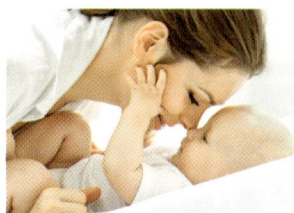 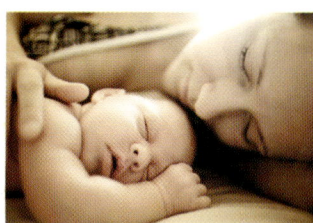 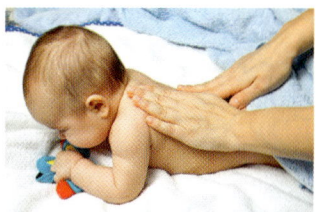

Eine umwälzende Veränderung im Leben zweier Menschen ist die Geburt eines Kindes. Neue Herausforderungen, aber auch viel Freude begleiten den Alltag. Die liebevolle Beziehung zwischen Eltern/Bezugspersonen und Kindern stellt die wichtigste Gefühlsgrundlage für das weitere Leben dar. Das Urvertrauen wird dadurch aufgebaut, gestärkt und ermöglicht später, eigene Bindungen aufzubauen.

Im Vergleich zu Tierbabys sind Menschenkinder zum Zeitpunkt der Geburt hilflos. In der Biologie werden sie als sogenannte Nesthocker eingeordnet. Sie benötigen daher viel Geborgenheit und Körperkontakt, vor allem in den ersten Jahren ihres Lebens. Die Babypflege ist neben der Vermeidung von z. B. Erkrankungen überaus wichtig für die Herausbildung der seelischen Entwicklung des Kindes, weil hier ein besonders enger Körperkontakt besteht.

M **Häufiger körperlicher Kontakt und das Sprechen mit dem Säugling sind sehr wichtig für seine körperliche und geistige Entwicklung. Ermutigen Sie wenn möglich im Rahmen Ihrer Tätigkeit Mütter zum Stillen ihrer Kinder. Neben dem Schutz vor Allergien und Infektionen besteht hier ein besonders enger Körperkontakt.**

 Aufgabe
Beobachten Sie in Ihrem Umfeld Mütter und Väter mit ihren Kindern in verschiedenen Situationen. Wie gestalten die Eltern den Umgang mit ihren Kindern?

5.1 Ausstattung und Pflegeprodukte

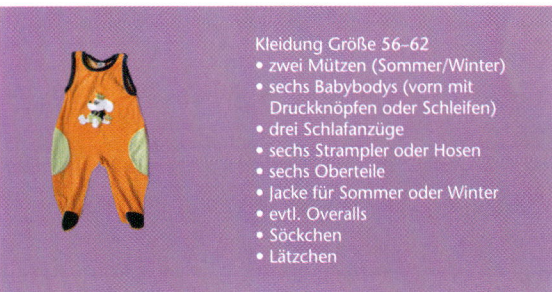

Kleidung Größe 56–62
- zwei Mützen (Sommer/Winter)
- sechs Babybodys (vorn mit Druckknöpfen oder Schleifen)
- drei Schlafanzüge
- sechs Strampler oder Hosen
- sechs Oberteile
- Jacke für Sommer oder Winter
- evtl. Overalls
- Söckchen
- Lätzchen

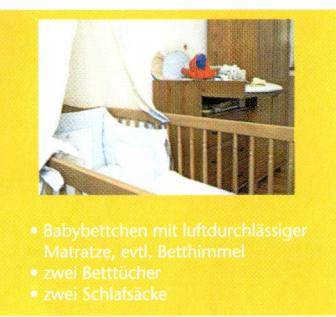

- Babybettchen mit luftdurchlässiger Matratze, evtl. Betthimmel
- zwei Betttücher
- zwei Schlafsäcke

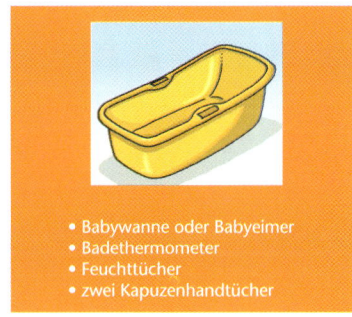

- Babywanne oder Babyeimer
- Badethermometer
- Feuchttücher
- zwei Kapuzenhandtücher

BABY

Nacken taugt als Thermometer

Bei Hitze verwenden Eltern für ihr Baby am besten einen dünnen Sommerschlafsack aus Baumwollfrottee. Als Kleidung ist ein kurzärmeliger Body oder Wäsche aus einem Wolle-Seide-Gemisch sehr angenehm. Das Kind schwitzt darin weniger als in Baumwolle. Eine Unterlage aus Gummi sollte aus dem Bettchen genommen werden, denn auf Plastik schwitzt es sich schneller. Ob es ihrem Kind zu warm ist, können Eltern an Kopf und Nacken fühlen. Die Haut sollte dort trocken sein, nicht warm oder schwitzig.

(o. A., 2013, S. 19)

Weiterhin wird Folgendes benötigt:

- Wickelkommode mit Auflage oder Wickelunterlage
- Feuchttücher
- Windeleimer mit Deckel
- Windeln (Stoffwindeln mit Wickelfolien und Einlagen oder Wegwerfwindeln für Neugeborene, Größe: 3–5 kg)
- abgerundete Nagelschere
- Babylotion
- sechs bis acht Moltontücher

- weiche Waschlappen
- weiche Babyhaarbürste
- Wundschutzcreme

Aufgaben

1. Erstellen Sie eine Liste von weiteren Utensilien fürs Baby, wenn es z. B. auf Reisen geht. Tauschen Sie sich mit jungen Müttern über die Ausstattung für die Ernährung aus, siehe Lehrbuch S. 113).

2. Gestalten Sie gemeinsam eine Mindmap und diskutieren Sie in der Klasse, ob Gegenstände dabei sind, welche nicht unbedingt für das Baby benötigt werden.

3. Diskutieren Sie die Frage, ob ein Baby Schuhe braucht. Begründen Sie Ihre Argumente.

5.2   Heben, Tragen, Lagern

In den ersten sechs bis acht Wochen kann der Säugling noch nicht selbstständig seinen Kopf halten und kontrollieren. Wenn Sie ein Baby hochheben, schieben Sie eine Hand unter Kopf und Nacken, die andere Hand unter das Gesäß. Dann behutsam von der Unterlage heben. Drehen Sie dann das Baby zu Ihrer Brust. Der Kopf des Kindes liegt dann höher als der übrige Körper.

Tragepositionen und Haltegriffe

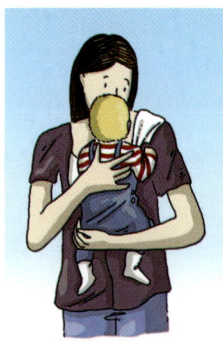 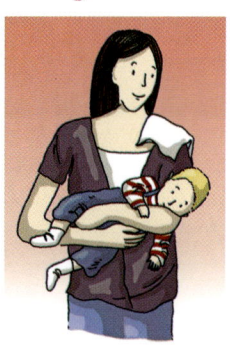 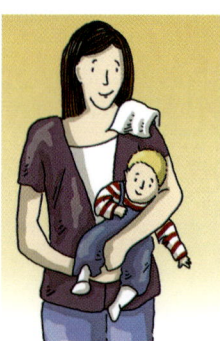 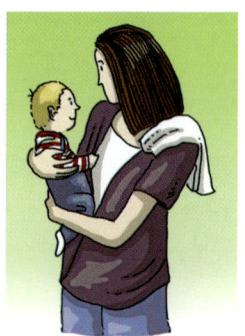

Möglichkeiten, mit dem Kind unterwegs zu sein

Kinderwagen: Der Kinderwagen sollte nicht zu klein und zu niedrig sein. Das Kind darf nicht herausfallen können. Platz sollte es auch genügend haben. Der Kinderwagen sollte ein TÜV/GS-Prüfzeichen haben. Wenn das Kind sicher sitzen kann, kann es in den Buggy oder Sportwagen. Ein Regen- und Windschutz sollte zu Kinderwagenausrüstung gehören.

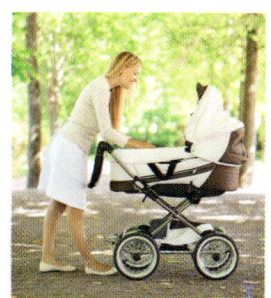

Kind im Tragetuch: Das Tragen im Tragetuch ist sehr gut für die Körpernähe. Man sollte sich zuvor aber die Bindetechnik des Tuches zeigen lassen. Das Baby hat eine Spreizhaltung der Beine, Kopf und Rücken sollten gut gestützt sein.

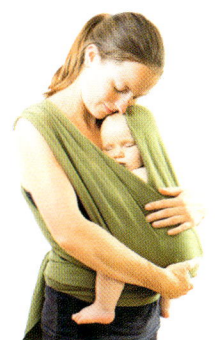

Babyschale für das Auto: Babyschalen sind geeignet für Babys bis zum 9. Monat. Diese Schalen können auch zum Tragen verwendet werden. Die Babyschale sollte ebenfalls ein TÜV/GS–Prüfzeichen haben.

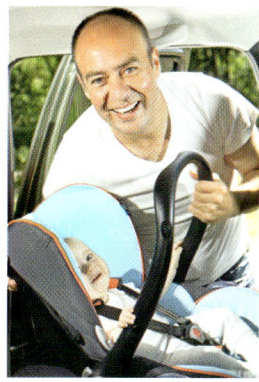

Aufgaben

1. Unternehmen Sie eine Exkursion in ein Babyfachgeschäft oder Kaufhaus mit Babyausstattungsabteilung und informieren Sie sich über weitere Tragehilfen für Babys.

2. Vergleichen Sie die Tragehilfen und erarbeiten Sie die Vor- und Nachteile.

3. Seit 1993 ist es gesetzliche Pflicht, Kinder beim Autofahren mit einem Rückhaltesystem zu sichern. Informieren Sie sich über sogenannte Reboardsitze für Babys.

Als wirksame Vorbeugung vor dem Plötzlichen Kindstod sollte das Baby im ersten Lebensjahr am besten auf den Rücken gelegt werden, nie auf den Bauch. Auch eine Seitenlage wird nicht unbedingt empfohlen. Beim Schlafen kann das Baby leicht auf den Bauch rollen. Kann das Baby sich dann allein drehen, ist die Schlaflage, die es dann einnimmt, in Ordnung.

Weitere Empfehlungen zur Vermeidung des Plötzlichen Kindstods:

- die Rückenlage
- die Verwendung eines Schlafsacks
- das Schlafen im eigenen Bettchen
- eine absolut rauchfreie Umgebung
- kein Kopfkissen verwenden

Die genaue Ursache des Plötzlichen Kindstods ist allerdings bis zum heutigen Tag noch nicht bis ins Letzte geklärt.

Aufgabe

Diskutieren Sie weitere mögliche Risikofaktoren für den Plötzlichen Kindstod.

Von Anfang an können gesunde Babys unterwegs sein. Im Winter sollten sie warm genug angezogen sein, im Sommer dagegen dürfen sie leicht bekleidet sein, am besten in Kleidung aus Baumwolle.

Planen Sie bei längeren Fahrten im Auto alle zwei bis drei Stunden eine Pause ein, um das Baby zu füttern und zu wickeln. Bei Reisen im Flugzeug sollte das Baby bei Abflug und bei der Landung zum Zweck des Druckausgleichs unbedingt etwas trinken bzw. etwas zum saugen bekommen. Nehmen Sie genügend Windeln, Feuchttücher und Wechselbekleidung im Handgepäck mit. Auch Spielzeug und das Lieblingskuscheltier dürfen auf Reisen nicht fehlen.

5.3   Körperpflege bei Säugling und Kleinkind

Die Körperpflege bei Säuglingen und Kleinkindern hat nicht nur die Aufgabe der eigentlichen Reinigung. Sie fördert gleichzeitig die soziale Bindung zwischen der Betreuungsperson und dem Kind. Diese Zeit ist sehr wichtig für Kommunikation und Zuwendung. Nutzen Sie intensiv die Möglichkeit einer sanften Babymassage.

Aufgaben

1. *Überlegen Sie sich Möglichkeiten der Kommunikation (anhand von spielerischen Übungen), die Sie während der Körperpflege mit einem Baby und mit einem Kleinkind machen können.*
2. *Suchen Sie in der Reihenfolge des Alphabets Begriffe rund ums Baby (z. B. A – wie Allergien).*
3. *Tauschen Sie Ihre Begriffe im Plenum aus und erklären Sie sich gegenseitig unbekannte Wortbedeutungen oder Beispiele dazu.*

5.3.1 Baden

Wasserscheu sind Babys selten, sie genießen in der Regel den Badespaß. Es erinnert sie an das vorgeburtliche Dasein im Mutterleib.

- Zimmertemperatur mind. 23 °C

- Fenster und Türen im Raum schließen

- Wassertemperatur 36–37 °C, kontrollieren Sie diese mit einem Badethermometer

- nicht länger als 5–10 Minuten baden

- die Wanne nur zur Hälfte mit Wasser füllen

- geben Sie etwas Olivenöl oder Muttermilch ins Wasser und verwenden Sie keine Badezusätze, da diese die Haut austrocknen

Der Säugling muss nicht jeden Tag gebadet werden. In der Regel reichen zweimal pro Woche aus. Grundsätzlich gilt: weniger ist mehr!

Haltetipp: Schieben Sie Ihren Unterarm unter den Nacken des Babys und halten Sie mit der Hand den Oberarm des Babys in Höhe der Achselhöhle fest. Mit der freien anderen Hand können Sie das Kind waschen.

Beim Umdrehen muss das Kind nicht aus der Badewanne.

Das Baden sollte vor den Mahlzeiten geschehen, ob morgens oder abends spielt keine Rolle. Bringen Sie alle Utensilien in Griffnähe der Badewanne. Halten Sie das Baby gut fest, sein Kopf darf nicht unter Wasser geraten.

Vorbereitung des Säuglings:

- Reinigen Sie vor dem Baden das Gesicht.

- Wischen Sie die Augen mit je einem nassen Wattebausch vom äußeren zum inneren Augenwinkel vorsichtig aus.

- Waschen Sie das Gesicht (ohne Seife) und trocknen Sie es vorsichtig ab.

- Entkleiden Sie das Baby.

- Reinigen Sie sanft den Windelbereich, entfernen Sie Stuhl- und Urinreste mit Zellstoff oder einem Öltuch.

Beachten Sie bitte: Bei Mädchen wird die Schamspalte immer von vorn nach hinten gereinigt, damit keine Darmbakterien verschleppt werden. Bei Jungen die Vorhaut nicht gewaltsam lösen, sie ist meist sehr eng. Sie löst sich von selbst. Nur wenn sie sich nach dem dritten Lebensjahr nicht zurückschieben lässt, besteht Verdacht auf eine Vorhautverengung.

Nach dem Baden:

- Wickeln Sie das Baby in das vorgewärmte Badetuch ein und trocknen Sie es sorgfältig ab.

- Achten Sie vor allem darauf, dass z. B. die Hautfalten an Hals, Armen, Achselbeuge, Leistenbeuge, Kniekehle und zwischen den Fingern und den Zehen nicht mehr feucht sind.

- Cremen Sie das Baby ein.

- Schneiden Sie eventuell die Nägel (immer gerade). Verwenden Sie dafür eine speziell abgerundete Nagelschere für Säuglinge.

- Wickeln Sie das Baby und ziehen Sie ihm frische Wäsche an.

Fallbeispiel

Yasmina hat vor einem halben Jahr Zwillinge bekommen, sie heißen Luca und Miriam. Beide will sie für die Nacht fertig machen. Heute ist wieder Badetag. Schön, dass ihre Freundin Anne-Sophie heute Abend mithilft. Yasmina nimmt sich Luca und die Freundin versorgt Miriam.

Aufgaben zum Fallbeispiel

1. Erklären Sie, wie Yasmina und Anne-Sophie beim Waschen bzw. Baden der Kinder vorgehen sollten.

2. Worauf sollte Yasmina bei Luca achten und welche Reihenfolge sollte Anne-Sophie bei Miriam einhalten?

5.3.2 Haut- und Nabelpflege

Im Vergleich zum Erwachsenen ist die Haut des Babys um 30 % dünner. Sie ist durchlässiger für Wasser, aber ebenso verliert sie auch mehr Wasser aufgrund der größeren Oberfläche. Erst in den ersten Lebensmonaten entwickeln die Talgdrüsen von Säuglingen einen Schutzmantel. Die Hautpflege sollte also diese noch schwache Hautfunktion unterstützen.

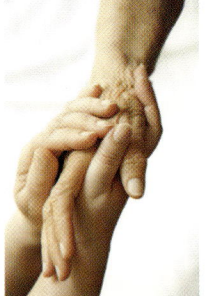
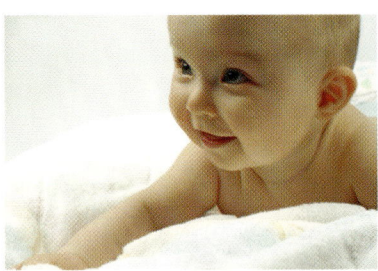

M **Gegenüber Sonnenlicht, Hitze und Kälte sind Säuglinge sehr empfindlich!**

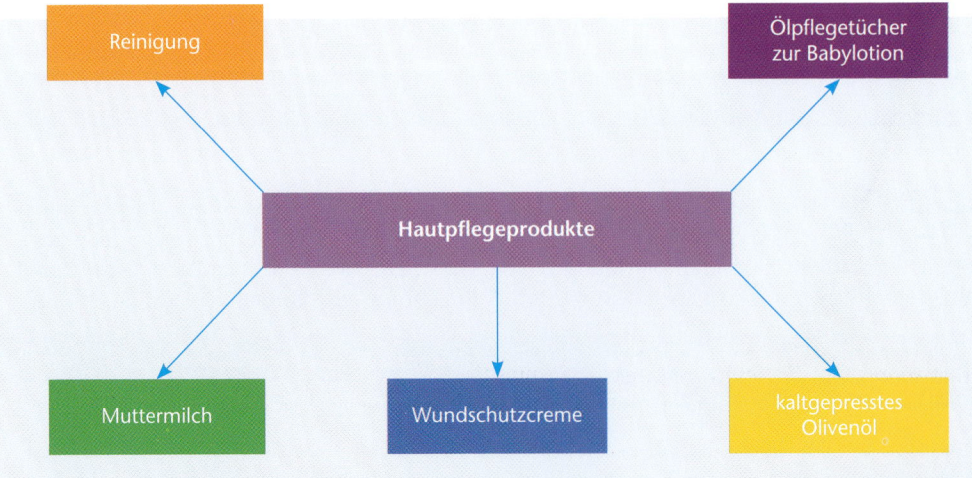

Hautpflegeprodukte für Babys sollten frei von Farbstoffen und Parfümen sein und dem pH-Wert der Säuglingshaut entsprechen.

Mitunter ist die Haut sehr anfällig bei Ernährungsunverträglichkeiten oder auch Hitze. Sie kann sich schuppen, schälen oder es zeigen sich rote Flecken und Pickelchen. Auftretenden Milchschorf können Sie mit Pflanzen- oder Babyöl weich machen (einwirken lassen) und vorsichtig mit einer weichen Babybürste lösen.

Aufgaben

1. Überlegen Sie sich weitere Ursachen, die für Hautirritationen beim Baby verantwortlich sein können.

2. Gehen Sie in ein Babyfachgeschäft oder in eine Drogerie und informieren Sie sich über das Angebot an verschiedenen Hautpflegeprodukten für Babys.

3. Erkundigen Sie sich, wo der Name Milchschorf herrührt. Welche Ursachen führen dazu?

A

Um den Nabel kümmern sich in der Regel die Hebammen und Geburtshelfer. Der Nabelschnurrest wird angebunden und fällt meistens nach ca. zehn Tagen von selbst ab.

Wichtiges zur Nabelpflege:

- Halten Sie den Nabel trocken (es tritt ein Sekret aus).

- Verwenden Sie Puder mit heilenden Substanzen.

- Bei einem entzündeten Nabel darf kein Kot oder Urin durch die Windel gelangen.

- Lassen Sie zum Abheilen Luft an den Nabel, indem Sie den Windelbund einmal nach vorn umschlagen.

- Der Nabel bleibt bei einer luftdurchlässigen Kompresse trocken.

- Wenn der Nabel nässt, gerötet ist oder sich eitrig entzündet, stellen Sie das Kind dem Kinderarzt oder der Hebamme vor.

- Der Nabelschnurrest enthält keine Nerven und schmerzt das Baby nicht.

- Halten Sie den Nabel nach dem Bad immer gut trocken, damit sich keine Keime ansiedeln können.

- Verwenden Sie keine Cremes, Salben oder Öle!

- Entfernen Sie keine Krusten selbst!

Fallbeispiel
Theresa ist mit dem kleinen Joshua gerade aus dem Krankenhaus gekommen. Hinsichtlich der Nabelpflege ist sie bei ihrem ersten Kind ein wenig unsicher. Beim Windelwechseln am Abend entdeckt sie eine kleine Rötung des Nabels.

Aufgabe zum Fallbeispiel
Was könnten Sie Theresa zur Nabelpflege empfehlen?

A

5.3.3 Zähne putzen

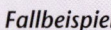

Fallbeispiel

Lilly ist knapp zwei Jahre alt und soll an das selbstständige Zähneputzen gewöhnt werden. Sie findet es lustig, wenn sich ihre Eltern die Zähne putzen. Wenn die Eltern mit Bürste und gar Zahnpasta zu Lilly kommen, macht sie immer Theater. Mit ihrer Zahnbürste klopft sie auf Gegenständen herum oder schmeißt sie ins Waschbecken. Lillys Oma sagt immer, dass sie noch zu klein ist für das Zähneputzen.

A

Aufgabe zum Fallbeispiel

Beratschlagen Sie in der Gruppe, wie Sie im Fall von Lillys Eltern handeln würden.

Kinder sollten Spaß beim Zähneputzen haben. Die Milchzähne ebnen den Weg für die bleibenden Zähne und müssen sorgsam gepflegt werden.

Die Reinigung der Milchzähne von Anfang an ist sehr wichtig. Nach dem Zahndurchbruch sollte mit der Zahnreinigung begonnen werden. Bei Babys reinigt man am besten mit einem feuchtem Wattestäbchen oder einem Lappen. Bei mehreren Zähnen sollte mit einer Kinderzahnbürste und wenig Kinderzahnpasta (erbsengroß) geputzt werden. Zahnärzte empfehlen immer, vom Zahnfleisch zur Zahnkrone zu putzen.

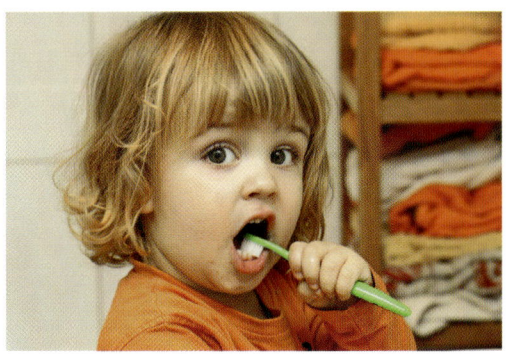

Erst die Außenseiten, dann die Innenseiten der vorderen Zähne. Danach die Kauflächen der Backenzähne und die Innenseiten der Backenzähne.

Karies entsteht durch Zucker. Dabei wandeln Bakterien den Zucker in Säure um. Die Säure greift den Zahnschmelz an. Durch Ablecken des Löffels oder des Schnullers übertragen Erwachsene Bakterien in den Kindermund.

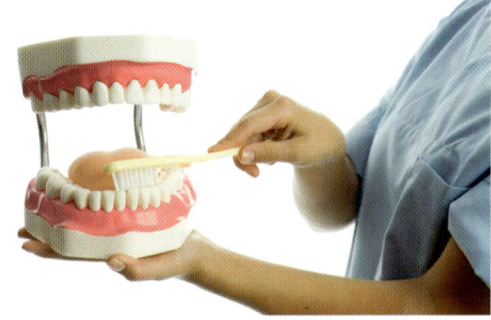

Bei allem Spaß und Spiel beim Zähneputzen sollten Eltern das Nachputzen nicht vergessen. Süßigkeiten und süße Getränke sind nach dem Putzen unbedingt zu vermeiden. Dauernuckeln an Getränkeflaschen ist besonders kariesfördernd.

A

Aufgaben

1. Entwickeln Sie weitere spielerische Möglichkeiten zur Motivation, damit dem Kind das Zähneputzen Spaß macht! Lassen Sie sich von Kindern über deren Erfahrungen zum Thema Zähneputzen berichten.

2. Fertigen Sie fächerübergreifend (z. B. Pädagogik, Gestalten oder Deutsch) Schautafeln für Kinder zum richtigen Zähneputzen an. Arbeiten Sie in der Gruppe. Gehen Sie als „Fachkräfte" in Kindereinrichtungen und stellen Sie diese den Kindern vor.

3. Listen Sie zahnfreundliche Getränke für Kinder auf!

4. „Wir gestalten einen Projekttag."
   a) Sammeln Sie Ideen (Brainstorming) für einen Zahngesundheitstag, den Sie mit Vorschulkindern/ Grundschulkindern gestalten können.
   b) Ordnen Sie Ihre Ideen in einer Mindmap.
   c) Welche Materialien und Gegenstände benötigen Sie?
   d) Wo können Sie sich noch Unterstützung holen?
   e) Wie viele Kinder wollen Sie betreuen?
   f) Entwickeln Sie einen Flyer für Ihr Vorhaben.

5.3.4 Wickeln – Stoff- oder Wegwerfwindel

Viele Mütter und Väter sind anfangs unsicher wie, wo und womit sie am besten ihr Kind wickeln sollen, ob mit Stoffwindeln oder den Einmalwindeln. Neugeborene werden ca. sieben- bis achtmal am Tag gewickelt, der Raum sollte eine angenehme Temperatur von 22–24 °C haben. Legen Sie alle Utensilien, die Sie beim Windelwechseln benötigen, vorab bereit (z. B. Einmal-Waschlappen, Pflegetücher, Creme, Öl, eine Schüssel mit warmen Wasser, für ältere Säuglinge evtl. Babybadzusatz, frische Wäsche, Windel).

Die Fenster sollten geschlossen sein und vermeiden Sie Zugluft!

Orte zum Windelwechseln

Eine Wickelkommode hat den Vorteil, dass sie viel Platz bietet und die Dinge fürs Baby dort gelagert werden können. Aber auch auf dem Fußboden ist es jederzeit möglich, ein Baby zu wickeln. Dies hat den Vorteil, dass das Baby dort nicht herunterfallen kann.

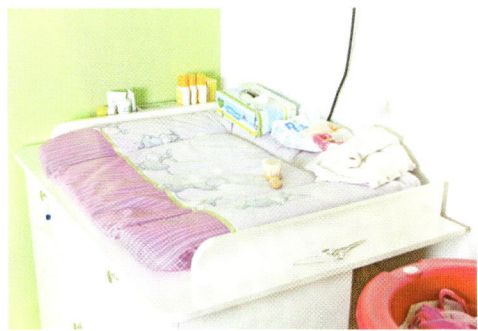
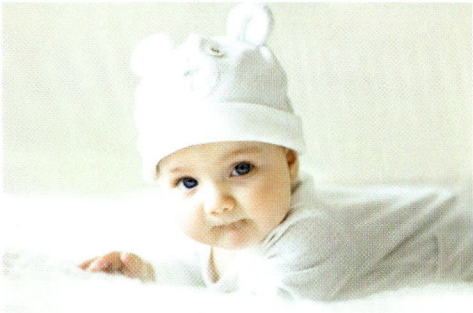

Solange das Baby auf dem Wickeltisch liegt, darf es nicht aus den Augen gelassen werden. Wenn Sie etwas vergessen haben, nehmen Sie das Baby immer mit.

Benötigt werden eine Windel (z. B. Mullwindel) oder ein Windelhöschen, eventuell eine Einlage (z. B. Molton) und eine Überhose aus einem Material, das die Nässe nicht nach außen dringen lässt (z. B. aus Wolle oder Polyester).

Falttechniken
Einfache Methode: Dreieck

- Mullwindel als Dreieck falten und mit einer zusätzlichen Mullwindel oder einer anderen saugfähigen Einlage benutzen. Fixieren kann man die Windel mit einer Klettüberhose oder Windelklammern (Snappi).

- Höschenwindeln aus Baumwolle (in einer Größe, für größere Säuglinge). Sie besitzen Druckknöpfe oder Klettverschlüsse für die Anpassung an die Größe des Säuglings.

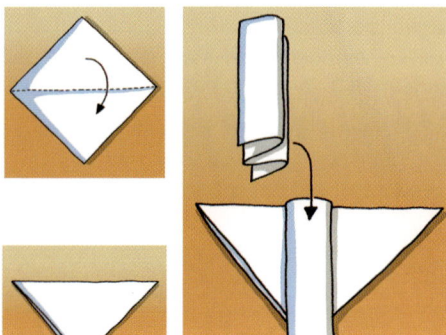

Drachenwickeltechnik

- Legen Sie ein Windeltuch (Flanell, Mullwindel von Molton) wie einen „Drachen" auf die Unterlage. Dabei legen Sie die quadratische Windel so, dass eine Ecke nach unten zeigt.

- Nehmen Sie beide äußeren Enden und schlagen Sie diese nach innen ein, so dass eine gerade Linie entsteht (Drachenform).

- Klappen Sie nun den oberen Teil der Windel nach unten zur Mitte hin und die untere Spitze nach oben ein. Wie weit die untere Spitze nach oben eingeschlagen wird, hängt von der Größe des Babys ab.

- Nehmen Sie noch eine Einlage (Molton), die zweimal längs gefaltet wird, so dass eine Breite von 12–14 cm entsteht (Breitwickelmethode).

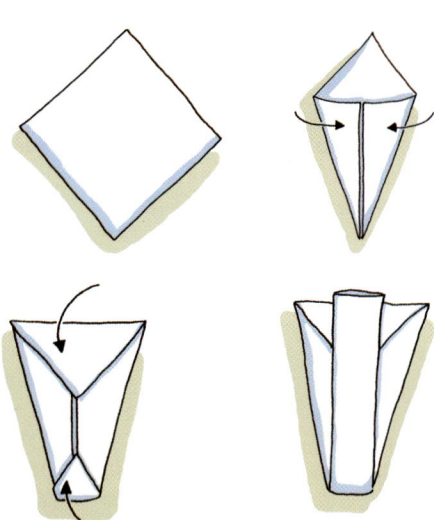

- Verfahren Sie nun wie bei der Wegwerfwindel, ziehen Sie die untere Seite durch die Beine des Babys und halten Sie diese fest. Dann den rechten und linken Windelzipfel nach innen einschlagen.

- Fixieren Sie die Windel mit Klebestreifen oder Wickelfolien, oder besser: Ziehen Sie dem Baby ein Wollhöschen über.

Einmal- und Wegwerfwindeln

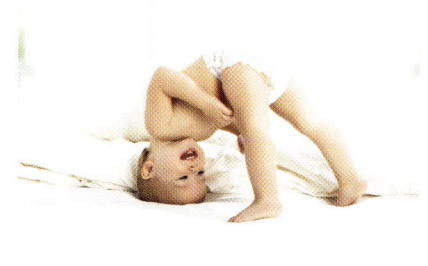

- Die Mehrheit der Eltern setzt auch wegen der schnellen Handhabe auf Wegwerfwindeln.

- Hier gibt es zwei Möglichkeiten, einmal die Windel mit Klebestreifen und, wenn das Kind größer ist, die sogenannten Pants. Sie werden gehandhabt wie ein normaler Schlüpfer und lassen sich an der Seite aufreißen.

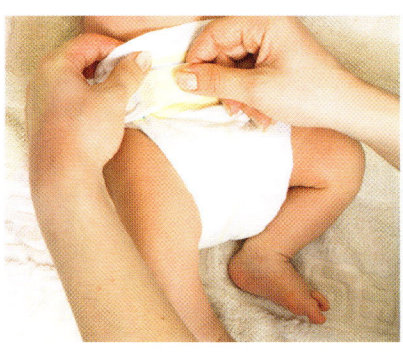

Aufgaben

1. Üben Sie bitte mit der Säuglingspuppe die verschiedenen Wickeltechniken.

2. Vergleichen Sie die Stoffwindel mit der Wegwerfwindel. Gehen Sie dabei auf die Kriterien Umwelt, Preis, Handhabung und Hautfreundlichkeit ein.

3. Starten Sie eine Umfrage unter jungen Müttern in Ihrem Wohngebiet zur Verwendung von Stoff- oder Wegwerfwindeln. Werten Sie Ihre Ergebnisse im Plenum aus.

A

Trotz sorgfältigem Wickeln kommt es vor, dass der Babypo wund wird. Verschiedene Ursachen können dafür verantwortlich sein:

- *Ernährung des Kindes, z. B. Obstsaft*

- *Ernährung der Mutter*

- *Nässe der Windel*

- *Waschmittel/Weichspüler bei Stoffwindel*

- *falsche oder zu viele Pflegeprodukte*

Wunder Po braucht viel frische Luft

Trotz sorgfältiger Pflege kann sich die Haut an Po und Oberschenkeln von Babys aufgrund des Tragens von Windeln entzünden. Dann hilft es, möglichst viel Luft an die betroffenen Hautstellen zu lassen. Eltern sollten ihr Kind deshalb so viel mit nacktem Po strampeln lassen wie möglich. Darauf weist die Deutsche Haut- und Allergiehilfe hin. Um die Heilung zu unterstützen, ist eine Wundschutzcreme auf Basis von Zinkoxid gut. Klingen Rötung und Entzündung nicht ab, sollte ein Kinderarzt aufgesucht werden.

(o. A., 2013, S. 21)

Aufgabe

Stellen Sie Maßnahmen entsprechend der Ursachen auf, um ein Wundsein zu vermeiden.

Fallbeispiel

Miranda kommt mit ihrer kleinen, fünf Monate alten Tochter Annabel vom Einkaufen nach Hause. Annabel ist sehr quengelig und weint. Schnell stellt Miranda ihre Taschen ab und nimmt ihrer Tochter die Windel ab. Am Po entdeckt sie eine gerötete Haut und kleine Bläschen. In all den Wochen war ihr das noch nicht passiert. Jetzt macht sie sich große Vorwürfe.

Aufgabe zum Fallbeispiel

Geben Sie Miranda Hinweise, wie sie mit der Situation umgehen soll.

Tritt keine Besserung ein und bei stärkerer Rötung sollte man zum Kinderarzt gehen. Oft ist auch eine Pilzinfektion (Soor) verantwortlich.

Pflegetipps bei Wundsein:

- **Reinigen Sie den Po mit keimfreiem, abgekochtem Wasser.**
- **Verwenden Sie entzündungshemmende Salbe zum Eincremen, aber nicht zu dick auftragen!**
- **Verwenden Sie als Vorbeugung nässeabweisende Creme.**
- **Lassen Sie das Baby ohne Windeln strampeln.**
- **Halten Sie Babys Po sauber und trocken.**
- **Wechseln Sie öfter die Windeln!**
- **Betreiben Sie hinsichtlich der Ernährung eventuell weiter Ursachenforschung.**

Pucken

Eine spezielle Form des Wickelns ist das sogenannte Pucken. Die Wickelmethode Pucken dient bei Säuglingen in erster Linie dazu, das Baby zu beruhigen, wenn Einschlafprobleme vorhanden sind oder es sehr unruhig ist.

Es wird zu diesem Zweck mit einem Tuch oder einer Babydecke fest umschlungen eingewickelt. Dadurch ist sein Bewegungsspielraum eingegrenzt. Die vertraute Enge, ähnlich wie im Mutterleib, soll ein Gefühl der Geborgenheit vermitteln.

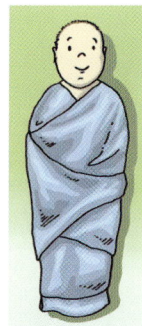

Aufgaben

1. Holen Sie nähere Informationen über diese alte Wickelmethode ein. Lesen Sie dazu in Büchern nach oder befragen Sie Hebammen in Ihrer Region.

2. Probieren Sie an der Säuglingspuppe diese Technik aus.

5.3.5 Hilfe beim Sauber- und Trockenwerden

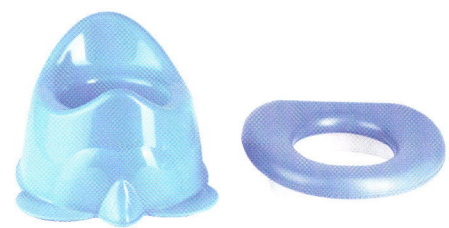

Das „Sauber- und Trockenwerden" oder auch Töpfchentraining ist der Versuch, Kleinkinder anzuhalten, den Kindertopf oder die Toilette (mit speziellem Kindersitz) für die Blasen- und Darmentleerung zu benutzen. Viele Eltern beginnen das „Sauber- und Trockenwerdentraining" zu früh, meist vom eigenen Ehrgeiz angetrieben. Dadurch kann sich der Prozess verlängern, da Blase und Darm sehr stressempfindlich sind.

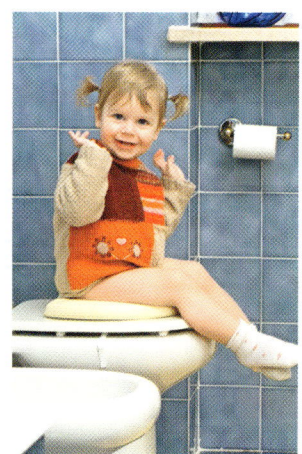

Voraussetzung ist, dass das Kind eine willentliche Kontrolle über die Harnblase und den Schließmuskel erlernt hat. Bis zu einem Alter von ca. 18 Monaten sind diese Fähigkeiten entwicklungsbedingt noch nicht willentlich zu beeinflussen. Die meisten Kinder interessieren sich im Alter von zwei bis drei Jahren für das Töpfchen. Der größte Teil der Kleinkinder schafft es bis zum Ende des dritten Lebensjahres, Blase und Darm zu kontrollieren.

Eine zu frühe Erziehung zum Trockenwerden beinhaltet nicht ein schnelles „Trockensein". Viele Kinder wollen auch keine Windel mehr tragen. Das Kind sollte laufen und sich selbst aufs Töpfchen setzen können. Die Kinder müssen lernen, dass Bauchgrummeln und der Druck der Blase damit zusammenhängen.

Signale, an denen man eine Bereitschaft für das Töpfchen oder die Toilette erkennt:

- Kinder benennen das, was in die Windel geht.

- Sie werden ganz ruhig, stehen in der Ecke, sie „hören" sozusagen in sich hinein.

- Kinder interessieren sich für Ausscheidungen bei den Eltern oder den Geschwistern. Negative Kommentare sollten dazu nicht geäußert werden.

Tipps:

- **Das Töpfchen sollte kippsicher sein und eine bereite Sitzfläche haben.**

- **Lassen Sie das Kind entscheiden, ob es lieber aufs Töpfchen oder auf die Toilette möchte.**

- **Bei der Toilettensitzvariante sollte das Kind die Füße abstützen können und sicher sitzen.**

- **Machen Sie die Topf- oder Toilettenzeit so angenehm wie möglich für die Kinder (geben Sie z. B. ein Bilderbuch mit).**

- **Lassen Sie im Rollenspiel den Teddy oder die Puppe darauf sitzen.**

- **Erklären Sie dem Kind, was z. B. mit dem Stuhlgang passiert, wo er hingespült wird und was das ist.**

- Loben Sie das Kind bei Erfolgen.
- Wenn es doch in die Hose gehen sollte, schimpfen Sie nicht auf das Missgeschick.

 Zwingen Sie das Kind niemals zum Toilettengang. Beim Kind müssen körperliche und geistige Voraussetzungen zur Blasen- und Darmentleerung vorhanden sein. Gehen Sie spielerisch und mit Lockerheit an die Sache heran.

 Aufgaben

1. *Diskutieren Sie anhand von Beispielen aus Familie und Verwandtschaft, wie das Sauber- und Trockenwerden für ein Kleinkind angenehm gestaltet werden kann.*

2. *Wenden Sie auch Kenntnisse aus der Pädagogik, z. B. von Sigmund Freud, dazu an.*

5.4 Hilfen beim Anziehen

 Tipps:

- Anziehsachen sollten für Kleinkinder in Reichweite bereitliegen.
- Bringen Sie Haken zum Aufhängen für Jacken und Mäntel in der jeweiligen Größe des Kindes an.
- Zeigen Sie dem Kind zuerst, was es machen soll.
- Lassen Sie Kinder so viel wie möglich selbstständig machen.
- Haben Sie Geduld, auch wenn etwas verkehrt angezogen wird.
- Suchen Sie gemeinsam mit dem Kind am Abend vorher Sachen für den nächsten Tag aus.
- Unterstützen Sie das An- und Ausziehen mit lobenden Worten, besonders bei schwierigen Tätigkeiten wie Schleife binden oder das Schließen von Knöpfen.

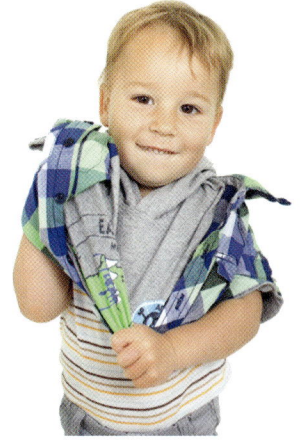

5.5 Gesundheitsvorsorge

Mit der Geburt eines Kindes beginnt ein neuer Lebensabschnitt für die Eltern. Viele Fragen werden gestellt und auch Ängste spielen jetzt eine Rolle wie z. B.:

- Wie gehe ich mit meinem Baby richtig um?
- Mache ich auch nichts falsch?
- Wie verhalte ich mich richtig bei einer Erkrankung des Kindes?
- Wie schütze ich es vor Unfällen?

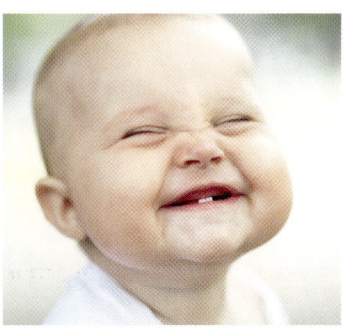

5.5.1 Untersuchungen

Viele Erkrankungen oder Fehlentwicklungen des Kindes können, wenn sie frühzeitig erkannt werden, geheilt bzw. durch entsprechende Therapien verbessert werden.

Um dem Kind einen guten Start in das Leben zu geben, sollten die Früherkennungsuntersuchungen von den Eltern/Pflegepersonen unbedingt wahrgenommen werden. Gleichzeitig finden zu diesen Terminen auch wichtige Impfungen statt.

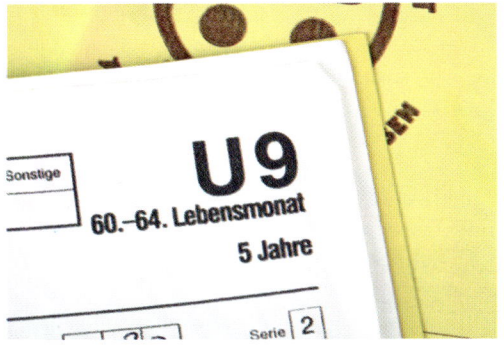 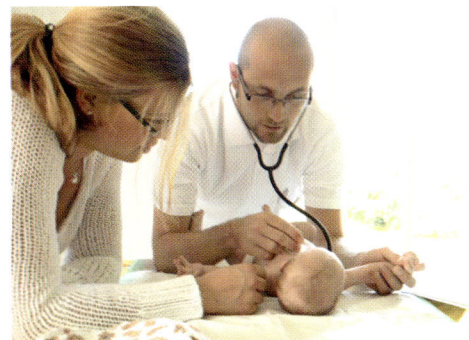

Bezeichnung	Alter/Zeitpunkt	Untersuchung auf z. B.
U1	nach der Geburt	
U2	3.–10. Lebenstag	
U3	4.–6. Woche	
U4	3.–4. Monat	
U5	6.–7. Monat	
U6	10.–12. Monat	
U7	22.–24. Monat	
U7a	34.–36 Monat	
U8	46.–48. Monat	
U9	60.–66. Monat	
J1	13–15 Jahre	

Seit Mai 2006 gibt es ein zusätzliches Vorsorgeheft mit vier neuen Vorsorgeuntersuchungen (U7a, U10, U11, J2). Diese Untersuchungen sollen die Lücken der bisherigen Termine schließen. 2008 wurde die U7a in das Pflichtangebot der gesetzlichen Krankenkassen aufgenommen.

Aufgaben

Die UN-Konvention über die Rechte des Kindes besagt: „Jedes Kind hat das Recht auf das erreichbare Höchstmaß an Gesundheit".

1. Diskutieren Sie diesen Satz in der Klasse. Sammeln Sie Fakten zu weiteren Gesundheitsaspekten für Kinder in Form einer Mindmap.

2. Übertragen Sie bitte die o. g. Tabelle auf ein separates Blatt und vervollständigen Sie die rechten Spalte mit den Vorsorgeuntersuchungen, indem Sie den Terminen die jeweiligen Untersuchungen zuordnen.

Frühe Hilfen im Sinne von frühzeitig sind z. B. Unterstützungssysteme mit Hilfsangeboten für Eltern und Kinder ab Beginn der Schwangerschaft und in den ersten drei Lebensjahren. Unterschiedliche Angebote stehen bei Schwierigkeiten zur Verfügung wie z. B. Besuchsdienste durch Familienhebammen, sogenannte Müttercafés und andere Beratungsangebote durch kommunale Träger. Das Dilemma ist meist die Frage, ob diese Unterstützungssysteme einen Hilfecharakter haben oder bereits eine Kontrolle sind. Hier ist eine vertrauensvolle Zusammenarbeit mit den Eltern äußerst wichtig, damit die unterschiedlichen Hilfen überhaupt in Anspruch genommen werden.

Fallbeispiel

Carlo (19 Jahre) und Luisa (16 Jahre) erwarten in Kürze ihr erstes Kind. Mit ihren Eltern verstehen sie sich nicht sehr gut. Da gab es früher immer Probleme. Sie sind sehr aufgeregt und Luisa weiß nicht, wie sie das neben der Schule alles schaffen soll. Mit Carlo gibt es in der letzten Zeit oft Streit wegen jeder Kleinigkeit.

Aufgabe zum Fallbeispiel

Prüfen Sie Möglichkeiten, wie Carlo und Luisa geholfen werden kann. Erkundigen Sie sich in Ihrem/Ihrer Ort/Stadt/Bundesland oder auch im Internet nach Unterstützungen für werdende Eltern/junge Eltern.

Das komplette Früherkennungsprogramm für Kinder sollte unbedingt genutzt werden, um Behandlungen bei Erkrankungen zeitig zu beginnen oder bessere Heilungschancen zu haben.

5.5.2 Impfungen

Neugeborene verfügen nach der Geburt über mütterliche Antikörper gegen Erkrankungen. Durch das Stillen erhalten Neugeborene ebenfalls Schutzstoffe gegen Erkrankungen, die die Mutter selbst durchgemacht hat. Dieser Schutz hält aber nicht ewig.

Meist ist die Infektion nicht immer das Gefährliche, sondern die sich daraus entwickelnden Komplikationen wie z. B. die Hirnhautentzündung, welche bei einer Masernerkrankung auftreten kann. Impfstoffe werden ständig weiterentwickelt. Nebenwirkungen treten so

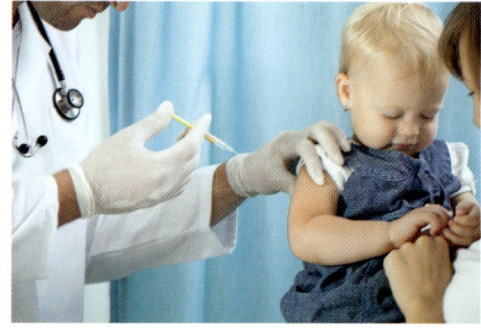

Kleiner Piks, langer Schutz

gut wie gar nicht mehr auf. Mitunter rötet sich die Einstichstelle etwas oder der Körper reagiert mit einer erhöhten Körpertemperatur.

Diese Körperreaktionen sind aber harmloser als ein Krankheitsverlauf mit bleibenden Schäden. Es gibt Kombinationsimpfstoffe, so dass weniger Impfungen den umfassenden Schutz bieten.

Empfehlungen der Ständigen Impfkommission STIKO, Stand 26. August 2013

IMPFKALENDER FÜR JEDES ALTER		
Alter	**Schutz gegen**	**Impfung**
ab 2. Monat	Diphtherie, Tetanus, Keuchhusten, Kinderlähmung, Haemophilus influenzae Typ b, Hepatitis B	3-mal im Abstand von 4 Wochen (bevorzugt Kombi-Impfung)
11.–14. Monat	Diphtherie, Tetanus, Keuchhusten, Kinderlähmung, Haemophilus influenzae Typ b, Hepatitis B	4. Impfung
	Masern, Mumps, Röteln	1. Impfung (Kombi-Impfung)
	Windpocken	einmalige Impfung
15.–23. Monat	Masern, Mumps, Röteln	2. Impfung
5–6 Jahre	Diphtherie, Tetanus	Auffrischung
9–17 Jahre	Diphtherie, Tetanus, Keuchhusten, Kinderlähmung	Auffrischung
	Hepatitis B, Windpocken	Grundimmunisierung für Nichtgeimpfte, Komplettierung eines unvollständigen Impfschutzes
ab 18 Jahren	Diphtherie, Tetanus	Auffrischung alle 10 Jahre

Empfehlung: Ab dem 60. Lebensjahr sollten Sie sich jedes Jahr gegen Influenza und alle sechs Jahre gegen Pneumokokken impfen lassen

(STIKO, 2013)

Während der Impfungen sollte das Kind Kontakt zu einer vertrauten Person, in der Regel die Eltern, haben. Bei Erkrankungen des Kindes sollte nicht geimpft werden.

Fallbeispiel
Janines Tochter Anna-Marie ist vier Monate alt. Jetzt ist wieder eine Impfung vorgesehen. Janine will die Impfung nicht durchführen lassen, da Anna-Marie beim Arzt immer sehr viel weint. Sie ist der Meinung, dass ihre Tochter schon genügend Schutz durch vorangegangene Impfungen hat.

Aufgaben zum Fallbeispiel
1. *Diskutieren Sie die Vorgehensweise von Janine.*

2. *Welche möglichen Folgen könnte das für Anna-Marie haben?*

3. *Welche Empfehlungen würden Sie Janine für kommende Arztbesuche geben?*

A

In Deutschland besteht keine gesetzliche Impfpflicht. Ein Impfschutz hält nicht für immer. Für einen langanhaltenden Schutz gegenüber Krankheiten sind Nachimpfungen erforderlich. Überprüfen Sie Ihren eigenen Impfschutz, insbesondere wenn Urlaubsreisen geplant sind.

5.5.3 Bewegungsübungen

- Ein Baby braucht eine gute Mischung aus Anregung und Ruhephasen.

- Zum Spielen und für Bewegungsübungen sollte das Kind immer ausgeruht sein.

- Ruck- und stoßartige Bewegungen sollten vermieden werden, ebenso das Hochwerfen und Wieder-Auffangen des Kindes kann Gefäße im Kopf zerstören. Bleibende Gehirnschäden sind die Folge!

- Auf spielerische Weise sollen alle Sinne angesprochen werden.

- Sehr beliebt ist auch das Babyschwimmen. In der Regel werden Kurse für Babys zwischen vier und zwölf Monaten als Eltern-Kind-Gymnastik angeboten. Der Aufenthalt im Wasser wirkt sich positiv auf die kindliche Entwicklung aus. Grob- und Feinmotorik werden gefördert. Babyschwimmkurse gehen häufig über einen Zeitraum von zehn Wochen und beinhalten eine Kursstunde pro Woche.

Übungsvorschläge:

- „Gleichgewichtsübung im Tuch (ab 5. Monat): Das Baby liegt mit dem Rücken auf einem Badetuch oder größeren Handtuch. Sie heben eine Seite des Tuches leicht an und warten auf die Reaktion des Kindes. Wenn es ein Bein abspreizt, bewegen Sie das Baby zur anderen Seite."

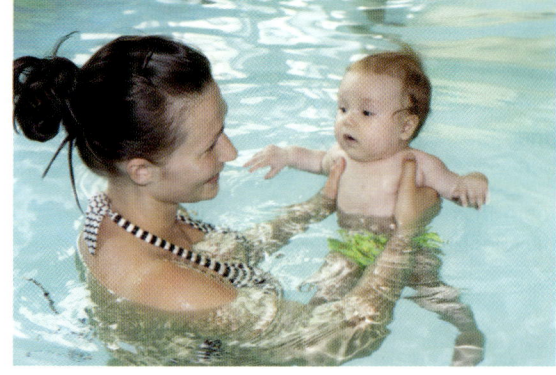

- „Abstützbereitschaft (ab 7. Monat): Sie umfassen mit der einen Hand die Füße, mit der anderen den Bauch des Babys und heben es hoch. Dann lassen Sie es sanft herunter. Dabei öffnet das Baby seine Hände und streckt seine Hände aus."

- „Krabbeln im Tuch (ab dem 7. Monat): Unter dem Bauch des Babys liegt ein Tuch, mit dem Sie es anheben. Dann verlagern Sie das Gewicht des Babys und ziehen es leicht nach vorn. Mit dieser Übung werden auch Gleichgewichtsreflexe geschult."

- „Rumpf-Beckenmuskelübung (ab dem 7. Monat): Sie tragen das Baby auf der Hüfte, mal rechts, mal links, und tun damit gleichzeitig etwas für seine Wirbelsäule und die Beckenkräftigung. Mit einem Arm stützen Sie Po und Rücken des Kindes. Sein Oberkörper ist nach vorn gerichtet. Ein Bein zeigt nach hinten, das andere nach vorn, wobei Ihre Hand leicht das Bein auf dem Bauch halten und anbeugen kann."

- „Hindernislauf (ab dem 10. Monat): Wenn Ihr Baby bereits krabbelt, legen Sie sich auf einer Decke auf den Boden und spielen „Hindernis". Ihr Baby soll über Sie hinweg turnen. Sie können sich dabei abwechselnd flach hinlegen oder auf die Seite rollen. Zweck der Übung: Kräftigung des Körpers und Förderung des Koordinationsvermögens."

(BzgA, 1994, S. 50 f.)

5.6 Ernährung

„Herbei, herbei, gekocht ist der Brei, der Tisch ist gedeckt, nun seht, wie es uns schmeckt." Tischreime und Sprüche rund ums Essen gibt es sehr viele. Schon im Buch „Der Struwwelpeter" wird vom Suppenkasper, der seine Suppe nicht essen will, berichtet. Das Thema Ernährung begleitet den Menschen vom ersten Tag seines Lebens an. Für die gesunde Entwicklung des Säuglings ist als allererste Nahrung die Muttermilch von Bedeutung.

5.6.1 Ernährung im ersten Lebensjahr

Das Stillen und die Nahrungsaufnahme sind auch immer Wohlfühlmomente für das Baby. Es fühlt sich sicher und geborgen. Muttermilch enthält in der richtigen Menge alle Nährstoffe, welche der Säugling benötigt.

Weitere Vorteile des Stillens/der Muttermilch:

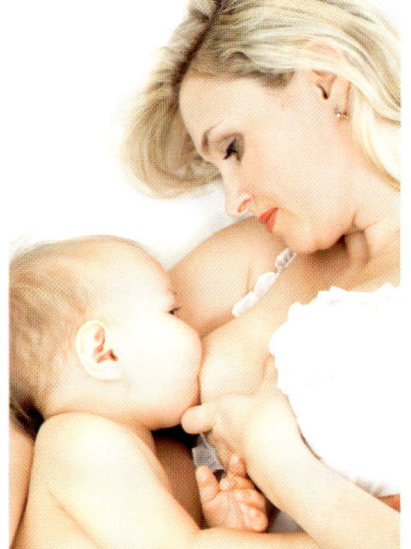

- Senkung des Allergierisikos

- Vorhandensein von mehrfach ungesättigten Fettsäuren für die geistige Entwicklung des Babys

- optimaler Eiweißgehalt

- Förderung des Immunschutzes

- richtige Trinktemperatur

- hygienisch einwandfrei verfügbar

- kostenlos

- weniger Magen-Darmstörungen

Manchmal ist aber das Stillen aus medizinischen oder persönlichen Gründen nicht möglich und das Baby bekommt eine industriell hergestellte Säuglingsmilchnahrung. Diese Säuglingsmilchnahrungen sind nach den aktuellen wissenschaftlichen Kenntnissen produziert und bieten eine verlässliche Ernährung.

Es ist nicht zu empfehlen, Säuglingsmilch selbst herzustellen. Ebenso sind Ziegen- und/oder Sojamilch keine Alternative für Säuglinge.

Fallbeispiel

Sarina kann aus medizinischen Gründen ihren Sohn Luca nicht stillen. Zusammen mit ihrer Freundin Isabell ist sie im Supermarkt, um Säuglingsmilch einzukaufen. In dem großen Regal stehen unzählige Packungen verschiedener Hersteller mit verschiedenen Aufschriften. Pre-Nahrung, Anfangsmilch, Ziffer 1 und 2, Folgemilch usw. sind zu lesen. Sie ist verwirrt und weiß sich nicht zu helfen. Ihre Freundin hat schon einen dreijährigen Sohn. Sie kann bestimmt helfen. Isabell erklärt ihr die folgenden Bezeichnungen.

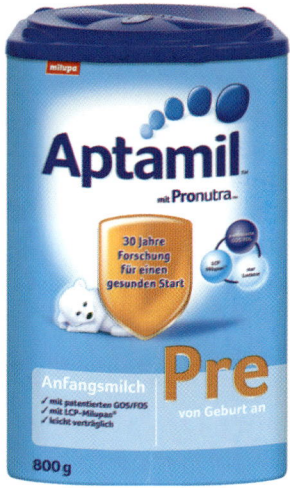
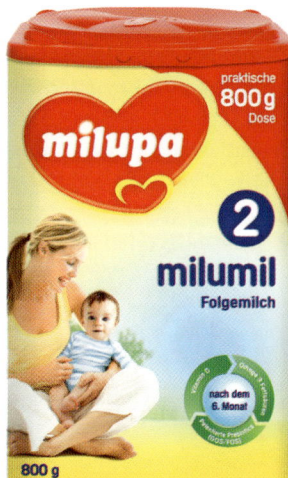
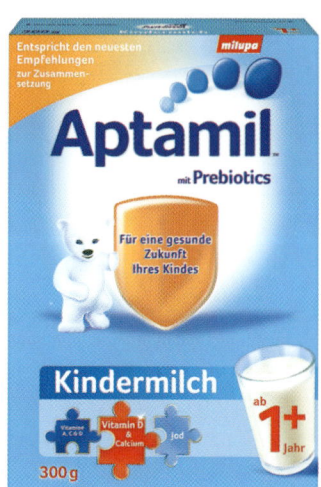

Für das erste Lebensjahr

● Anfangsnahrung mit der Bezeichnung Pre oder Ziffer 1 (für die ersten sechs Monate)

  – der Muttermilch weitgehend angepasst
  – Ziffer 1 enthält neben Laktose noch Stärke

● Ziffer 2 und 3 (erst nach dem fünften Monat geben)

  – enthalten neben Stärke geringe Mengen an Eiweiß und Fett
  – sehr gehaltvoll

 ● **Folgemilchnahrungen sind nicht unbedingt notwendig.**

● **Weichen Sie bei einem Allergierisiko auf HA-Nahrung aus.**

● **In den ersten vier bis sechs Monaten reichen Muttermilch oder Säuglingsmilch als alleinige Nahrung aus.**

● **Verwenden Sie keine Roh- oder Vorzugsmilch in der Säuglingsnahrung. Hier können krankmachende Bakterien enthalten sein.**

Aufgaben

1. Finden Sie heraus, was HA-Nahrung bedeutet.

2. Was bedeutet Ad-libitum-Fütterung bei Säuglingen? Erkundigen Sie sich bei Hebammen, Kinderkrankenpflegerinnen oder Ärzten.

3. Stellen Sie bitte eine Übersicht der gebräuchlichen Säuglingsmilchnahrungen zusammen.

Beikost

Als Beikost bezeichnet man alles, was außerhalb der Muttermilch oder Säuglings-milchnahrung verabreicht wird.

Der Beginn der Beikost sollte nicht vor dem fünften Lebensmonat sein. Das Baby braucht jetzt Nährstoffe wie z. B. Eisen und auch mehrfach gesättigte Fettsäuren für die geistige Entwicklung. Ebenso lässt der Saugreflex nach und das Baby ist so weit entwickelt, das es den Brei mit dem Löffel essen kann.

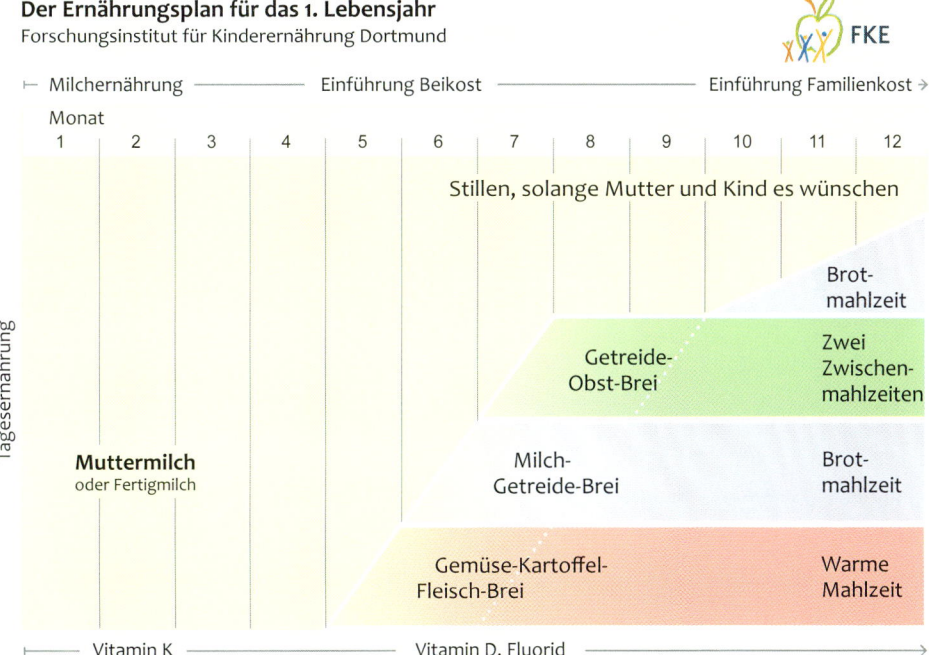

(Forschungsinstitut für Kinderernährung e.V. Dortmund (FKE), abrufbar unter: http://www.fke-do. de/index.php?module=page_navigation&index%5Bpage_navigation%5D%5Baction%5D=details&index%5Bpage_navigation%5D%5Bdata%5D%5Bpage_navigation_id%5D=62, [05.02.2015])

Frisch zubereitete Breie schmecken dem Baby besonders gut, aber auch die gekaufte Gläschenkost ist in Ordnung. Für die Zubereitung des Milch-Getreide-Breies ist der Einsatz von Vollmilch zu empfehlen. Als Trinkmilch sollte Vollmilch erst gegen Ende des ersten Lebensjahres gegeben werden. Lassen Sie das Kind im zweiten Lebenshalbjahr möglichst aus dem Becher oder der Tasse trinken. Fügen Sie dem selbst hergestellten Brei etwas Rapsöl hinzu. Dieses ist wichtig für die Gehirnentwicklung.

Rezept für einen Gemüse-Kartoffel-Fleischbrei (1 Portion)

Benötigt werden:

- zwei Möhren
- eine große Kartoffel
- 20 g frisches Rinderhackfleisch
- 1 TL Rapsöl

Zubereitung:

- Das Hackfleisch in einem kleinen Topf mit Wasser bedecken und zehn Minuten kochen lassen.
- Möhren schälen und würfeln, ebenso mit der Kartoffel verfahren.
- Das Gemüse zum Fleisch geben, alles acht Minuten köcheln lassen.
- Immer wieder mit Wasser bedecken.
- Masse pürieren und etwas abkühlen lassen.
- 1 TL Rapsöl hinzufügen und umrühren.

Aufgaben

1. Erstellen Sie anhand des Ernährungsplanes einen Kostplan für ein sieben bis neun Monate altes Baby. Gehen Sie von vier Mahlzeiten am Tag aus.

2. Stellen Sie eine Liste von Lebensmittel zusammen, die für ein einjähriges Kind zum Essen ungeeignet sind. Zum Beispiel sind Hülsenfrüchte ein stark blähendes Lebensmittel, dies kann Verdauungsprobleme verursachen.

3. Sammeln Sie weitere Rezepte für selbst herzustellende Breie und kochen Sie diese nach.

4. Gestalten Sie ein Projekt, z. B. „Gesunde Kost für Babys". Planen Sie in Gruppen die Durchführung, die benötigten Materialien und die Kosten. Laden Sie dazu z. B. Krabbelgruppen, Mütter mit Kleinkindern ein und stellen Sie Ihre Nahrungsbeispiele vor.

Zur Breimahlzeit Trinken anbieten

Sobald Babys zusätzlich zur Muttermilch oder Säuglingsnahrung drei Breimahlzeiten pro Tag bekommen, sollten Eltern ihnen zusätzlich etwas zu trinken geben. Geeignet sind nach Angaben der Deutschen Gesellschaft für Kinder- und Jugendmedizin Wasser oder ungesüßte, babygerechte Tees. Da kleine Kinder kaum auf ihren Durst aufmerksam machen können, bieten Eltern ihnen am besten immer wieder etwas zu trinken an. Kuhmilch kann zunächst in einer Menge von 200 Millilitern am Tag für Milchbrei zum Einsatz kommen. Als eigenes Getränk erhalten Kinder sie aber besser nicht vor dem Ende ihres ersten Lebensjahres.

(o. A., 2014, S. 19)

5.6.2 Ernährung im Kleinkindalter

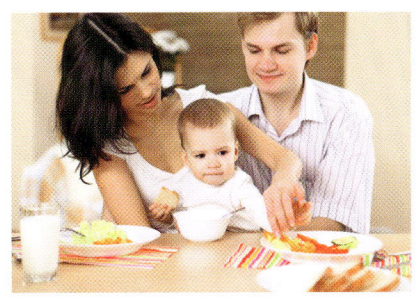

Gegen Ende des ersten Lebensjahres wird das Kind allmählich an die Familienkost herangeführt. Aber nicht alles, was Erwachsene ab und zu speisen, ist auch wirklich für das Kleinkind zu diesem Zeitpunkt geeignet.

Empfohlen wird eine ausgewogene Mischkost.

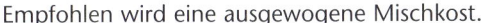

Die aid-Ernährungspyramide

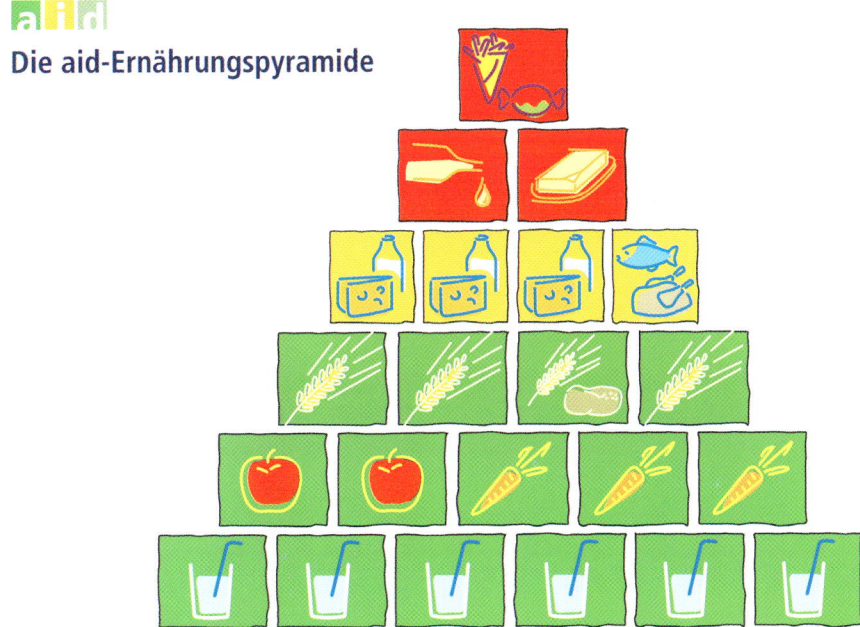

© aid infodienst, Idee: S. Mannhardt

- Rot = sparsam: z. B. Fett, fette Snacks und alle süße Speisen sowie zuckerhaltige Getränke

- Gelb = mäßig, aber regelmäßig: z. B. Milch und Milchprodukte, Fleisch, Wurst, Fisch und Eier

- Grün = reichlich essen: z. B. alle energiefreien und -armen Getränke, Gemüse, Obst, Brot, Kartoffeln, Nudeln, Reis

Die richtige Auswahl der Lebensmittelgruppen
Täglich:

- sechs Portionen Getränke (eine Portion = ein kleines Glas = 135 ml): Trink- und Mineralwasser, ungesüßte Tees, stark verdünnte Fruchtsäfte

- drei Portionen Gemüse, Salat, Rohkost, eine Portion = ein bis zwei Kinderhände (70 g)

- zwei Portionen Obst, eine Portion = ein bis zwei Kinderhände (100 g)

- drei Portionen Brot/Getreide, eine Portion = eine Scheibe Brot

- eine Portion gekochte Kartoffeln, Nudeln, Reis oder Getreide, eine Portion = zwei Kinderhände (180 g)

- drei Portionen Milch/Milchprodukte, eine Portion = ein Glas Milch

- eine Portion Fleisch oder Wurst, eine Portion = ein Handteller eines Kindes (40 g)

- zwei kleine Portionen Öl und Margarine oder Butter, eine Portion = 1 EL (12 g)

- eine Portion Süßes, eine Portion = eine Kinderhand voll (z. B. Gummibären, ein Schokoriegel) Die Portion Süßes den Kindern nicht verbieten.

Pro Woche:

- eine Portion Fisch, eine Portion = ein Handteller eines Kindes

- zwei Eier

Fallbeispiel
Laura ist drei Jahre alt und mag kein Obst und Gemüse. Immer wieder versucht sie es wegzuwerfen oder zu verstecken.

A

Aufgaben zum Fallbeispiel
1. Sammeln Sie Vorschläge, wie Sie kleine Obst- und Gemüsemuffel wie Laura dazu bringen können, z. B. Äpfel und Karotten zu essen.

2. Erstellen Sie bitte für Laura einen Tageskostplan mit fünf Mahlzeiten. Erkundigen Sie sich nach empfohlenen Portionen für die einzelnen Lebensmittel.

3. Bereiten Sie im Praxisunterricht kindgerechtes Fingerfood für einen Imbiss zu. Erkundigen Sie sich nach entsprechenden Rezepten in Büchern und im Internet.

4. Stellen Sie Lebensmittel entsprechend der Gruppen zusammen, welche für Kleinkinder zur Ernährung nicht empfehlenswert wären. Begründen Sie Ihre Entscheidungen. Finden Sie Alternativen für diese Lebensmittel (z. B. gezuckerte Cornflakes, süße Früchteriegel = zu viel Zucker, zahnschädigend).

5. Finden Sie Beispiele für kindgerechte Portionen von Obst und Gemüse.

5.7   Maßnahmen zu Unfallverhütung im Säuglings- und Kleinkindalter

UNGLÜCK
Kind stirbt nach Sturz in Teich
DESSAU-ROSSLAU/MZ – Ein dreijähriges Mädchen ist in Dessau-Roßlau nach einem Sturz in einen Gartenteich gestorben. Das Kind hatte sich am Freitag zunächst im Garten seiner Großmutter in Roßlau aufgehalten, wie die Polizei am Sonnabend mitteilte. Als es plötzlich verschwunden war, durchsuchten die Großmutter und der Vater des Kindes gemeinsam mit der Polizei die Gartenanlage. Der leblose Körper des Kindes wurde schließlich im Teich des Gartens der Eltern entdeckt, der sich nur wenige Meter entfernt in der gleichen Gartenanlage befindet. Die Dreijährige wurde ins Krankenhaus gebracht, wo sie starb. Die Ermittlungen zur genauen Todesursache dauerten noch an.   *Seite 2*

(o. A., 2014, S. 1)

A

Aufgaben

1. Diskutieren Sie in der Klasse über diesen Unfall.

2. Welche Möglichkeiten hätten bestanden, diesen Vorfall zu verhindern?

Vom ersten Tag an entdecken Kinder ihre Welt. Alle sind neugierig und voller Entdeckungslust. Wenn sie zu krabbeln beginnen, ist nichts mehr vor ihnen sicher. Säuglinge und Kleinkinder sind am meisten gefährdet. Sie verunglücken am häufigsten im häuslichen Umfeld.

Kinder sollen durch eigene Erfahrungen selbstständiger werden. Damit aber nichts Schlimmes passiert, sollte eine Umgebung geschaffen werden, in der sich das Kind gefahrlos bewegen kann. Kinder erkennen Gefahren nicht!

Gestaltung einer kindgerechten Wohnung
Kinderzimmer

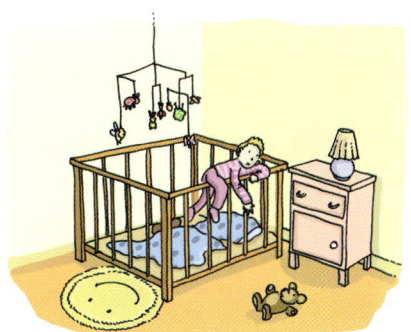

- Gitterabstand beim Bett/Laufgitter nicht größer als 7,5 cm, auf das Prüfzeichen „GS-geprüfte Sicherheit" achten

- Etagen- und Hochbetten für größere Kinder in der Wand verdübeln

- Möbelecken und -kanten mit Kantenschutz überdecken

- Türen und Fenster mit kindersicheren Griffen versehen

- Steckdosensicherungen einbauen

- Baby nie alleine auf dem Wickeltisch liegen lassen

Badezimmer

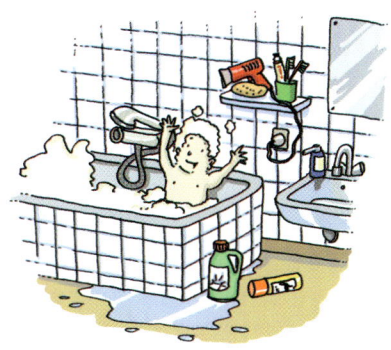

- Reinigungs-/Pflegemittel in abschließbaren Schränken unterbringen

- Elektrogeräte (Fön, Rasierapparat) nach Gebrauch wegräumen

- Kind beim Baden nie allein lassen, auch wenn es sicher sitzen kann

- Heißwasserzufluss so einstellen, dass es zu keinen Verbrühungen kommen kann

- rutschfeste Matten in und vor der Dusche sowie in der Badewanne sorgen für den nötigen Halt

- Trittschemel für das Waschen am Waschbecken bereitstellen

Wohnzimmer

- giftige Pflanzen aus der Wohnung entfernen (z. B. Diffenbachie, Weihnachtsstern)

- Steckdosen mit Kindersicherungen sichern

- Kabel stolpersicher befestigen

- Alkohol, Zigaretten, Feuerzeuge, Streichhölzer für Kinder unerreichbar aufbewahren

- scharfe und spitze Gegenstände (Schere, Nadeln) für Kinder unerreichbar aufbewahren

- eventuell Schutzgitter für Treppen anbringen

- Tür- und Schrankschlüssel abziehen

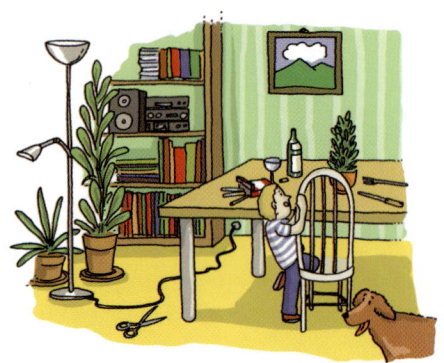

Küche

- Kochstelle mit Herdschutzgitter sichern

- hintere Herdplatten benutzen, Pfannenstiele zur Seite drehen

- Küchengeräte nach Gebrauch (Brotschneidemaschine, Mixer usw.) wegstellen

- Medikamente in einen abschließbaren Arzneimittelschrank verstauen

- Putz- und Reinigungsmittel, Plastiktüten usw. wegschließen, diese Mittel nie in alten Getränkeflaschen aufbewahren

- regelmäßig den Mülleimer entleeren

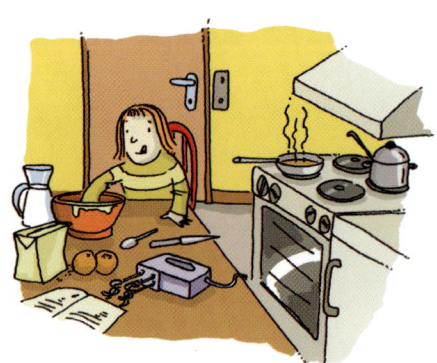

A   *Aufgaben*

1. Listen Sie weitere Gefahrenquellen für Kinder im Haushalt auf und machen Sie Vorschläge zur Verringerung der Gefährdung.

2. Erstellen Sie eine Liste von Notrufnummern.

3. Überlegen Sie, wie Kinderspielzeug beschaffen sein muss, damit es keine Gefahr für das Kind darstellt.

4. Erkundigen Sie sich in Fachgeschäften und Möbelhäusern nach speziellen Kindersicherungen.

5. Gehen Sie mit offenen Augen oder auch mal auf allen vieren durch die Wohnung, in der kleine Kinder leben. Listen Sie mögliche Gefahrenquellen auf und erarbeiten Sie Vorschläge zur Beseitigung.

5.8   Kleines Lexikon der Kinderkrankheiten

	Ursache	Zustand	Hilfe/Pflege
A - Augenentzündung	Zugluft, heftiges Reiben	gerötete, tränende, geschwollene Augen	Augensalbe, Augentropfen
B - Blähungen	Luft beim Trinken, Unverträglichkeit von Nahrung	Schmerzen, Bauch vorgewölbt	Fencheltee, kreisende Massage des Bauchs im Uhrzeigersinn
D – Durchfall	Unverträglichkeit von Nahrung, Infektion	wässrige oder breiige Stühle, unangenehmer Geruch	ausreichend Flüssigkeit mit einer Prise Salz und einem TL Traubenzucker
E – Erbrechen	Infektion, Stoffwechselstörung	Fieber, Durchfall	ausreichend Flüssigkeit
F – Fieber	Infektion, Fieber ist keine Krankheit, sondern Reaktion des Körpers, von Fieber spricht man bei über 38 °C		1 Min. im Po (rektal) messen mit digitalem Fieberthermometer, viel Flüssigkeit geben, Wadenwickel
K – Krämpfe	Krämpfe treten im Rahmen von Infektionen auf, z. B. bei einer Mittelohrentzündung, Fieber	Arme/Beine zucken, Haut ist blass, Speichelfluss	Kind in Seitenlage bringen, Notarzt verständigen
N – Nabelbruch	einen Nabelbruch haben viele Neugeborene, geht fast immer ohne Behandlung zurück	ein Nabelbruch ist schmerzlos	abwarten, Bruchlücke schließt sich
V – Verstopfung	meist bei Säuglingen, die mit Säuglingsmilchnahrung ernährt werden	Schmerzen, harter Stuhlgang	Milchzucker zufüttern, Obstsäfte zuführen
Z – Zähne	erster Zahn von 20 Milchzähnen im Alter von 5–10 Monaten	manchmal Fieber oder Durchfall	mit Wasser und weicher Zahnbürste reinigen, einmal am Tag mit einer erbsengroßen Menge einer fluoridhaltigen Kinderzahnpasta putzen

(Münstermann, 2014, S. 61 ff.)

Aufgaben

1. Erstellen Sie bitte ein Lexikon der Gesundheitsprobleme von Babys von A bis Z mit anderen Begriffen, wie z. B. A wie Allergie.

2. Erklären Sie die Begriffe und finden Sie Hilfemaßnahmen.

3. Recherchieren Sie in Büchern, im Internet oder befragen Sie Hebammen und Ärzte.

Lernzielkontrolle

Fallbeispiel

Jan und Laura, beide 19 Jahre alt, haben einen sechs Monate alten Sohn namens Finn. Seit einem Jahr wohnen sie gemeinsam in Dresden, beide sind sie noch in der Ausbildung. Sie haben sich sehr auf Finn gefreut. Er fängt an zu sitzen und unternimmt schon seine ersten Krabbelversuche. Tagsüber ist Finn in einer Kindertagesstätte. Laura stillt Finn noch und gibt für die Kita die Milch mit.

Sie wickeln Finn mit Stoffwindeln, weil sie der Meinung sind, dass das umweltfreundlicher ist. Heute ist wieder Badetag. Morgen hat Laura mit Finn einen Vorsorgetermin beim Kinderarzt. Und das Mittagessen für Finn muss auch noch zubereitet werden.

Aufgaben zum Fallbeispiel

1. Unterstützen Sie die jungen Eltern am Badetag. Beschreiben Sie die Körperpflege des Säuglings (Baden, Hautpflege), das Wickeln mit einer Stoffwindel sowie das An- und Auskleiden des Kindes.

2. Überlegen Sie, welche Vorsorgeuntersuchungen bei Finn jetzt anstehen. Welche Impfungen sollte er schon erhalten haben und welche folgen noch bis zum Ende des ersten Lebensjahrs?

3. Schlagen Sie eine Mittagsmahlzeit für Finn vor. Kochen Sie diese im Praxisunterricht nach.

4. Welche Maßnahmen zur Unfallverhütung sollten Jan und Laura in ihrer Wohnung jetzt unbedingt vornehmen, um sie kindersicher zu machen. Begründen Sie Ihre Vorschläge.

5. Finn bekommt öfter mal Schnupfen, dann schläft er auch schlecht. Geben Sie den Eltern Empfehlungen, was sie in diesem Fall tun könnten.

6 Unterstützung bei der Pflege von älteren und kranken Menschen

Lernziele:

1. Theoretische Grundlagen des altenpflegerischen Handelns besitzen und personen- bzw. situationsbezogen handeln.

2. Pflegeprozesse planen, durchführen und reflektieren können.

3. Über geeignete Hilfen/Hilfsmittel Kenntnisse besitzen und diese unterstützend einsetzen können.

4. Lebenswelten und soziale Netzwerke alter Menschen berücksichtigen sowie sie bei der Lebensraum- und Tagesgestaltung unterstützend begleiten.

5. Kenntnisse über bestimmte altersbedingte Krankheitsbilder besitzen sowie entsprechende Hygienemaßnahmen anwenden.

6. Maßnahmen der Desinfektion kennen und im beruflichen Alltag umsetzen sowie weitere Möglichkeiten der Infektionsprophylaxe anwenden können.

7. Ernährungspsychologische Gesichtspunkte bei der Auswahl von Mahlzeiten berücksichtigen bzw. Speisen und Getränke bedarfsgerecht zusammenstellen.

6.1 Der Alterungsprozess als körperliche und seelische Veränderung

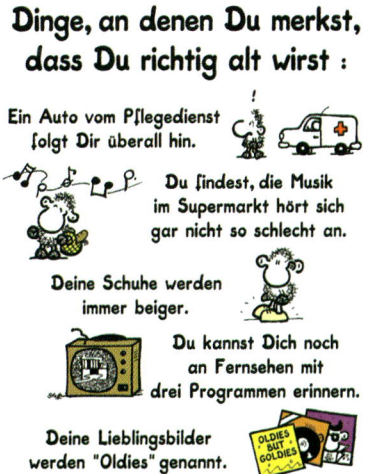

Dinge, an denen Du merkst, dass Du richtig alt wirst:

Ein Auto vom Pflegedienst folgt Dir überall hin.

Du findest, die Musik im Supermarkt hört sich gar nicht so schlecht an.

Deine Schuhe werden immer beiger.

Du kannst Dich noch an Fernsehen mit drei Programmen erinnern.

Deine Lieblingsbilder werden "Oldies" genannt.

Viele Menschen denken, der Alterungsprozess beginne erst im Laufe ihres Lebens. Manche erkennen ihn bei sich ab 30 Jahren, andere wiederum ab 40 oder sogar erst ab 50 Jahren. Damit liegen alle falsch. Denn der Alterungsprozess setzt bereits mit der Geburt ein. Schon bei Säuglingen können Ablagerungen in Blutgefäßen nachgewiesen werden, die auf den Alterungsprozess zurückzuführen sind.

Das Altern ist somit ein biologischer, psychischer und sozialer Vorgang, der nicht erst anfängt, wenn man schon älter ist, sondern von Geburt an läuft und unumkehrbar ist. Wie der Alterungsprozess eines jeden Menschen abläuft, ist individuell in dessen Genen festgelegt. Daneben wird er aber von dem ganz persönlichen Lebensstil und der Lebensgeschichte der Person mitbestimmt. Allerdings sagt die Anzahl der Lebensjahre nicht unbedingt etwas über die körperliche Verfassung des Einzelnen aus. So kann z.B. ein 40-jähriger Kettenraucher die Lungenfunktion eines 60-Jährigen haben und der 50-jährige Langläufer die Ausdauer eines 30-Jährigen.

Die Faktoren, die das Altern nachweislich beschleunigen, können eingeteilt werden in äußere und innere Einflüsse. Viele dieser Einflüsse hängen mit unserer **sozialen und seelischen Gesundheit** zusammen.

Bekannte Einflüsse auf das Altern sind:

- Rauchen
- starkes Übergewicht
- Bewegungsmangel
- Dauerstress

Aufgaben

1. Überlegen Sie bitte weitere Faktoren, die das Altern beschleunigen.

2. Bilden Sie Zweierteams, suchen Sie sich einen Faktor heraus und gestalten Sie bitte eine PowerPoint-Präsentation, in der Sie der Frage nachgehen: „Wo im Körper wirkt sich unser ausgewählter Faktor auf das Altern aus?"

6.1.1 Altersbedingte Veränderungen des Menschen

Herz-Kreislauf-System

Nachlassen der Herzmuskelkraft und allmähliche Verhärtung des Gefäßsystems, u.a. durch die seit Geburt begonnenen Gefäßablagerungen (**Arteriosklerose**):

- führt zu Abnahme der Leistungsfähigkeit und

- verursacht Bluthochdruck, der wiederum führt unbehandelt zu einer Alterung des Herz-Kreislauf-Systems.

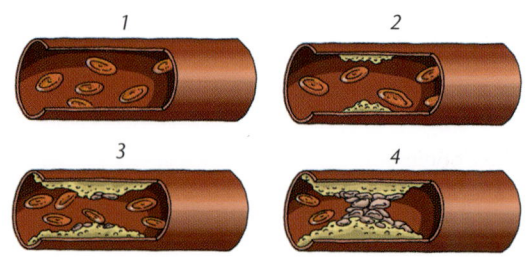

Aorta mit Arteriosklerose (Originalquelle: Deutsche Gesellschaft für Angiologie, Gesellschaft für Gefäßmedizin e.V. (DGA)

Eine verringerte Herzmuskelkraft mit verringerter Pumpleistung:

- führt zu Wasseransammlungen im Gewebe (Ödeme) und
- zu erhöhter nächtlicher Harnentleerung im Alter.

Aufgabe   **A**

1. Finden Sie bitte eine Erklärung, wie es zu den Wasseransammlungen und den erhöhten Toilettengängen in der Nacht kommt.

2. Bitte finden Sie Risikofaktoren, die das Altern beschleunigen.

Atmungsorgane

- Abnehmende Elastizität der Lunge mit dem Alter, damit Verringerung der Luftmenge, die ein- und ausgeatmet werden kann, um fast 50 % **(Vitalkapazität)**

- Verringerung der Anzahl der Lungenbläschen, die in der Lunge den Ort bilden, der für den Austausch des Sauerstoffs aus der eingeatmeten Luft und aus dem Blut da ist

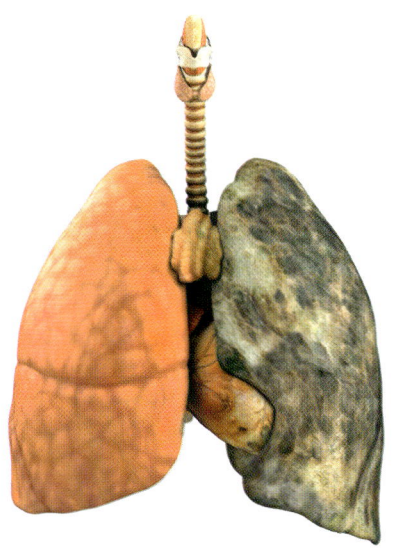

Die Einschränkungen der Atmungsorgane werden von gesunden Älteren erst bei großer Anstrengung wahrgenommen. Sind die Atmungsorgane allerdings durch Erkrankungen oder durch langjähriges Rauchen vorbelastet, können Einschränkungen schon bei kleinen Belastungen oder sogar im Ruhezustand zu Atemnot führen und man „kommt aus der Puste".

Aufgabe   **A**

Suchen Sie bitte gemeinsam in der Klasse solche Erkrankungen, die die Atmungsorgane dauerhaft belasten können.

Verdauungssystem
Mundhöhle und Zähne

- Schlechte Mund- und Zahnhygiene führen oftmals zu frühzeitigem Verlust der Zähne. Dies stört viele nicht, da sie Zahnprothesen als Ersatz nutzen können.

- Allerdings ist die Belastung auf den Kieferknochen durch eine Prothese ungünstiger als durch die natürlichen Zähne. Dies führt oftmals zur Rückbildung des Kieferknochens und zur Lockerung der Prothese, die daraufhin oft ausgetauscht werden muss.

Eine gründliche Mund- und Zahnhygiene beugt altersbedingtem Zahnverlust vor und die eigenen Zähne können bis ins hohe Alter erhalten werden.

Magen-Darm-Trakt

- In Speiseröhre, Magen, Dünn- und Dickdarm schrumpft die Muskulatur, die für die Verdauung und den Transport des Nahrungsbreis zuständig ist.
  - Die Darmflora, also die Anzahl und die Zusammensetzung von Bakteriengruppen, die am Verdauungsprozess mitwirken, verändert sich. Dies hat zur Folge, dass ältere Menschen oft mit Verstopfungen zu kämpfen haben.

- Leber und Bauchspeicheldrüse sind mit zunehmendem Alter nicht mehr so leistungsfähig. Stoffe, wie Medikamente und Alkohol, die in der Leber verarbeitet werden, werden dadurch langsamer abgebaut.

Nieren und Harnwege
Nieren

- Die Leistungsfähigkeit der Nieren sinkt bei den meisten Menschen mit zunehmendem Alter **(glomeruläre Filtrationsrate)**.

- Die Fähigkeit der Nieren, die für den Körper wichtigen Mineralien aus dem Primärharn herauszufiltern und in den Körper zurückzugeben, nimmt im Alter ab.
  - Stellt aufgrund der großen Leistungsreserve der Niere selbst im hohen Alter normalerweise kein Gesundheitsproblem dar.
  - Im Alter kommt es durch Operationen, schwere Infektionen, Behandlungen mit Infusionen oder einfach, dass aufgrund verminderten Durstgefühls im Alter zu wenig getrunken wird, doch häufig zu großen Belastungen und damit zu teilweise schweren Schwankungen des Salz-Wasser-Haushalts.
  - Dann besteht Gefahr der Austrocknung (**Exsikkose**) und von Mineralstoffmangel, der eine akute Demenz vortäuschen kann.

 Bestimmte Medikamente, wie manche Antibiotika oder Psychopharmaka, bleiben lange im Körper und werden dann über die Nieren ausgeschieden. In Hinsicht auf eine verringerte Nierenfunktion ab höherem Alter sollte deren Dosis verringert werden, um eine Überdosis und dadurch verursachte Vergiftungserscheinungen zu vermeiden.

Harnwege

- Vermindertes Fassungsvermögen und die nachlassende Fähigkeit, die Harnblase zusammenzuziehen (**Kontraktion**), führen zu häufigeren Toilettengängen.

- Nachlassende Spannung des Harnblasenschließmuskels, eine Vergrößerung der Prostata bei Männern und ein Absinken von Gebärmutter und Scheide bei Frauen führen zu Inkontinenzbeschwerden.

Hormonsystem
Hormonveränderungen bei Frauen: Absinken der weiblichen Geschlechtshormone, v.a. Östrogen, die sogenannten Wechseljahre.

Folgen:

- Ausbleiben der Menstruationsblutung und Erlöschen der Fruchtbarkeit
- Geschlechtsorgane bilden sich zurück, die Scheidenschleimhaut wird dünner und trockener
- die Haut neigt dazu, auszutrocknen und sie verliert ihre Elastizität (bspw. an den Händen und im Gesicht)
- ein niedriger Östrogenspiegel kann Osteoporose begünstigen

Hormonveränderungen bei Männern: sinkender **Testosteron**spiegel (= männliches Geschlechtshormon).

Folgen:

- macht sich bei Männern nicht so stark bemerkbar, da er langsamer und nicht so stark abfällt
- vergrößerte **Prostata** bei 70 % aller Männer ab 70 Jahren

Weitere Hormone, die sich verändern, sind bspw. Wachstumshormone und das **Melatonin**, welches den Tag-Nacht-Rhythmus des Menschen steuert.

Aufgaben

A

1. Welche Auswirkungen kann eine Veränderung der Melatonin-Produktion auf den Menschen am Tag und in der Nacht haben?

2. Diskutieren Sie bitte Möglichkeiten, wie der Tag- und Nachtrhythmus von älter werdenden Menschen in einem gesunden Gleichgewicht gehalten werden kann.

Immunsystem

Alle Vorgänge des Immunsystems setzen im Alter erst zeitlich verzögert ein, was eine generell erhöhte Infektionsanfälligkeit bedeutet, v. a. dies birgt für die Atmungsorgane im Zusammenhang mit wenig Bewegung und Bettlägerigkeit eine erhöhte Gefahr für lebensgefährliche Lungenentzündungen.

Aufgrund der geschwächten Immunabwehr kann Fieber, welches eine wichtige Leitbeschwerde des Körpers ist, an welcher Erkrankungen, besonders Entzündungen, mit festgemacht werden können, bei älteren Menschen nur schwach sein oder ganz ausbleiben. Eine rechtzeitige Diagnose und Therapie werden damit erschwert.

Muskel- und Skelettsystem
Muskeln

Das Verhältnis von Muskel- zu Fettmasse im Körper verschiebt sich mit zunehmendem Alter hin zur Fettmasse: Die Muskelmasse eines Erwachsenen verringert sich um ca. 0,5 % pro Jahr und wird in der Regel durch Fett ersetzt.

Dies führt zusammen mit anderen altersbedingten Veränderungen (z. B. dem Rückgang der Leistungsfähigkeit von Herz und Lungen) zu einem körperlichen Leistungsverlust im Alter.

Knochen

Die Knochendichte nimmt mit dem Alter ab, die Knochen werden poröser und instabiler, alle Osteoporosevorgänge werden beschleunigt. Frauen sind davon stärker betroffen, da ihre Geschlechtshormone während der Wechseljahre stärker abfallen und ein niedriger Östrogenspiegel Osteoporose begünstigen kann.

Vergleich gesunde Knochenstruktur – Knochenstruktur mit Osteoporose

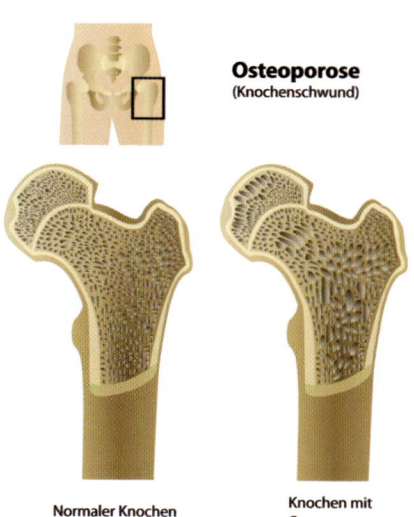

Osteoporose
(Knochenschwund)

Normaler Knochen   Knochen mit Osteoporose

Gelenke

Die Knorpelschicht der Gelenke wird dünner, unelastischer und verliert ihre Glätte an besonders belasteten Stellen. Zusätzlich nutzt sich die Gelenkschmiere ab. Bei Überbeanspruchung kommt es deshalb leicht zu Entzündungen und zur Gelenkabnutzung (**Arthrose**), insbesondere an den Hüftgelenken.

Haut und Haare
Haut

- Die Haut wird unelastischer, ihr Wassergehalt und zudem die Aktivität der Talgdrüsen nehmen ab, die Haut wird dadurch trockener.

- Es werden weniger hauteigene Fette gebildet und der Hautstoffwechsel verlangsamt, die Haut verhornt.

- Die Zellen, die die Hautschichten bilden, teilen sich immer langsamer und werden immer dünner und kleiner. Die Haut wird leichter verletzbar, empfindlicher und heilt langsamer bei Verletzungen.

- Wasserbindung und Abwehrkräfte der Hautzellen lassen nach. Linien, Falten und unregelmäßige Pigmentierung sowie Pigmentflecken (Altersflecken) entstehen.

- Das Unterhautfettgewebe verschwindet, die Muskulatur verliert an Spannung und die Haut erschlafft. Die Haut verliert an Zartheit und Ausstrahlung.

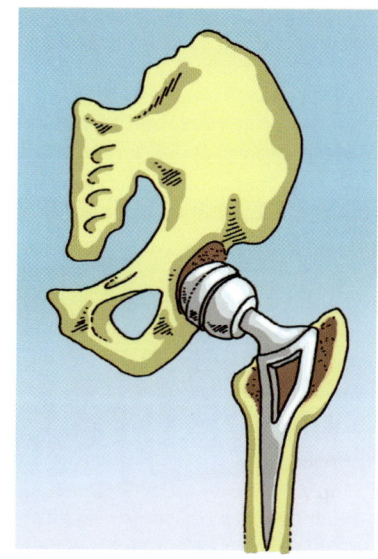

Künstliches Hüftgelenk

 Im Gesicht verlaufen meist im Alter ab 35 Jahren die feinen Falten. Diese Veränderungen werden durch die Mimik, aber auch das (Er-)Leben jedes Einzelnen entscheidend beeinflusst. Das Leben zeichnet in jedes Gesicht seine individuelle Geschichte.

Haare

Im Alter zwischen 35 und 45 Jahren beginnen die Haare meist ihre Farbpigmente zu verlieren, sie werden silbrig-grau und in späteren Lebensabschnitten manchmal weiß. Sie werden oft dünner und fallen teilweise aus, was vor allem Männer betrifft (**androgener Haarausfall**).

Gehirn und Nervensystem
Gedächtnis

Das Langzeitgedächtnis bleibt bis ins hohe Alter gleich leistungsfähig, während das Kurzzeitgedächtnis ab dem mittleren Lebensalter an Leistungsvermögen abnimmt. Besonders störend für Menschen im Alter sind dabei vergessene Termine oder Vorsätze.

Durch ausdauernde geistige Aktivität bis hin zum Gehirnjogging lassen sich diese Veränderungen jedoch bis ins 70. Lebensjahr verzögern. Ein geistig reger und geübter Mensch in hohem Alter kann deshalb ein besseres Gedächtnis haben als ein weniger geübter junger Mensch.

Aufgaben

1. Recherchieren Sie bitte im Internet nach Gehirnjogging-Methoden.

2. Entwickeln Sie gemeinsam als Klasse ein Spiel für ältere Personen, das das Gehirn trainiert.

Kognitive Funktionen

Unter Kognition werden Leistungen wie bspw. Wahrnehmen, Erkennen, Erinnern und Denken zusammengefasst.

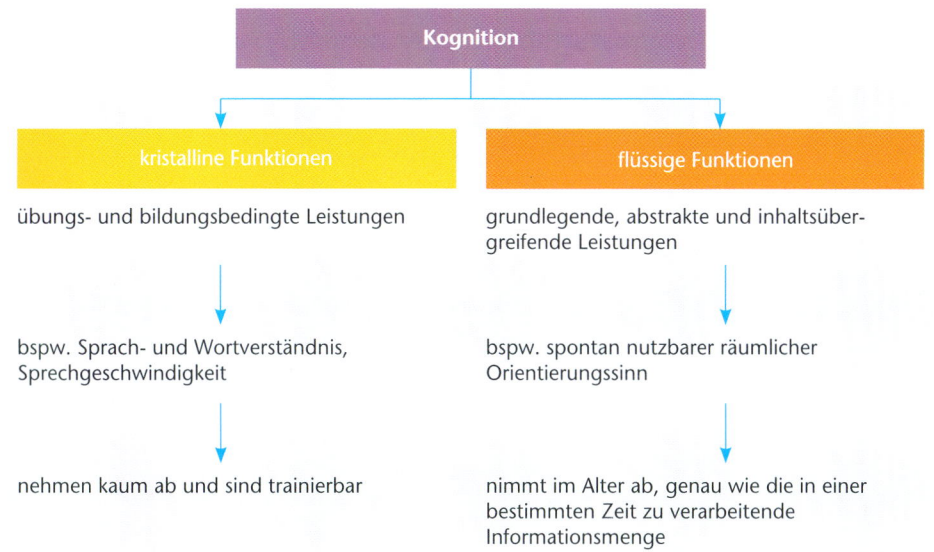

Kognition

kristalline Funktionen — übungs- und bildungsbedingte Leistungen → bspw. Sprach- und Wortverständnis, Sprechgeschwindigkeit → nehmen kaum ab und sind trainierbar

flüssige Funktionen — grundlegende, abstrakte und inhaltsübergreifende Leistungen → bspw. spontan nutzbarer räumlicher Orientierungssinn → nimmt im Alter ab, genau wie die in einer bestimmten Zeit zu verarbeitende Informationsmenge

Psychische Altersprozesse

Erste Veränderungen im Alltag sind oftmals im Alter ab 60 Jahren bemerkbar. Die Veränderungen in der Gefühlswelt **(Psyche)** sind individuell verschieden, aber durch drei Grundaussagen gekennzeichnet:

- Die Abstände zwischen entgegengesetzten emotionalen Polen werden geringer, also etwa zwischen absolut glücklich und tief traurig.

- Charaktereigenschaften und Persönlichkeitsmerkmale, die die Person schon als jungen Menschen ausmachten, verstärken sich.

- Introvertiertes, also „in sich gekehrtes Verhalten" nimmt zu, während extrovertiertes, also „aus sich herausgehendes Verhalten" eher abnimmt.

Aufgaben

1. Sammeln Sie bitte Ereignisse, die die Psyche im Alter negativ beeinflussen können.

2. Sammeln Sie bitte persönliche und soziale Quellen, die die Psyche im Alter stabilisieren können.

Soziale Altersprozesse

Gesellschaft, Familie, berufliches Leben und soziales Netz wirken auf die individuelle Wahrnehmung und Gestaltung des Alterungsprozesses. Starke familiäre oder berufliche Erlebnisse lassen einen Menschen oft erst merken, dass er älter geworden ist und ein neuer Lebensabschnitt begonnen hat.

Hierzu gehören bspw.:

- Midlife Crisis

- Empty-Nest-Syndrom

- Pensionierung

Aufgaben

1. Erkundigen Sie sich bitte danach, was die drei Begriffe bedeuten und beinhalten. Beschreiben Sie diese mit Ihren eigenen Worten!

2. Wie können diese drei Lebensabschnitte den Menschen beeinflussen? Wo liegen Chancen und Risiken?

Betrachtet man den Mensch als ganzheitliches Wesen, so erlebt er neben Abbauprozessen genauso auch Wachstumsprozesse im Laufe des Lebens. Hierzu gehören:

- Zugewinn an Problemlösungsstrategien und spezielle Kenntnisse durch die Konfrontationen mit Problemen im Laufe des Lebens

- Erfahrungsgewinn, Gelassenheit und Verantwortungsbewusstsein

- Den altersbedingten Funktionsabbauten stehen altersbedingte Gewinne gegenüber: Ein langsameres Schreiben im Alter kann bspw. durch ein besseres Text- und Leseverständnis ausgeglichen werden.

Altersbedingte Aufbauprozesse sind stärker von der einzelnen Person beeinflussbar als die durchs Altern verursachten Abbauprozesse.

Aufgabe
Die Veränderungen der Sinnesorgane sind noch nicht aufgezählt. Arbeiten Sie bitte in Kleingruppen die Veränderungen der Sinnesleistungen heraus, die das Alter mit sich bringt.

6.1.2 Glaubens- und Lebensfragen

Man kann davon ausgehen, dass jeder Mensch eine eigene Religiosität hat. Das heißt nicht zwangsläufig, dass er auch einer Glaubensgemeinschaft angehört, aber dass er ein ganz eigenes Glaubenssystem besitzt, das sich mit dem Leben und Erleben gebildet hat.

Menschen stellen sich in ihrem Leben viele Fragen auf verschiedenen Ebenen:

- Fragen nach dem Sinn des Lebens

- Fragen zum Umgang mit (unheilbaren) Krankheiten
  – In dieser für den Betroffenen sehr bedrohlich empfundenen Phase kann er oft Zuversicht, Sicherheit und neue Kraft zur Lebensgestaltung in seinem Glauben finden.

- Fragen zum Sterben und zu dem, was möglicherweise nach dem Tode kommt
  – Die Endlichkeit des Lebens ist für den Menschen oft nicht vollumfänglich zu fassen. Älter werdende Menschen wünschen sich ein soziales Umfeld, das für Fragen und Gespräche zu Lebensendlichkeit, Altersveränderungen und Tod bereit und offen ist.

Im Alter erleben Menschen auf vielen Ebenen ihres Lebens Beeinträchtigungen ihrer körperlichen, geistigen und auch seelischen Gegebenheiten. Für vieles gibt es durch medizinische Behandlung Linderung. Dennoch fällt es gerade älteren Menschen oft sehr schwer, damit umzugehen und diese Beeinträchtigungen mit ihrem Leben zu vereinbaren.

- Die körperlichen Entwicklungen sorgen bei vielen Menschen dafür, dass sie ihre bisherigen Tätigkeiten und Rollen aufgeben und ihren Lebensplan ändern oder aufgeben müssen.

- Der Mensch sieht sich in einer immer passiveren und abhängigeren Rolle.

- Viele Menschen ängstigen sich vor einer Pflegebedürftigkeit, dem Verlust der Eigenständigkeit durch Wegfall von Gehirnleistungen oder der kognitiven Fähigkeiten.

- Neue Sinnentwürfe für das eigene Leben zu bilden ist schwierig – die Lebenszeit reicht oft nicht mehr aus. Viele Menschen wünschen sich aus den genannten Gründen daher einen möglichst schnellen und „quallosen" Tod.

Aufgabe
Entwickeln Sie bitte Interviewfragen und interviewen Sie ältere Menschen in Ihrem Umfeld zu deren Sinn- und Glaubenssystem („Sinn des Lebens"). Tauschen Sie Ihre Ergebnisse danach in der Klasse aus.

6.2   Kommunikation und Beziehungsgestaltung im Pflegeprozess

Eine Pflegebeziehung zwischen der Pflegeperson und dem Pflegebedürftigen ist enorm wichtig, damit die gesundheitliche Versorgung optimal vonstattengehen kann. Die Gesundheitsförderung im pflegerischen Alltag braucht eine stabile Bindung als Grundlage.

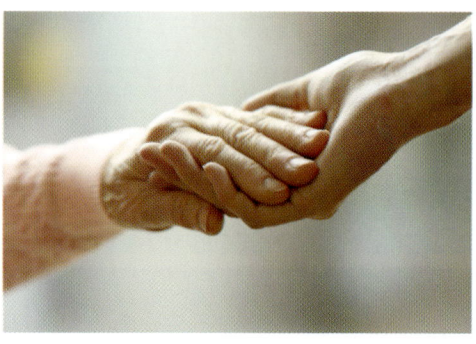

Im pflegerischen Alltag ist es keine Frage, ob Pflegekraft und Pflegebedürftige zusammenkommen, sondern wie sie zusammenkommen und ihren Umgang miteinander, d.h. ihre Pflegebeziehung, gestalten. Eine vertrauensvolle Pflegebeziehung ist die Voraussetzung für einen erfolgreichen Pflegeprozess. Eines der wichtigsten Instrumente, um eine vertrauensvolle Pflegebeziehung zu erreichen, ist die Kommunikation zwischen Pflegekraft und Pflegebedürftigem.

Menschliche Kommunikation scheint zunächst ebenso selbstverständlich wie alltäglich zu sein – und ist dennoch eine äußerst komplexe Angelegenheit. In der Pflege, die auf einen intensiven Informationsaustausch besonders angewiesen ist, werden mögliche Hemmnisse und Stolpersteine in der Kommunikation schnell sichtbar. Doch was ist Kommunikation überhaupt?

Der österreichisch-amerikanische Kommunikationswissenschaftler und Psychotherapeut Paul Watzlawick prägte die bekannte Grundannahme: „Man kann nicht nicht kommunizieren." Das bedeutet, Kommunikation zwischen Menschen passiert auf unterschiedlichen Ebenen. Zusätzlich zum Miteinander-Reden „reden" Menschen auch ohne Worte. Jede noch so passive Körpersprache stellt Kommunikation dar, da jedes Verhalten kommunikativ ist. Kommunikation ohne Sprechen nennt sich **nonverbale Kommunikation.** Verhalten besitzt dabei kein Gegenteil. Man kann sich also nicht nicht verhalten und somit auch nicht nicht kommunizieren.

Neben dieser Grundannahme hat Paul Watzlawick vier weitere Grundsätze zur zwischenmenschlichen Kommunikation veröffentlicht, die als die fünf Axiome der Kommunikation bekannt sind. Ein Axiom bedeutet hier übersetzt „Grundannahme".

Die weiteren Axiome lauten:

- „Jede Kommunikation hat einen Inhalts- und einen Beziehungsaspekt, wobei der letztere den ersteren bestimmt."

- **„Jeder Kommunikationsprozess ist von der Interpunktion der Kommunikationspartner abhängig."**

- „Menschliche Kommunikation bedient sich digitaler und analoger Modalitäten."

- „Kommunikationsprozesse sind entweder symmetrisch oder komplementär strukturiert."

(S. Bender, abgerufen unter: www.paulwatzlawick.de/axiome.html, [27.05.2015])

Kommunikation bedeutet also ganz allgemein den Austausch von Botschaften. Die Kommunikation ist dabei vielschichtig und variabel.

Die Fähigkeit, sich über Detail des Lebens austauschen und verständigen zu können, ermöglicht dem Menschen, ein gemeinschaftliches Leben zu führen. Daher ist die Frage gelingender Kommunikation stets auch mit der Frage verbunden, wie persönliche Fähigkeiten dabei erfolgreich eingesetzt und entwickelt werden können.

Die Vielschichtigkeit der Kommunikation wird auch in dem „**Vier-Ohren-Modell bzw. Vier-Seiten-einer-Nachricht-Modell**" von Friedemann Schulz von Thun aufgegriffen und dargestellt. Es sagt aus, dass eine Botschaft vom Sender auf vier verschiedenen Ebenen gegeben und vom Empfänger vierfach gedeutet werden kann.

Das Vier-Ohren-Modell nach Friedemann Schulz von Thun

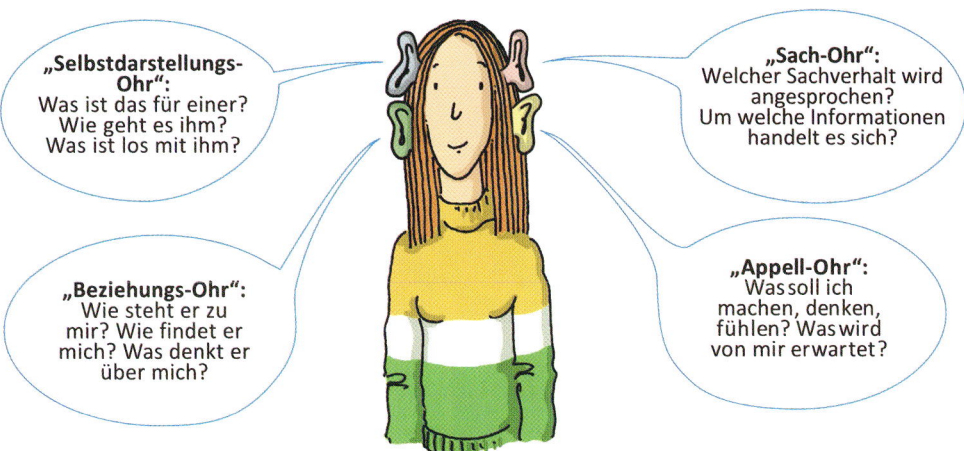

- Auf der Sachebene wird eine rein sachliche Aussage gemacht und es werden damit Informationen überbracht.

- Auf der Appellebene wird mit der Nachricht an den Empfänger appelliert, etwas zu tun, und Einfluss genommen. Auf der Empfängerseite heißt dies, dass der Empfänger erkennt, was von ihm mit der Aussage erwartet wird.

- Auf der Beziehungsebene zeigt die Nachricht an, in welcher Beziehung Sprecher und Empfänger zueinander stehen. Abhängig von der Beziehung zwischen den beiden kann der Empfänger Empfindungen wie Wertschätzung oder Verachtung aus der Nachricht des Senders entnehmen, was durch Tonfall und/oder nonverbale Kommunikation noch verstärkt werden kann.

- Auf der Ebene der Selbstkundgabe (auch Selbstoffenbarung) offenbart der Sender etwas über sich – einen Wunsch, eine Bitte oder eine Aufforderung. Der Sender vermittelt sowohl bewusst als auch unbewusst etwas von sich mithilfe seiner Botschaft.

Beispiel
Holger sagt zu seiner Frau Silke: „Schatz, mein Kaffee ist alle."
Damit kann er senden wollen:
1. Ich habe noch Durst. (Selbstoffenbarung)
2. Mein Kaffee ist leer. (Sachinhalt)
3. Hol mir noch einen Kaffee! (Appell)
4. Ich erwarte, dass Du mich bedienst. (Beziehung)

Ein Sender

- **stellt sich selbst dar,**

- **teilt sachliche Informationen (bspw. Fakten) mit,**

- **nimmt Einfluss auf den Empfänger,**

- **zeigt das Verhältnis zum Empfänger an.**

Nun kann der Empfänger vier Ohren einsetzen, mit denen er die Nachricht entschlüsselt.

Der Empfänger hat prinzipiell die freie Auswahl, welches Ohr er für die Entschlüsselung der Nachricht nutzt. Um Fehler beim Zuhören zu vermeiden, wird die Technik des Rückkoppelns (Feedback) empfohlen: Man fragt beim Sender nach, ob man eine bestimmte Nachricht korrekt empfangen hat.

Aufgabe
Wie könnte ein Feedback aussehen? Geben Sie bitte Beispiele, nachdem Sie sich zur Thematik des Feedbacks informiert haben.

- **Kommunikation hat immer vier Ebenen.**

- **Der eigentliche Sinn einer Nachricht entsteht beim Empfänger.**

- **Konflikte sollen auf der Ebene kommuniziert werden, auf der sie entstanden sind.**

- **Das Selbstoffenbarungsohr ist am unausgeprägtesten. Vor allem in einem Streit sollte der Empfänger einer Nachricht verstärkt auf das Selbstoffenbarungsohr achten.**

Beispiel
Sie wollen sich etwas kaufen, doch es fehlen Ihnen 25 Euro. Sie bitten einen Freund oder eine Freundin, Ihnen das Geld zu leihen.

Wie können nun die vier Seiten auf Sender- und Empfängerebene aussehen? Bitte geben Sie Beispielsätze dafür.

Ein Sprichwort sagt: „Reden ist Silber, Schweigen ist Gold." Aber selbst wenn man schweigt, kommuniziert man immer noch. Die eigene Körperhaltung, Gestik und Mimik teilt immer etwas mit – ob man dies möchte oder nicht. Diese sogenannte **nonverbale Kommunikation** ist die ältere Form des Kommunizierens.

Ebenen nonverbaler Kommunikation:

- Blickkontakt
- Gesichtsausdruck (**Mimik**)
- Körperhaltung und Körperbewegung (**Gestik**)
- Berührung
- räumliche Distanz (der Raum zwischen Personen)
- Gegebenheiten der Stimme (Tonfall, Sprechgeschwindigkeit, Betonungen, Pausen)

Einen Einfluss haben auch Kleidung, Schmuck, Frisur, Make-up und Parfüm, die besonders die Selbstoffenbarungs- und Beziehungsebene ansprechen.

Anhand eines Experimentes konnten die Wandelbarkeit und die starke Wirkung der nonverbalen Kommunikation gezeigt werden:

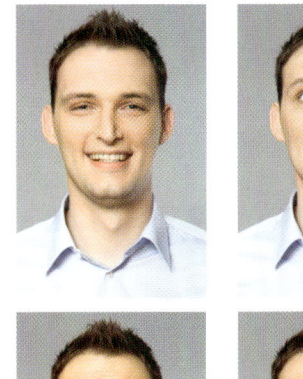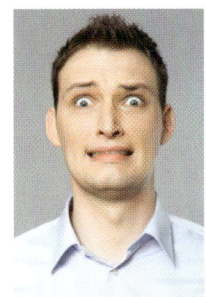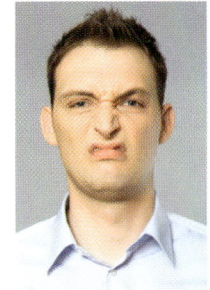
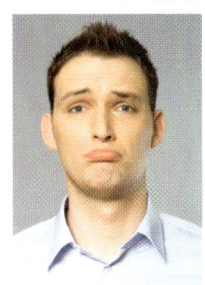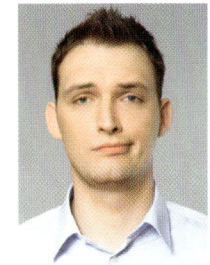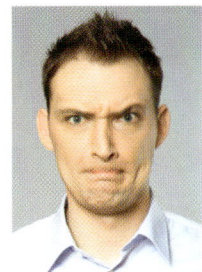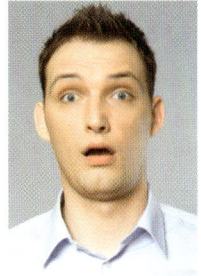

Prototypische Ausdrücke der sieben kulturübergreifend gleichen Basisemotionen nach Paul Ekman.
Mehr Informationen unter www.campuskoerner.de

Aufgabe

A

1. *Beschreiben Sie bitte, was Sie auf den Bildern sehen und welche Ebenen der nonverbalen Kommunikation hier angesprochen werden.*

2. *Wie verändert sich der Eindruck der Frau auf den Bildern von links nach rechts für Sie? Durch welche Ursache ist dieser Eindruck hervorgerufen worden?*

3. *Welche Schlüsse ziehen Sie daraus für die nonverbale Kommunikation?*

4. *Gehen Sie an einem Nachmittag ins Café und beobachten Sie drei Personen in ihrer Kommunikation. Bitte notieren Sie sich alles, was Ihnen an verbaler und nonverbaler Kommunikation bei diesen Personen auffällt.*

Die nonverbale Kommunikation läuft bei der Mehrheit der Menschen völlig automatisch neben der verbalen Kommunikation ab.
Entscheidend für deren erwünschte Wirkung beim Empfänger ist, dass die verbale und dazu passende nonverbale Kommunikation zeitlich zueinanderpassen. Liegt ein zu großer oder kleiner Abstand dazwischen vor, verwirrt das meist den Empfänger.

Damit sich die Kommunikation im Pflegeprozess erfolgreich gestaltet, kann man sich als Pflegeperson einiger Gesprächstechniken bedienen. All diesen Techniken liegen aber gewisse Grundhaltungen zugrunde, die die Einstellung der Pflegekraft kennzeichnen. Diese Grundhaltungen wurden von dem US-amerikanischen Psychotherapeuten Carl Rogers beschrieben, der davon ausgeht, dass jeder Mensch zu guten zwischenmenschlichen Beziehungen fähig ist und durch diese vertrauensvollen Beziehungen sein persönliches Wachstum vorangeht.

Rogers sieht für jede zwischenmenschliche Beziehung grundlegend:

- Akzeptanz

- Empathie

- Echtheit

Das Bemühen der Verwirklichung dieser drei Haltungen vonseiten der Pflegekraft bildet die Grundlage für eine heilende Beziehung und ist für einen Pflegeerfolg entscheidend:

Akzeptanz: Die Pflegekraft soll sich bemühen, dem Patienten bedingungslose Wertschätzung entgegenzubringen. Der Patient soll von der Pflegekraft akzeptiert und angenommen werden, unabhängig davon, was er äußert, unabhängig davon, wie sich der Patient gerade gibt. Insbesondere sollen die Patienten ermutigt werden, in der pflegerischen Situation ihre Gefühle frei und ungezwungen ausdrücken zu können.

Empathie (= einfühlendes Verstehen): Die Pflegekraft versucht sich in das Erleben des zu Pflegenden einzufühlen. Sie bemüht sich, Gefühle und Empfindungen des Klienten, so wie dieser sie wahrnimmt, zu verstehen und dem zu Pflegenden das Verstandene möglichst genau und konkret mitzuteilen bzw. angemessen zu handeln.

Bei der Empathie werden nicht nur Emotionen, gefühlte Bedeutungen und Bewertungen seiner Gefühle aufgegriffen, die dem Klienten direkt zugänglich sind, sondern auch Empfindungen, die der Patient vielleicht irgendwie spürt, andeutet, aber noch nicht in Worte fassen kann.

Echtheit

- Das Innere der Pflegekraft sollte mit dem gezeigten Verhalten (Mimik, Gestik, Worte) übereinstimmen.

- Die Pflegekraft sollte in der Beziehung zum Patienten sie selbst sein, ohne sich zu verstellen.

- Die Pflegekraft sollte sich dessen, was sie erlebt oder empfindet, also ihrer Gefühle, bewusst sein und fähig sein, diese in der Pflegebeziehung auszudrücken, wenn es notwendig ist.

- Die Pflegekraft bringt ihre Gefühle und Erfahrungen in die Beziehung zum Pflegebedürftigen ein. So wird die Beziehung zu einer direkten Begegnung von Person zu Person.

- Die Pflegekraft gibt Einblicke in ihr Handeln, in dem sie über Beweggründe von bestimmten Vorgängen (z. B. Fragen: „um mir besser vorstellen zu können, wie Sie sich da genau fühlen, brauche ich ein Beispiel ...") Auskunft gibt.

Akzeptanz, Empathie und Wertschätzung gelten als die drei grundlegenden Haltungen zwischenmenschlicher Kommunikationen und beeinflussen entscheidend das Gesprächsklima und den Gesprächsverlauf. Es ist die Bedingung für das Lösen von Fragen, Konflikten und Problemen.

Wer diese Haltungen in sich vereint, dem widerfahren bestimmte kommunikative Fehler nicht, die als „Todsünden der Kommunikation" gelten und jedes Gespräch verderben:

Sich herablassend benehmen

- Bewerten
- Trösten
- den „Psychologen spielen" und „etikettieren"
- ironische Bemerkungen machen
- übertriebene oder unangebrachte Fragen stellen

Signale setzen

- Befehlen und dem anderen keine Wahl lassen
- den anderen bedrohen
- ungebetene Ratschläge erteilen

Vermeidung

- vage sein
- Informationen zurückhalten
- Ablenkungsmanöver

Eine gute Kommunikation im Pflegeprozess ist hingegen gekennzeichnet durch folgende Faktoren:

Einfache und leichte Sprache

- das bedeutet: Sender und Empfänger sprechen die gleiche Sprache
- Leichte Sprache zeichnet sich aus durch:
  - kurze Sätze statt Schachtelsätze
  - Vermeidung überflüssiger Wörter (bspw. statt „aufgrund der Tatsache, dass ..." ist besser „weil"; statt „für den Fall, dass ..." ist besser: „wenn")
  - Sprachstil mit weniger Substantiven (bspw. statt „Das wird Ihnen von Nutzen sein." ist besser: „Das wird Ihnen nutzen."
  - sparsamer Gebrauch von Fremdwörtern
  - verwendete Fremdwörter erklären

Gliederung und Ordnung des Gesprächs

- der rote Faden des Gesprächs muss erkennbar sein
- eine innere Gesprächsgliederung mit logischem Gedankenaufbau und sinnvoller Reihenfolge der gegebenen Informationen an das Gegenüber
- eine äußere Gesprächsgliederung, um das Gegenüber den Überblick behalten zu lassen
    - Gesprächsbeginn: Überblick geben
    - Zwischendurch: Hinweise zum Gesprächsverlauf geben
    - Sprechpausen einhalten und Wichtiges herausstellen
    - Zusammenfassung am Gesprächsende

Kürze und Prägnanz

- Die Länge einer Aussage sollte im Verhältnis zum vermittelnden Inhalt angemessen sein, nicht zu kurz und nicht zu lang.
- Dies gelingt durch:
    - umständliche und überflüssige Informationen vermeiden
    - beim Sachverhalt bleiben
    - unnütze Wiederholungen vermeiden
    - Füllwörter vermeiden (z. B. also, auch, halt, sozusagen)

Anschaulichkeit

- Die Aufmerksamkeit bei einem Gespräch hängt entscheidend davon ab, wie die Sprechweise gestaltet ist.
- Förderlich ist:
    - interessant erzählen und den Zuhörer persönlich ansprechen
    - abwechslungsreiche Sprechweise (bspw. Aussagen, rhetorische Fragen und Zitate im Wechsel)
    - Verwendung von Bildern
    - Anregungen schaffen, Witze erzählen, humorvolle Wendungen nutzen

Gegenseitige Wertschätzung durch Kommunikation

- Eine Wertschätzung fordern Menschen im Alltag gerne für sich ein. Dennoch ist es für viele Menschen schwer, sie auch zurückzugeben.
- Dabei gibt sie einem Menschen ein großes Glücksgefühl, was auch im Heilungsprozess sehr vorteilhaft ist.

 Tipps:

- **die Pflegebedürftigen mit Namen ansprechen**
- **ehrliches Interesse an dem zeigen, was die pflegebedürftige Person beschäftigt**
- **Anerkennung von Fortschritten bei pflegebedürftigen Personen**

Aufgeschlossenheit gegenüber Kritik: Konstruktive Kritik von Pflegebedürftigen, Angehörigen und Kollegen ist kein Grund, eingeschnappt zu sein oder den Kopf in den Sand zu stecken. Vielmehr kann man hieraus reflektieren, wo eventuell Verbesserungsbedarf bei der eigenen Arbeit im Pflegeprozess besteht, und dies zukünftig umsetzen.

Balance zwischen Sprechen und Hören: Kommunikation ist ein Prozess, der als Austausch von Botschaften beschrieben werden kann. Damit ist Kommunikation auf Dialog angewiesen, der das Sprechen und Hören voraussetzt. Die Beschäftigung mit dem Problem des Pflegebedürftigen unterstützt dabei den eigenen sprachlichen Schatz zu erweitern, den Patienten oder Angehörigen sprachlich entgegenzukommen und dadurch zu einem besseren Verständnis von Bedürfnissen, Ängsten und Sorgen zu gelangen:

Förderlich ist z. B.

- ein ausgeglichenes Wechselspiel aus Fragen und Zuhören,
- das Vermeiden von Nicht-Ausreden-Lassen und Auf-sich-selbst-konzentriert-Sein.

Pflege ist mehr als ein Beruf! Das weiß nicht nur das professionelle Pflegepersonal, sondern das wissen auch die Angehörigen der Pflegeperson. Eine wertschätzende, stabile zwischenmenschliche Beziehung zwischen einer Pflegeperson, ihren Angehörigen und der Pflegekraft ist ein wichtiges Grundelement des Pflegeprozesses. Hierbei kommt speziell der Kommunikation eine besondere Rolle zu.

Aufgaben

1. In der Kommunikation zwischen Pflegekräften, Pflegebedürftigen und deren Angehörigen spielen Fragen und die Kunst des Zuhörens eine sehr entscheidende Rolle. Die Fragetechnik und gekonntes Zuhören gelten als zwei der wichtigsten Bausteine im pflegebezogenen Gespräch. Warum ist das so? Recherchieren Sie bitte zu diesen Themen und präsentieren Sie Ihre Ergebnisse mittels einer PowerPoint-Präsentation.

2. Verfahren Sie mit dem Themenkomplex der „Ich- und Du-Botschaften" wie in Aufgabe 1.

6.3 Die Lebenswelten älterer Menschen

6.3.1 Ethnische und interkulturelle Aspekte

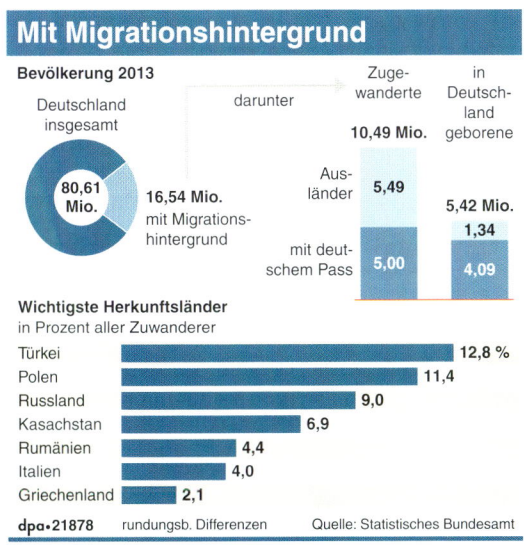

Anhand der Statistiken ist erkennbar: Unsere Gesellschaft ist vielfältig. Mehr als 16 Millionen Menschen mit Migrationshintergrund leben in Deutschland. Unter ihnen steigt die Zahl der hochbetagten und pflegebedürftigen Menschen. Sie **wird laut Mikrozensus bis 2030 von aktuell 1,4 Millionen auf 2,8 Millionen ansteigen.**

Aus diesen Ländern kommen die meisten Menschen nach Deutschland:

1. Polen: 17,1 %

2. Rumänien: 10,8 %

3. Bulgarien: 5,4 %

4. Ungarn: 5,1 %

5. Italien: 4,2 %

6. Spanien: 3,5 %

7. Griechenland: 3,3 %

8. USA: 2,8 %

9. Türkei: 2,6 %

10. Serbien: 2,1 %

Zahlen: Zuzüge von Personen im Jahr 2012 – insgesamt 1 080 936 Menschen

> *(Statistisches Bundesamt, aus dem Migrationsbericht des Bundesamtes für Migration und Flüchtlinge im Auftrag der Bundesregierung, 2012, S. 18, abrufbar unter https://www.bamf.de/SharedDocs/Anlagen/DE/Publikationen/Migrationsberichte/migrationsbericht-2012.html)*

Angesichts des Anstiegs besteht eine große Herausforderung für die Pflege in Deutschland darin, sich kulturell auf die gesellschaftliche Vielfalt einzustellen und Angebote umfassend kultursensibel zu gestalten. Dabei beschränkt sich Kultur nicht allein auf die geografische Herkunft, sondern umfasst viele weitere Themen: Sprache, Weltanschauung und Religion gehören ebenso dazu wie Bräuche oder Rollenbilder. Kultursensibilität in der Pflege heißt, jeden Menschen als Individuum zu begreifen und jedem eine würdevolle Pflege unter Beachtung seiner kulturellen Prägungen und Bedürfnisse zu ermöglichen.

D **Das Wort Kultur kann definiert werden als die Gesamtheit des vom Menschen Geschaffenen. Kultur berührt damit wesentliche Teile seines Lebens. Das Wort „sensibel" bedeutet soviel wie „empfindsam" und „verständnisvoll". Somit kann kultursensible Pflege als die Pflege von Menschen mit einem anderen kulturellen Hintergrund als der der Pflegeperson verstanden werden. Hierbei werden ganz besonders die Unterschiede beachtet und im Pflegeprozess empfindsam respektiert.**

Es ist nicht möglich, eine generelle Anleitung zum kultursensiblen Pflegen zu geben. Dafür ist der Pflegeprozess zu individuell. Hier sind das Verantwortungsbewusstsein, die soziale Kompetenz und die Toleranz der einzelnen Pflegekraft gefordert.

Es ist sehr wichtig, zwischen Kultur, Religion und Nationalität zu unterscheiden und sich von Vorurteilen zu verabschieden. Ein Mensch, der in einem islamisch-geprägten Land geboren

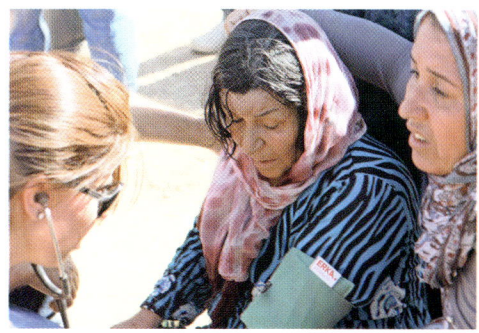

oder dessen Staatsbürger ist, ist nicht automatisch ein Muslim. Und nicht jeder Jude kommt aus Israel. Nicht jeder Muslim lebt auch automatisch streng nach dem Koran, genauso wie nicht jeder Christ am Sonntag in die Kirche geht. Oftmals ist der Übergang fließend, vor allem zwischen Religion und Kultur. In einigen Staaten hat die Religion einen so erhabenen Status, dass dort staatliches und religiöses Recht gleichermaßen gelten. Viele der als religiös interpretierten Unterschiede stellen sich jedoch bei näherer Betrachtung als kulturelle Traditionen bzw. Gewohnheiten heraus.

Am Anfang des Pflegeprozesses herrscht oft große Unsicherheit zwischen Pflegekraft und Pflegebedürftigem. Die Pflegebedürftigen kennen sich in der deutschen Pflege nicht aus und haben keine oder nur wenig Ahnung, was zukünftig auf sie zukommt und mit ihnen passiert. Als Hemmnis stellt sich dabei zusätzlich die Sprachbarriere heraus. Das Hauptaugenmerk der Pflegekräfte sollte aber trotzdem unbedingt dabei auf der Beratung und den Gesprächen mit den Angehörigen und dem Patienten/Bewohner selbst liegen.

Folgende Themen sollten beim Erstgespräch mit jeder pflegebedürftigen Person geklärt werden, unabhängig von ihrer Herkunft:

- Bedürfnisse bei der Ernährung
- Bedürfnisse bei der Körperpflege
- **Bedürfnisse bei Religionsausübung**
- **Gestaltung des persönlichen Raumes**
- religiöse Feiertage
- religiöse Betreuung (wer soll ggf. verständigt und um Betreuung gebeten werden?)

Hinweise zum pflegerischen Handeln bezogen auf Menschen mit christlichem Glauben:

Das Christentum hat in seiner jahrtausendealten Tradition viele Spaltungen erlebt, weshalb verschiedene christlichen Kirchen und Untergruppen unterschieden werden.

Die mitgliederstärksten christlichen Kirchen sind:

- die römisch-katholische Kirche.
- die orthodoxe Kirche: Sie umfasst eine Vielzahl von nationalen Kirchen, wie z. B. die griechisch-, russisch- oder serbisch-orthodoxe Kirche.
- die evangelische Kirche: Diese beinhaltet die lutherische, die reformierte sowie die unierte Kirche. Zur evangelischen Kirche gehören auch Freikirchen und freikirchliche Gemeinschaften.

Bei Gläubigen des Christentums ist in der Pflege zu beachten:

Ernährung:

- In der Pflege von Christen gibt es keine strengen Ernährungsregeln zu beachten.
- Es kann sein, dass vor allem orthodoxe und römisch-katholische christliche Gläubige freitags auf Fleisch verzichten möchten – vor allem vor Ostern und Weihnachten, da dieser Wochentag als Todestag von Jesus gilt.
- Die Fastenzeit dauert 40 Tage (ab Aschermittwoch bis Karfreitag). In diesen Tagen wird häufig auf Alkohol, Nikotin oder Süßigkeiten verzichtet. Die Fastenzeit dient der Neuorientierung und Besinnung des Christen.

Besonderes Verhältnis zur Krankheit:

Vor allem in der orthodoxen und römisch-katholischen Kirche ist die Krankensalbung als rituelle Stärkung und Sakrament sehr wichtig und wird oft von Gläubigen gewünscht.

Die wichtigsten religiösen Feiertage:

- Der Sonntag wird als ein Tag der besonderen Anbetung begangen, da er als Tag der Auferstehung gilt. Der Sonntag gilt als „Tag des Herrn" und wird mit Arbeitsruhe und einem Gottesdienst gefeiert.
- Die Feiertage an Weihnachten (Geburt Jesu), Ostern (Auferstehung Jesu), Pfingsten (Ausgießung des Heiligen Geistes) sind besonders wichtig.

Geburt:

- Sollte das Leben eines Neugeborenen in Gefahr sein, so sollte eine Taufe vorgenommen werden. Diese kann, wenn keine Pfarrerin oder kein Pfarrer verfügbar ist, von jedem christlich gläubigen Menschen vollzogen werden.
- Wichtig ist die Form der Nottaufe: Begießen Sie dreimal den Kopf des Kindes mit Wasser und sprechen Sie die Formel: „(Name des Kindes), ich taufe dich im Namen des Vaters und des Sohnes und des Heiligen Geistes. Amen."

Sterbefall:

Als Begleitung wird oft eine Pfarrerin oder ein Pfarrer gewünscht. Wichtig ist die Frage nach der Patientenverfügung, da manche Christen eine christliche Patientenverfügung besitzen. Darin sind meist auch Verhaltens- oder Verfahrensregelungen für den Sterbefall enthalten.

Sterbebegleitung:

- In vielen christlichen Kirchen gilt die „letzte Ölung" als Ritus, welcher vor dem Sterben vollzogen werden sollte. Es ist wichtig, dass ein Pfarrer oder eine Pfarrerin diesen Ritus durchführen kann.
- Angehörige dürfen die verstorbene Person selbst waschen und für die Beerdigung ankleiden.
- Im Aufbahrungsraum sollte ein Kreuz hängen und es sollten Kerzen aufgestellt sein.

Obduktion oder Organspende:

In den Vorstellungen des Christentums gibt es unterschiedlichste Vorschriften hinsichtlich einer Obduktion oder einer Organspende – hier sollten Angehörige zu Rate gezogen werden, falls keine Patientenverfügung vorliegt.

Ein Mensch aus einem anderen Kulturkreis als dem unseren ist in derselben Art und Weise zu pflegen wie ein Patient aus unserem Kulturkreis. Seine Bedürfnisse werden in der Pflegeanamnese erfragt, aufgenommen, und mit diesen Informationen wird eine individuelle Pflegeplanung erstellt, die den Menschen und das interdisziplinäre professionelle Pflegeteam zufriedenstellt. Der Pflegeprozess hat ausnahmslos für alle Menschen in höchster Qualität abzulaufen!

Aufgabe
Teilen Sie bitte Ihre Klasse in vier Gruppen auf. Jeder dieser Gruppen wird eine Religion (Judentum, Islam, Buddhismus und Hinduismus) zugeteilt. Recherchieren Sie nun mithilfe aller verfügbaren Medien, welche Besonderheiten in der Pflege von Menschen mit diesen religiösen Hintergründen zu beachten sind. Gestalten Sie dazu ein Plakat und stellen Sie es im Anschluss in der Klasse vor. Gehen Sie dabei auf folgende Punkte ein: Körperpflege, Ernährung, Religionsausübung, Raum- und Umfeldgestaltung, Alltagsgestaltung, besondere Feiertage und Feste, Kommunikation, Geburt sowie Tod und Sterben.

6.3.2 Sexualität im Alter

Sexualität und Lust bei älteren und alten Menschen werden immer noch sehr wenig thematisiert und eher als Tabuthema behandelt. Viele jüngere Menschen können sich ein erfülltes Sexualleben jenseits der 60 gar nicht vorstellen, weil sie Sexualität automatisch mit dem Jung- und Fit-Sein verbinden. Älteren Männern wird gerade noch – meist jedoch nur mit einer jungen Frau – ein aktiveres Sexualleben zugetraut. So hält sich (bei Männern) häufig auch der Irrtum, dass bei Frauen nach den 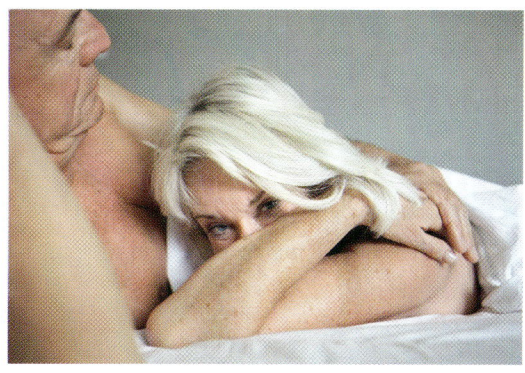 Wechseljahren keine sexuelle Lust mehr vorhanden ist. Umfragen zeigen, dass viele Frauen zwischen 60 und 80 Jahren Sex haben – noch mehr Frauen äußern ihr Interesse daran. Auch Selbstbefriedigung hat bei Frauen in diesem Alter einen großen Wert und bietet eine Gelegenheit, Sexualität auszuleben.

Für Pflegekräfte im Pflegeprozess bedeutet dies, das Bedürfnis nach und das Ausleben von Sexualität des Pflegebedürftigen als Teil seines Menschseins zu wahren und dafür Raum sowie Zeit zu geben.

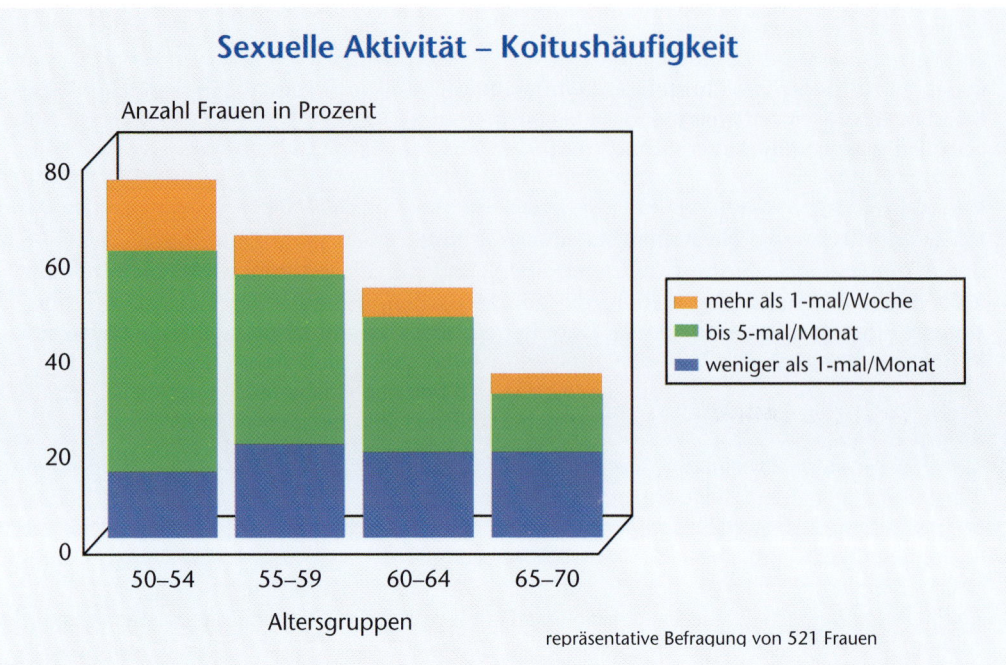

(Schultz-Zehden, 2011)

Im Vergleich zum Sex im jüngeren Alter **hat der Sex im reiferen Alter sogar Vorteile:**

• Bedürfnisverlagerung vom reinen Geschlechtsakt hin zu mehr körperlicher Nähe und Geborgenheit mit Kuscheln und anderen Zärtlichkeiten.

• Der Druck, mittels Geschlechtsakt und Orgasmus befriedigen zu müssen, hat oft nicht mehr höchste Priorität. Diese Druckentlastung führt wiederum zu einer besseren Orgasmusfähigkeit.

• Das Liebesspiel kann oft länger und befriedigender genossen werden, da der vorzeitige Samenerguss bei Männern im Alter von 45 bis 50 Jahren abnimmt.

• Bei Frauen steigt das sexuelle Interesse bis zum 35. Lebensjahr an und bleibt dann lange auf diesem Niveau, ebenso wie die sexuelle Zufriedenheit.

• Frauen können ihre Sexualität nach den Wechseljahren oft freier ausleben und erleben, da bei ihnen der Druck durch die Regelblutung und des Gebärens abfällt. Die Sexualität bildet für sie eine wichtige Quelle für die Lebensenergie, das Selbstwertgefühl und das Gefühl der Partnerschaft.

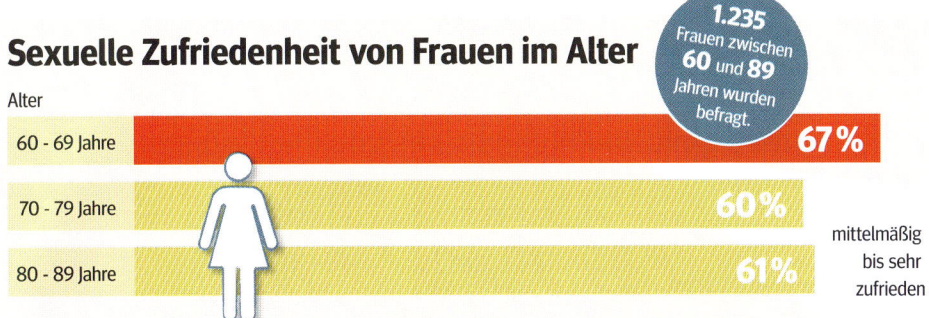

Sexuelle Zufriedenheit von Frauen im Alter

1.235 Frauen zwischen 60 und 89 Jahren wurden befragt.

Alter

60 - 69 Jahre	67 %
70 - 79 Jahre	60 %
80 - 89 Jahre	61 %

mittelmäßig bis sehr zufrieden

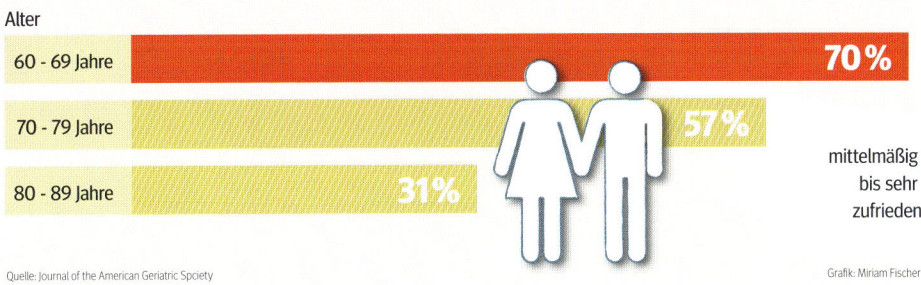

Hatten Sie Sex im letzten halben Jahr? Befragt wurden Frauen in Beziehungen

Alter

60 - 69 Jahre	70 %
70 - 79 Jahre	57 %
80 - 89 Jahre	31 %

mittelmäßig bis sehr zufrieden

Quelle: Journal of the American Geriatric Society

Grafik: Miriam Fischer

Welche Veränderungen wirken sich ungünstig auf das Sexleben im Alter aus?

Bei Frauen:

- fehlendes Feuchtwerden der Scheide (Lubrikation)
- Harninkontinenz
- Gebärmutterentfernung, damit verbunden körperliche Schmerzen durch Narben oder seelische Schmerzen durch ein „Gefühl des nicht mehr intakten Körpers"
- Eierstockentfernung, damit verbunden ein niedriger Östrogenwert
- Krebserkrankungen, damit verbunden Folgen von Chemo- und Strahlenbehandlung, u.a. Folgeerkrankungen in der Vagina
- Brustkrebs mit operativer Entfernung einer Brust oder beider Brüste als eine große psychische Belastung

Ältere Frauen leben häufig alleine, weil sie im Schnitt sieben Jahre länger leben als Männer. Somit erleben Frauen im hohen oft einen Mangel an männlichen Altersgenossen.

Bei Männern: Impotenz (verminderte Erektionsfähigkeit)

Bei beiden Geschlechtern:

- Diabetes

- Bluthochdruck

- rheumatische Erkrankungen

- Gelenk- und Muskelerkrankungen

- seelische Erkrankungen

- Depressionen

- Nebenwirkungen von Medikamenten

Aufgaben

1. Finden Sie in der Klasse mithilfe der Brainstorming-Methode Wege, mit denen die genannten körperlichen Veränderungen gelindert werden können.

2. Wie kann in einer Partnerschaft einem unzufriedenen Sexualleben begegnet werden? Sammeln Sie bitte Vorschläge.

Die US-amerikanische Psychoanalytikerin Avodah Offitt sagte einmal: „Sexualität ist das, was wir aus ihr machen: eine teure oder billige Ware, Mittel der Fortpflanzung, Abwehr der Einsamkeit, eine Kommunikationsform, eine Waffe der Aggression (Herrschaft, Macht, Strafe, Unterwerfung), ein Sport, Liebe, Kunst, Schönheit, ein idealer Zustand, das Böse, das Gute, Luxus, Entspannung, Belohnung, Flucht, ein Grund der Selbstachtung, ein Ausdruck der Zuneigung, eine Art Rebellion, eine Quelle der Freiheit, Pflicht, Vergnügen, Vereinigung mit dem All, mystische Ekstase, indirekter Todeswunsch oder Todeserleben, ein Weg zum Frieden, eine juristische Streitsache, eine Art menschliches Neuland zu erkunden, eine Technik, eine biologische Funktion, Ausdruck psychischer Krankheit oder Gesundheit oder einfach eine sinnliche Erfahrung."

(Deutscher Familienverband (Hrsg.), 1999, S. 111)

In diesem Definitionsversuch wird eines ganz deutlich: Sexualität ist niemals ein für alle Menschen allgemeingültiges Erleben und Empfinden. Sie wird, hinsichtlich ihrer Wichtigkeit, Häufigkeit, Wünsche, Art und Weise der Ausübung sowie Zweck, ganz individuell verschieden gelebt und ruft somit auch stets in jedem Menschen unterschiedliche Reaktionen in Form von Emotionen und Fantasien hervor. Damit wird deutlich, dass sie letztlich weit über den reinen körperlichen Akt des Koitus hinausgeht und damit absolut mehr Facetten als nur die biologisch-hormonelle Komponente der Fortpflanzung hat.

Da die Sexualität eines Menschen bis zum Lebensende eng zu ihm gehört, berührt sie auch die Pflege dieses Menschen, die im Laufe des Lebens oftmals selbst ein Teil von ihm wird. Als Grundbedürfnis des Menschen erfordert sie damit einen achtsamen und würdevollen Umgang im Pflegeprozess.

Sexualität findet in weit mehr als in primären und sekundären Geschlechtsorganen statt. Zudem ist das Erleben des Orgasmus in dieser Hinsicht auch nicht allgemeingültig als der

Schlüssel zur Vollkommenheit der Sexualität anzusehen, wie es u. a. in vielen Medien propagiert und damit gleichzeitig unbewusst als Druckmittel zur eigenen oder Befriedigung des oder der Partnerin suggeriert wird.

6.4 Erkrankungen bei älteren Menschen

Das Leben ist ein immerwährender Prozess von Veränderungen. Alt sein ist keine Krankheit, sondern ein Lebensabschnitt. Nicht nur graue Haare entstehen, sondern auch Atmung, Verdauung, Sinnesorgane, Schlafverhalten und viele andere Bereiche in Körper und Geist verändern sich.

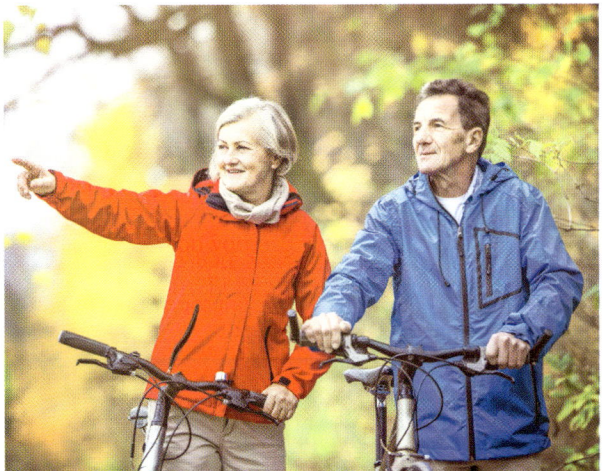
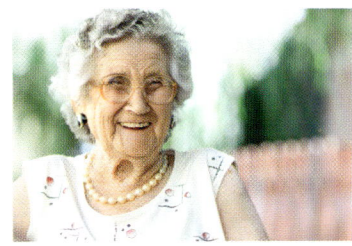
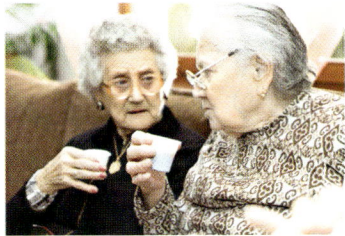

Die steigende Lebenserwartung führt zu einer größeren Zahl älterer Menschen in der Bevölkerung. Mehr zu diesem Thema finden Sie in Kapitel 7.

6.4.1 Altersbedingte Erkrankungen

Diabeteserkrankung

Fallbeispiel
Helga S. ist 65 Jahre alt, hat leichtes Übergewicht und steht mitten im Leben. Nach Ende ihrer Berufstätigkeit genießt sie ihren Ruhestand. Seit geraumer Zeit muss sie tagsüber und auch nachts häufiger zur Toilette. Sie fühlt sich oft müde und wundert sich, warum sie so viel Durst verspürt, obwohl gar kein warmer Sommer ist. Ihre Tochter rät ihr dringend, einen Arzt aufzusuchen. Nach einer gründlichen Untersuchung durch ihren Hausarzt stellt dieser bei Frau S. einen Diabetes Mellitus Typ II (Zuckerkrankheit) fest. Nach dieser Feststellung versucht Frau S. ihre Ernährung umzustellen und auch mehr Bewegung in ihren Alltag zu bekommen.

Aufgabe zum Fallbeispiel
Listen Sie bitte mögliche Ursachen anhand des Fallbeispiels für einen Diabetes Mellitus Typ II auf.

A

90 % aller Diabetiker leiden an Typ II. In der Altersgruppe ab 65 Jahren betrifft diese Krankheit schon 16 % der Frauen und 19 % der Männer. Zunehmend erkranken heutzutage aber auch Kinder und Jugendliche daran. Hier sind die Ursache ebenfalls das Übergewicht und zu wenig Bewegung. Diabetiker werden in der Regel in sogenannten Disease-Management-Programmen betreut.

Woran erkennt man einen Diabetes mellitus Typ II?

Blutzuckerspiegel		
• gesunder Mensch	nüchtern	60–100 mg/dl
	steigt nach dem Essen auf max.	140 mg/dl
• Anzeichen von Diabetes (grenzwertig, gestörte Glukosetoleranz)	nüchtern	110–120 mh/dl
• Zuckerkrank	nüchtern	> 120 mg/dl

Hinweis: Ab dem 35. Lebensjahr besteht die Möglichkeit, alle zwei Jahre im Rahmen der gesetzlichen Vorsorgeuntersuchung seinen Blutzuckerspiegel überprüfen zu lassen (Check-up 35, § 25 SGB V).

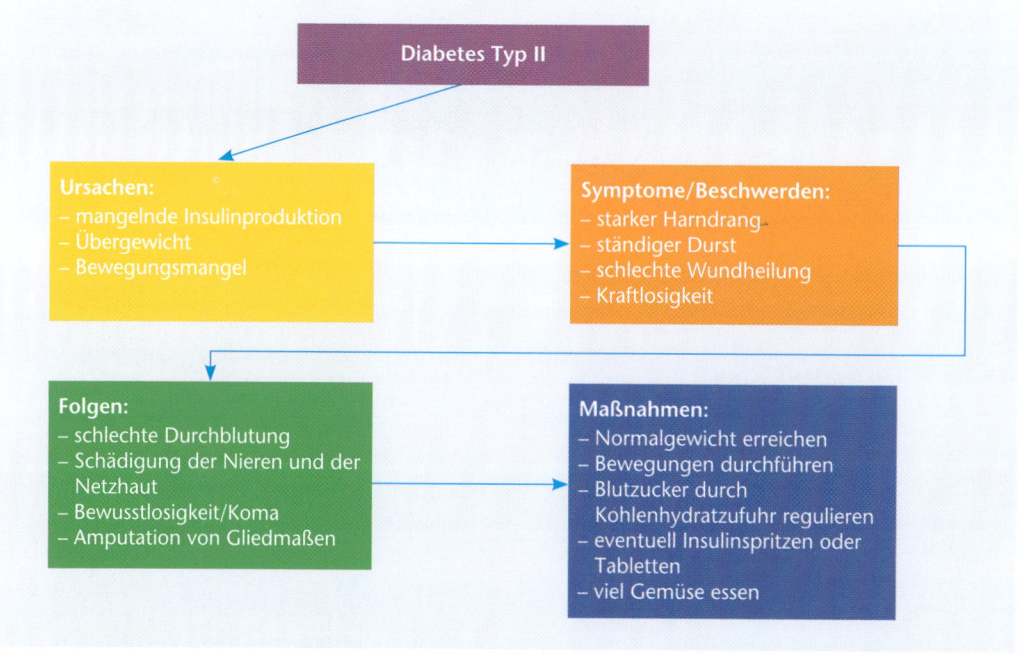

Flott, flott!

Bewegung ist Bestandteil einer erfolgreichen Diabetes-Behandlung. Gut geeignet ist zum Beispiel straffes Gehen - Nordic Walking. Aber auch Radfahren hilft, die Insulinempfindlichkeit zu verbessern, Übergewicht abzubauen und Bluthochdruck entgegenzuwirken.

FOTO: OBS/MSD

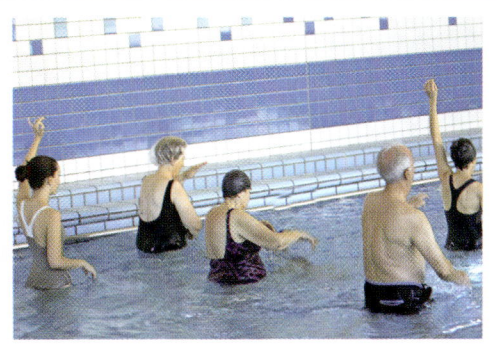

(o. A., 2014, S. 24)

Warum ist Diabetes so gefährlich? Weil er Erkrankungen des Blutkreislaufes bis hin zu Herzinfarkt und Schlaganfall nach sich zieht.

- **Lassen Sie bei einer Unterzuckerung süße Getränke trinken bzw. führen Sie Würfel- oder Traubenzucker zu. Dies sollte aber nicht bei einer bewusstlosen Person erfolgen!**

- **Ein Diabetiker, der raucht, handelt grob fahrlässig!**

M

Aufgaben

1. *Informieren Sie sich bitte über die Wirkungsweise des Insulins im Körper.*

2. *Woher stammt der Begriff „Zuckerkrankheit"?*

3. *Erkundigen Sie sich über die Ursachen von Diabetes Typ I. Stellen Sie anschließend beide Krankheiten gegenüber.*

A

1921
Insulin entdeckt!

Frederick Banting (rechts) und Charles Best zeigten, dass ein aus den Bauchspeicheldrüsen von Tieren gewonnener Stoff den Blutzucker bei einem Hund („Marjorie") senken kann.

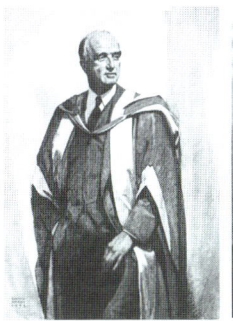
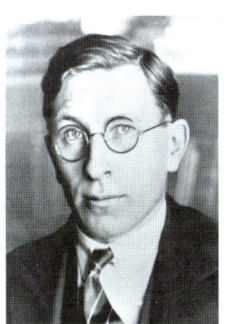

(o. A., 2007, S. 14)

Alzheimererkrankung

Die Alzheimererkrankung ist eine meist langsam fortschreitende Erkrankung des Nervensystems. Es findet ein Verlust von Nervenzellen statt, der häufig zu Demenz und auch Bewegungsstörungen führt. Dies geht einher mit einem fortschreitenden Verfall der Persönlichkeit. An einer Immunisierung durch Impfung mit Antikörpern für Menschen wird bereits gearbeitet, diese hat im Versuch mit Mäusen bereits positive Effekte gezeigt.

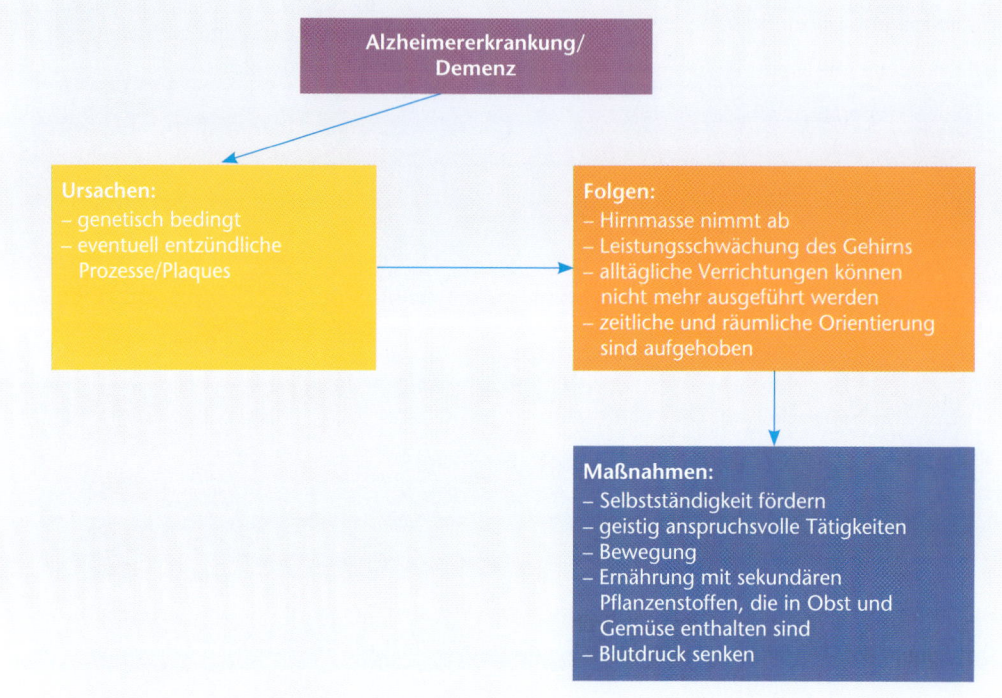

Essen wie am Mittelmeer

Beyreuther propagiert eine „mediterrane Ernährung": „Es ist erwiesen, dass sie das Alzheimer-Risiko senkt." Gemeint ist damit reichlich Obst und Gemüse, Kohlehydrate in Form von Reis oder Nudeln, Fisch und Milchprodukte in moderater Menge sowie wenig Fleisch und Geflügel. Fett kommt hier in erster Linie in Form von Pflanzenöl (am besten aus Raps oder Leinsamen) vor, das viele Omega-3-Fettsäuren enthält.

(o. A., 2013 , S. 4)

 Die Hauptursache für Demenz ist die Alzheimererkrankung. Altersabhängige Gehirnveränderungen und Arterienverkalkung führen zu einem Absterben von Gehirnzellen, dies führt zur Demenz.

Eine Altersdemenz beginnt schleichend. Altersdemente Personen zu betreuen und zu pflegen stellt eine Herausforderung für Angehörige und Pflegepersonal dar. Ziel ist immer, die Selbstständigkeit und Lebensqualität der betroffenen Personen so lange wie möglich zu erhalten.

Unterstützende Maßnahmen für Demenzerkrankte im häuslichen Bereich:

- Schaffung von übersichtlichen Räumen, die Sicherheit und Geborgenheit geben und eine warme Atmosphäre bieten
- Schaffung von Bewegungsfreiheit
- Einbau breiter Türen
- angenehme Düfte und eine anregende Geräuschkulisse (Hintergrundmusik)
- Lichtquelle mit einer Stärke von mindestens 500 Lux schattenfrei in Augenhöhe
- Raumtemperatur zwischen 21 und 23 °C
- Spiegel und Armaturen zur Orientierung dort anbringen, wie sie den Gewohnheiten des alten Menschen entsprechen und leicht benutzbar sind
- Kontakte zu anderen Angehörigen und früheren Bekanntschaften des Erkrankten fördern
- Erfahrungen mit Tieren in geschlossenen Unterkünften ermöglichen (z. B. Vogelvoliere)

(vgl. Weyerer, 2005, S. 9)

Vergesslichkeit und Konzentrationsschwächen müssen nicht immer ein Anzeichen für den Beginn einer Demenz sein. Auch Depressionen weisen diese Symptome auf. Bei Behandlung der Depression verbessern sich die Fähigkeiten wieder.

Seit dem 01.01.2013 gibt es für Menschen mit erheblich eingeschränkter Alltagskompetenz, z. B. durch demenzbedingte Beeinträchtigungen, Verbesserungen in der Pflegeversicherung.

Leistungsverbesserungen ab 1. Januar 2013

Menschen mit erheblich eingeschränkter Alltagskompetenz erhalten mehr Leistungen

Personen mit erheblich eingeschränkter Alltagskompetenz (durch demenzbedingte, geistige oder psychische Beeinträchtigungen) erhalten neben den zusätzlichen Betreuungsleistungen folgende monatliche Leistungen:

- Versicherte ohne Pflegestufe: Pflegegeld in Höhe von 120 Euro oder Pflegesachleistung im Wert von bis zu 225 Euro.

Im Weiteren besteht ein Anspruch auf Pflegehilfsmittel, wohnumfeldverbessernde Maßnahmen und Verhinderungspflege.

- Pflegebedürftige der Pflegestufe I: Das Pflegegeld erhöht sich um 70 Euro auf insgesamt 305 Euro. Die Pflegesachleistung erhöht sich um 215 Euro auf insgesamt 665 Euro.
- Pflegebedürftige der Pflegestufe II: Das Pflegegeld erhöht sich um 85 Euro auf insgesamt 525 Euro.

Die Pflegesachleistung erhöht sich um 150 Euro auf insgesamt 1 250 Euro. Die Pflegestufe III bleibt unberücksichtigt.

Pflegedienste können flexibler in Anspruch genommen werden

Pflegebedürftige und ihre Angehörigen können in der ambulanten Pflege neben den heutigen Leistungskomplexen auch Zeitkontingente wählen. Der Pflegedienst hat den Pflegebedürftigen über die verschiedenen Varianten zu informieren und auf die Wahlmöglichkeiten bei der Zusammenstellung der Formen (Leistungskomplexe, Zeitkontingente) hinzuweisen.

Im Weiteren kann der Pflegedienst neben der Grundpflege und hauswirtschaftlichen Versorgung auch zusätzliche Leistungen erbringen. Hierbei kann es sich um folgende Unterstützungen handeln:

- Persönliche Hilfeleistungen: Unterstützung im Haushalt des Pflegebedürftigen beziehungsweise

(o. A., 2012, S. 34)

A Aufgaben

1. Erkundigen Sie sich im Internet über weitere Demenzerkrankungen.

2. Woher stammt der Name „Alzheimer"?

3. Recherchieren Sie z. B. in einem Pflegeheim, welche Tests mit Bewohnern durchgeführt werden, um die Alzheimer-Krankheit zu erkennen.

4. Mittlerweile gibt es viele Wohnprojekte/Wohngemeinschaften für demente Personen. Besuchen Sie eine solche Einrichtung in Ihrer Nähe und erfahren Sie etwas über

a) die Organisation des Wohnens,
b) den Tagesablauf der Bewohner,
c) über die Mahlzeiten/die Freizeitgestaltung,
d) die Betreuung usw.

Diskutieren Sie in Ihrer Klasse über Ihre Erfahrungen.

5. Welche gesetzlichen Hilfen und Unterstützungen erfahren ältere Menschen mit Demenz und ihre Familien?

Osteoporose

Bei der Osteoporose kommt es zum Abbau von Knochensubstanz, wodurch sich die Häufigkeit von Knochenbrüchen erhöht, besonders an den Wirbeln und dem Oberschenkelhals. Die Folgen der Knochenbrüche sind Bettlägerigkeit und Lungenentzündungen, die wiederum zum Tod führen können.

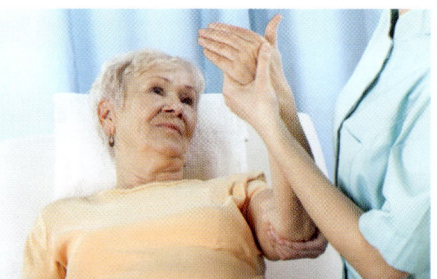

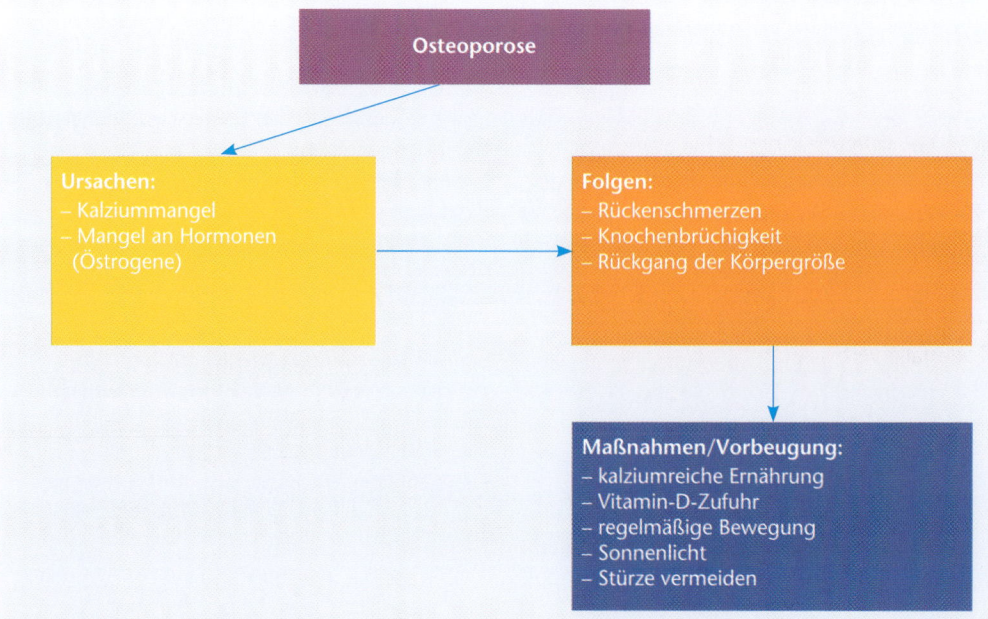

Osteoporose

Ursachen:
– Kalziummangel
– Mangel an Hormonen
  (Östrogene)

Folgen:
– Rückenschmerzen
– Knochenbrüchigkeit
– Rückgang der Körpergröße

Maßnahmen/Vorbeugung:
– kalziumreiche Ernährung
– Vitamin-D-Zufuhr
– regelmäßige Bewegung
– Sonnenlicht
– Stürze vermeiden

Gefährdet sind insbesondere Frauen nach den Wechseljahren. Hier fehlt dann der natürliche Schutz Östrogen. Bei einer unzureichenden Knochenbildung in jungen Jahren kommt es zu einem schnelleren Abbau. Untergewichtige und magersüchtige Personen haben ein sehr hohes Risiko, Osteoporose zu bekommen. Auch Männer können an Osteoporose erkranken. In der Regel ab dem 70. Lebensjahr ist es ein häufiges Krankheitsbild.

Aufgaben

1. Stellen Sie eine kalziumreiche Mahlzeit zusammen. Wenden Sie Ihre Kenntnisse aus der Ernährungslehre an.

2. Welche Bewegungsübungen sind für ältere Menschen geeignet? Führen Sie diese praktisch aus.

3. Überprüfen Sie in Ihrem Alltag, wie oft Sie sich bewegen. Führen Sie bitte eine Woche lang ein sogenanntes Bewegungsprotokoll.

Beispiel

7:00 Uhr	Weg zur Schule	800 m
13:00 Uhr	Weg zum Imbiss	1.000 m
15:00 Uhr	Autofahrt zum Gitarrenunterricht	

4. Rechnen Sie Ihre Strecken, wie viele Meter/Kilometer Sie täglich laufen, zusammen.

Schlaganfall (Gehirnschlag)

Fallbeispiel

Herr Franz S. ist 63 Jahre alt und will heute bei schönem Wetter seinen Garten gießen. Zuvor möchte er noch das Erdbeerbeet vom Unkraut befreien und ein paar neue Erdbeerpflanzen setzen. Nach einer Weile wird ihm schwindlig und er nimmt seine Umwelt nur noch doppelt wahr. Als er zu Boden sinkt, kommt zufällig sein Nachbar vorbei. Sofort alarmiert dieser den Rettungsdienst.

Wenn ein Mensch einen Schlaganfall erleidet, zählt jede Minute. Vor allem in den ersten drei bis vier Stunden ist ein solcher Infarkt gut behandelbar. Am besten kommt der Betroffene in eine spezialisierte Klinik, in eine sogenannte Stroke Unit. Dadurch können oftmals spätere Behinderungen oder gar Todesfälle verhindert werden.

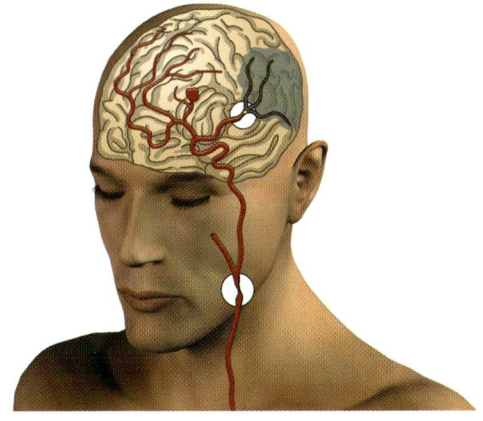

TIA = transistorische ischämische Attacke (vorübergehender Anfall von Blutleere)

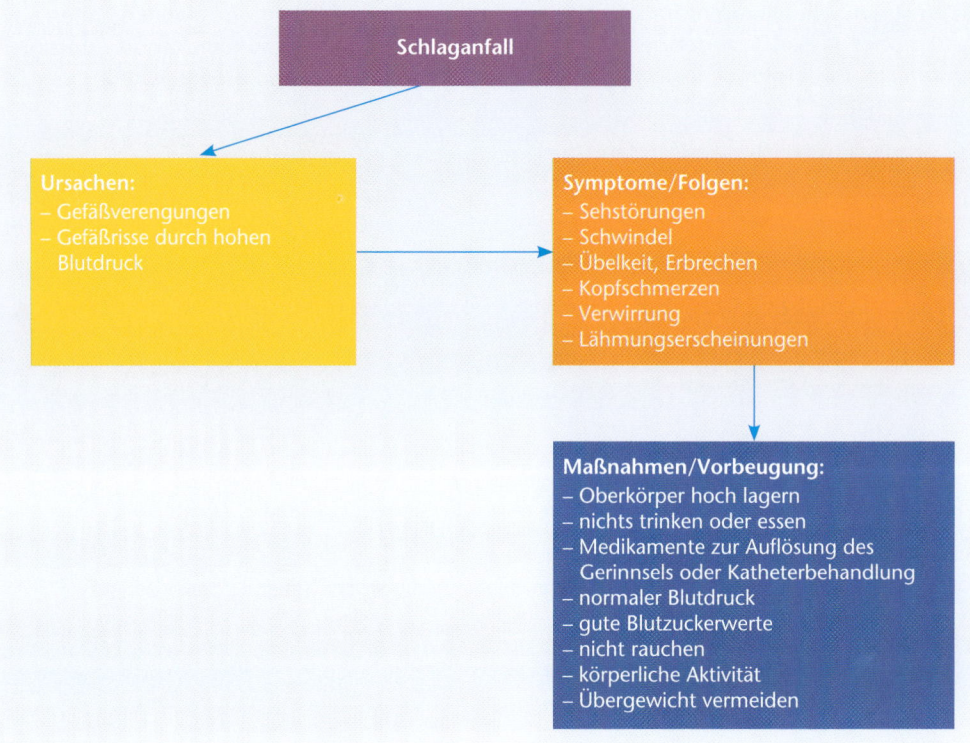

M Bis ein Notarzt eintrifft, sollte die Person beruhigt werden, öffnen Sie ggf. beengende Kleidung und geben Sie nichts zu trinken, da die Gefahr des Verschluckens besteht. Bringen Sie die Person bei Bewusstlosigkeit in die stabile Seitenlage (siehe Kapitel 9 zur Ersten Hilfe).

A *Aufgaben*

1. Begründen Sie, warum die Vermeidung von Übergewicht, nicht zu rauchen und ein normaler Blutdruck einem Schlaganfall vorbeugen können.

2. Erstellen Sie in vier Gruppen Schaubilder/Plakate zu nachfolgenden Erkrankungen:

   a) Gicht
   b) Rheuma
   c) Koronare Herzerkrankungen
   d) Parkinson
   Recherchieren Sie hierzu im Internet und in Fachbüchern. Sammeln Sie Beispiele und Anregungen aus medizinischen Zeitschriften oder der Apothekerzeitschrift. Unterstützen Sie Aussagen auf dem Schaubild/Plakat mit Symbolen und arbeiten Sie mit verschiedenen Farben. Veranschaulichen Sie bestimmte Inhalte mit Bildern. Schreiben Sie gut lesbar und achten Sie auf die Rechtschreibung.

3. Was bedeutet Metabolisches Syndrom?

4. Legen Sie zu den einzelnen altersbedingten Erkrankungen eine Lernkartei an. Nehmen Sie kleinere Karteikarten und schreiben Sie auf die Vorderseite eine Frage oder einen Fakt. Auf die Rückseite schreiben Sie die Antworten. Beschriften Sie die Karteikarte mit dem jeweiligen Thema:

Beispiel

Thema: Osteoporose

Frage: Welche Ursachen hat Osteoporose?

(Vorderseite)

– Kalziummangel
– Östrogenmangel

(Rückseite)

6.4.2 Infektionskrankheiten

Infektionen werden durch Viren, Bakterien, Pilze oder auch Parasiten verursacht. Alle Organe des Körpers können davon betroffen sein.

Gerade für Ältere ist es wichtig, sich vor Infektionen zu schützen. Mit steigendem Lebensalter verlaufen Erkrankungen mitunter schwerer und zeitlich länger. Das Immunsystem ist nicht mehr so gut in der Lage, Infektionen abzuwehren.

Viren	Bakterien	Pilze
• haben keinen eigenen Stoffwechsel	• Kleinstlebewesen	• pflanzliche, chlorophylfreie Lebewesen
• besitzen eine Eiweißhülle und einen Kern (Nukleinsäure mit genetischer Information)		• besitzen Chromosomenkern
• zur Vermehrung muss das Virus seine genetische Information in eine lebende Zelle bringen	• vermehren sich selbst z. B. durch Teilung	• können sich selbst fortpflanzen

Fallbeispiel
Walter B. ist 70 Jahre alt und lebt mit seiner Frau in einer ruhigen Wohngegend. Seit dem vergangenen Tag verspürt er stichartige, brennende Schmerzen im linken Arm. An seiner rechten Hand macht sich eine kleine gerötete Stelle bemerkbar, die auch noch heftig zu jucken beginnt. Sein erster Gedanke ist, ob er zwei Tagen zuvor bei der Gartenarbeit von etwas gestochen wurde. Seine Frau rät ihm zum Arztbesuch. Der Arzt stellt bei ihm eine Gürtelrose fest und beginnt sofort mit der Behandlung. Als Kind hatte Herr B. die Windpocken.

Häufige Infektionskrankheit im Alter:

- Lungenentzündung (Pneumonie)
- Harnwegsinfektionen
- Gürtelrose
- Grippe (Influenza)

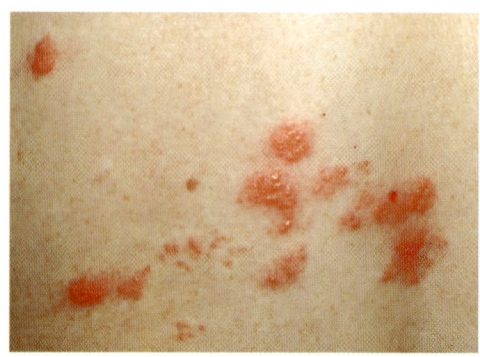

 Aufgaben

1. Erstellen Sie in Kleingruppen mithilfe eines computergestützten Programms (z. B. PowerPoint) Vorträge über die Infektionskrankheiten Lungenentzündung, Harnwegsinfektion, Gürtelrose und Grippe (Influenza). Entwerfen Sie jeweils eine Titel- und Schlussfolie, im Hauptteil sollten Ursachen, Symptome, eventuelle Folgen und die Vorbeugung der jeweiligen Krankheiten aufgeführt werden. Präsentieren Sie Ihre Arbeit im Klassenverband und geben Sie sich gegenseitige Feedbacks.

2. Erklären Sie den Zusammenhang zwischen Windpocken und Gürtelrose.

3. Unterscheiden Sie die Krankheitserreger Viren, Bakterien und Pilze.

4. Wiederholen Sie aus dem Biologieunterricht die verschiedenen Übertragungswege der Erreger.

 Tipps zur Erstellung einer Präsentation

- „Ordnen Sie die Folien übersichtlich an."
- „Achten Sie auf die Rechtschreibung."
- „Heben Sie Wichtiges oder Überschriften hervor (fett gedruckt oder farbig)."
- „Schreiben Sie stichwortartig, keine langen Sätze."
- „Bringen Sie gezielt Grafiken oder Bilder unter."

(Axmann/Scherer, 2008, S. 57 f.)

6.4.3   Anwendung von Arznei- und Hausmitteln

Arzneimittel sind Stoffe oder Stoffgemische, die zur Heilung oder zur Vorbeugung von Krankheiten dienen.

Die Verantwortung für die Verordnung von Arzneimitteln liegt beim behandelnden Arzt. Deshalb sind Anordnungen über die Menge und zeitliche Einnahme genauestens einzuhalten.

Das aus dem Griechischen stammende Wort „Pharmakon" bedeutet Heilmittel, aber auch Gift. Und noch heute gilt, dass eine falsche Verwendung der modernen Pharmaka (oder Arzneimittel) zum Gift werden kann. Viele Menschen glauben, dass sie durch die Einnahme größerer Mengen die Krankheit schneller zum Abklingen bringen. Hier besteht die Gefahr, dass zusätzlich gesunde Organe wie Leber, Nieren und Herz geschädigt werden können, da jedes Medikament im Körper chemisch abgebaut werden muss.

Arzneimittelformen

Flüssigkeiten:

- Tropfen: konzentrierte Lösung von Arzneistoffen in einer Flüssigkeit (Wasser oder Alkohol)

- Emulsion: Öl-Wasser-Gemisch

- Sirup: Lösung mit hohem Anteil an Zucker

- Ampullen: enthalten flüssige Wirkstoffe, die z. B. in die Vene oder den Muskel gespritzt werden

Feste Arzneimittel:

- Tabletten: feste, geformte Arzneimittel

- Dragees: tablettenähnlich, mit Zuckerglasur umgeben, magensaftresistent (werden erst im Dickdarm aufgelöst)

- Kapseln: feste oder flüssige Arzneisubstanz in einer Hülle aus Stärke oder auf Gelatinebasis, löst sich im Magen-Darm-Kanal

Achtung: Es gibt auch Zerbeißkapseln, die im Mund zerbissen werden müssen.

- Granulat/Pulver: in Beutel abgepackte Arzneimittel, muss erst in Wasser aufgelöst werden

- Zäpfchen: aus einer Fettmasse, die die Wirkstoffe enthält, werden in den Enddarm oder bei Vaginal-Zäpfchen in die Scheide eingeführt

Salben/Cremes/Pasten: zur äußerlichen Anwendung auf der Haut

Verabreichung von Arzneimitteln

Jede Pflegeperson, die Medikamente ausgibt, sollte folgende Richtlinien beachten:

- Medikamente nur auf ärztliche Verordnung verabreichen.

- **Die angegebene Form der Darreichung, die Dosierung und der Zeitplan sind unbedingt einzuhalten.**

- Bei Verweigerung der Einnahme der Medikamente durch den Patienten ist der Arzt zu verständigen.

- Lesen Sie aufmerksam den Beipackzettel. Hier werden Informationen zur Zusammensetzung des Medikamentes, zur Dosierung und zu Nebenwirkungen und Gegenanzeigen gegeben. Die Dosierung, die der Arzt bestimmt hat, hat dabei Vorrang.

- Medikamente dürfen auf keinen Fall mit Alkohol eingenommen werden.

- Autofahrer sollten darauf achten, dass einige Medikamente die Fahrtüchtigkeit einschränken. Bei Zweifeln immer den Arzt oder Apotheker fragen.

Fallbeispiele

1. Fall

Waldtraut T. (74 Jahre) kam im Januar von einer Spanienreise zurück. Ein paar Tage später fühlte sie sich schwach, klagte über Gliederschmerzen und bekam einen hartnäckigen Husten. Der Arzt verschrieb ihr ein Antibiotikum, das sie zehn Tage lang zweimal täglich einnehmen sollte. Nach fünf Tagen setzte sie ohne Rücksprache mit dem Arzt das Medikament selbst ab, weil sie Magenprobleme bekam und glaubte, den Husten mit einfachen Mitteln bekämpfen zu können. Dadurch verschlechterte sich ihr Zustand so weit, dass der Arzt erneut gerufen werden musste. Er diagnostizierte eine Lungenentzündung und überwies Frau T. sofort ins Krankenhaus.

2. Fall

Sabine K. hatte sich erkältet. Von ihrem Arzt bekam sie Nasentropfen, Mittel für eine Inhalation und Tabletten verschrieben. Ein paar Tage später erkrankte ihr fünf jähriger Sohn Maik. Daraufhin verabreichte sie Maik ihre Nasentropfen in geringerer Dosierung und halbierte eine der Tabletten, die der Arzt ihr verschrieben hatte, und gab sie ihrem Sohn. Frau K. hoffte, dass sie und ihr Sohn Maik so wieder schnell gesund würden.

Aufgaben zu den Fallbeispielen

1. Erklären Sie anhand des Beispiels, welchen Fehler Frau T. aus Fall 1 gemacht hat.

2. Überlegen Sie, warum Dragees und Kapseln immer unzerkaut geschluckt werden sollen.

3. Diskutieren Sie kritisch die Vorgehensweise von Frau Sabine K.

- **Dragees und Kapseln sind immer unzerkaut zu schlucken (Ausnahme: Zerbeißkapseln).**

- **Tabletten können auch aufgelöst eingenommen werden (Bodensatz mit aufnehmen).**

- **Bei der Einnahme aller festen Arzneimittel ausreichend Flüssigkeit reichen (geeignet ist Wasser).**

- **Tropfen sind genau nach verordneter Menge auszuzählen, möglichst in etwas Flüssigkeit (Wasser) reichen.**

- **Arzneimittel, die löffelweise zu geben sind, brauchen nicht extra verdünnt werden (z. B. Hustensäfte).**

- **Gibt es im Haushalt gleichzeitig mehrere Patienten, die Medikamente einnehmen, so ist es ratsam, die Medikamente für jeden Einzelnen mit dem Namen zu kennzeichnen.**

- **Medikamente sind keine „Familienheilmittel".**

- **Auch wenn verschiedene Familienmitglieder ähnliche Symptome haben, dürfen sie nicht einfach die Medikamente einnehmen, die der Arzt einem Familienmitglied verschrieben hat.**

- **Die Packungsbeilage über die gesamte Behandlungsdauer aufheben.**

Haltbarkeit und Aufbewahrung

Medikamente sind – ebenso wie Lebensmittel – nicht unbegrenzt haltbar. Auf der Packung ist ein Verfallsdatum angebracht, das unbedingt beachtet werden muss. Der Medikamentenbestand ist laufend zu kontrollieren, um rechtzeitig Nachbestellungen vornehmen zu können. Arzneimittel, die nicht mehr verwendet werden können, sind an die Apotheke zurückzugeben. Auf keinen Fall dürfen Medikamente in die Toilette gespült werden.

Die Aufbewahrung sollte in einem verschließbaren Medizinschrank, zu Hause in einer kinder-sicher verschließbaren „Hausapotheke" erfolgen. Medikamente sind kühl (16–22 °C), trocken und lichtgeschützt aufzubewahren. Einige Medikamente wie Insulin, Antibiotika oder Säfte sind im Kühlschrank aufzubewahren. Trennen Sie bei der Aufbewahrung möglichst zwischen äußerlich und innerlich anzuwendenden Arzneimitteln.

Beipackzettel

Jedem Arzneimittel liegt ein Beipackzettel bei, auf dem eine Gebrauchsinformation gegeben wird. Es sind meist Hinweise zur Anwendung, zu Inhaltsstoffen, Dosierung, aber auch Angaben zu Nebenwirkungen des Medikamentes bzw. Gegenanzeigen. Häufig werden jedoch viele medizinische Fachausdrücke verwendet, was dem medizinischen Laien das Lesen und Verstehen dieser Informationen erschwert. Deshalb werden von der Pharmaindustrie schon lange verständlichere Beipackzettelinformationen gefordert.

Ebenso geht es oft Patienten in Krankenhäusern, die z. B. bei einer Visite des Arztes nichts von dem verstehen, worüber sich die Ärzte unterhalten. Sie haben ein Recht darauf, dass Sie über ihre Erkrankung verständlich aufgeklärt werden. Ein Arztgespräch oder ein Beipackzettel muss kein „Buch mit sieben Siegeln" sein!

Aufgaben

A

1. *Sammeln Sie Beipackzettel und lesen Sie die Gebrauchsinformation. Übersetzen Sie medizinische Fachbegriffe. Verwenden Sie z. B. medizinische Wörterbücher.*

2. *Entwickeln Sie Ankreuzfragen (Multiple Choice) zu Arzneimitteln und medizinischen Fachbegriffen.*

Anwendung von Hausmitteln

„Nicht jedes Kraut heilt, aber für jedes Leiden gibt es ein Kraut!" – Heilen mit Wasser, Wickeln und Kräutern

Als Kind arbeitete Kneipp in der Weberei seiner Eltern im schwäbischen Stephansried. Er erkrankte an Lungentuberku-lose, kurierte sein Lungenleiden aber erst 1848, als er Theo-logie studierte. 1852 erhielt er die Priesterweihe, erforschte nebenbei die Naturmedizin und behandelte Kranke. 1881 erschien sein Buch „Meine Wasserkur".

Die Lehre von Sebastian Kneipp basiert auf fünf Säulen.

1. **Pflanzen** (Phytotherapie): Pflanzen und Kräuter schonen den Organismus und sind wirksam

2. **Wasser** (Hydrotherapie): Güsse, Bäder, Waschungen, Wickel, Wassertreten

3. **Bewegung:** Wechselspiel von Anspannung und Ent-spannung, Radfahren, Schwimmen, Massage

4. **Ernährung** (Diätetik): naturbelassene, überwiegend ve-getarische Kost

5. **Natürlicher Lebensstil:** körperliches und seelisches Gleichgewicht, z. B. Entspannungsübungen

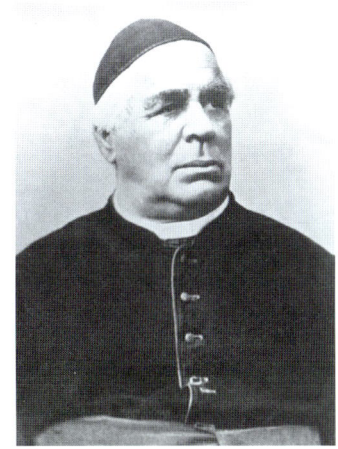

Die Schwindsucht (Lungentuberkulose) brachte den deutschen Priester Sebastian Kneipp (1821–1897) zur Naturmedizin.

Sebastian Kneipp gab Empfehlungen für eine gesunde Lebensweise, die er, neben der Abhärtung für die Gesunderhaltung, als besonders wichtig ansah. Richtige Zubereitung und Anwendung sind für die Wirksamkeit wichtig.

Anwendung von Heilpflanzen

Heilpflanze	Verwendung	Zubereitungsart und Dosierung
Fenchel	Blähungen, Bronchitis, Husten	Aufguss. Bei Husten 2 – 5-mal täglich 1 Tasse trinken
Huflattichblätter	Bronchitis, Reizhusten	Aufguss. 3-mal täglich 1 Tasse trinken. Tee auch zum Gurgeln.
Johanniskraut	Nervosität, leichte depressive Verstimmung, Frauenleiden während der Wechseljahre	Aufguss. Einige Wochen 2–3-mal täglich eine Tasse. Äußerlich schmerzende Stellen mit Johanniskrautöl (Johanniskrautblüten mit Olivenöl angesetzt) einreiben oder Kompresse auflegen.
Kamille	Magen- und Schleimhautentzündung, Inhalieren bei Entzündungen des Mund- und Rachenraumes, äußerlich zur Wundheilung.	Aufguss. 1 Tasse zwischen den Mahlzeiten trinken. Äußerlich für Umschläge und Kompressen. Zum Gurgeln.
Kümmel	Blähungen, Krämpfe im Magen – Darm – Bereich.	Aufguss. 2-mal täglich 1 Tasse trinken.
Lindenblüten	Schweißtreibend bei Erkältungskrankheiten, „Schwitzkur".	Aufguss. 2 – 3-mal täglich 1 Tasse trinken.
Malve	Bronchitis, Husten, Entzündungen des Mund- und Rachenraumes.	Abkochung. 2-mal täglich 1 Tasse trinken oder mehrmals gurgeln.
Pfefferminze	Blähungen, Brechreiz, Übelkeit, Gallenbeschwerden.	Aufguss. Bei Bedarf 1 Tasse trinken.

Folgende Regeln sind bei der Zubereitung eines frischen Kräutertees zu beachten:

1. Dosierung: Pro Tasse ein Aufgussbeutel oder ein Teelöffel losen Tees verwenden, Dosierempfehlung beachten. Letztendlich entscheidet der Geschmack!

2. Immer mit sprudelndem Wasser aufgießen. Naturprodukte, wie auch Kräutertees, können unter Umständen krankheitserregende Keime enthalten, die sich durch kochendes Wasser und entsprechend langer Ziehzeit ganz einfach abtöten lassen.

3. Deshalb den Kräutertee mindestens 5 Minuten ziehen lassen. Auch hier die Empfehlungen des Herstellers beachten.

Aufgaben

1. *Erkundigen Sie sich zu den verschiedenen Zubereitungsarten von Tee (Aufguss, Abkochung, Kaltwasserauszug).*

2. *Listen Sie verschiedene Heilpflanzen und deren Wirkungen bei Krankheiten auf.*

3. *Bereiten Sie verschiedene Tees selbst zu und probieren Sie diese.*

4. *Laufen Sie einmal barfuß über die Wiese, durch einen kleinen Bach usw. und nehmen Sie diese Reize bewusst war.*

5. *Welche Hausmittel werden z.B. in anderen Regionen oder Ländern wie z.B. Norwegen, China oder Japan bevorzugt?*

Wärme-, Wasser- und Kälteanwendungen

Wirkung von Wärme	Wirkung von Kälte
gefäßerweiternd	gefäßverengend, mit anschließender Mehrdurchblutung
Verstärkung der Durchblutung	Aktivierung verschiedener Drüsensysteme
entspannend, krampflösend	Blutdruckanstieg
schneller Abtransport von Stoffwechselschlacken	allgemeine Erfrischung, später wohlige Entspannung (Wärmegefühl)
Schmerzlinderung	Schmerzlinderung

Waschungen, Güsse (nach Kneipp):

- Mit dem Kältereiz zuerst an den Händen und Füßen beginnen.
- Danach Arme und Beine auf der Streckseite dem Reiz aussetzen. Diese Seite ist weniger kälteempfindlich als die Beugeseite.
- Beginnen Sie jede Behandlung auf der rechten Seite.
- Bei einem Oberguss des Rumpfes wird zunächst die Brust behandelt, dann der Rücken.
- Achten Sie bei dem Gießen darauf, dass das Wasser drucklos (Schlauch mit großem Querschnitt verwenden) über die Körperoberfläche fließt.

Wechselfußbad (Anwendung bis zum Knie):

- Mit den Füßen in eine kleine Wanne mit heißem Wasser (38–40 °C) steigen.
- Zehn Minuten im Wasser bleiben.
- Anschließend mit den Füßen bis zu den Knien 20–60 Sekunden in 12–20 °C kaltes Wasser steigen.
- Bleiben Sie im Wasser, bis sich ein Kälteschmerz meldet.
- Wiederholen Sie alles zweimal.
- Beenden Sie das Wechselbad immer mit einem Kältereiz.

Wickelbehandlungen

- **Die Wickelbehandlung hat immer nur unterstützenden Charakter, bei ernsten Erkrankungen kann und darf sie die ärztliche Behandlung nicht ersetzen.**

- **Behandeln Sie nur ausreichend durchblutete und warme Körperregionen mit kaltem Wasser!**

Wadenwickel bei fieberhaften Erkrankungen:

- Setzen Sie Wadenwickel bei Temperaturen über 39 °C ein.

- Zwei Baumwoll- oder Leinentücher in kaltes Wasser (Zimmertemperatur) tauchen und gut auswringen. Danach ein Tuch um jede Wade legen.

- Zwei Frotteetücher über die Tücher wickeln und feststecken.

- Wadenwickel nach zehn bis 15 Minuten wechseln, sonst entsteht eine Wärmepackung. Wickel nicht mehr als drei- bis viermal wechseln.

- Messen Sie eine halbe Stunde nach Abnahme der Wickel die Temperatur.

- **Innerhalb von vier Stunden sollte die Temperatur um 1 °C gesunken sein.**

- **Verwenden Sie keine Plastikfolien, Gummiunterlagen usw., dies bewirkt einen Wärmerückstau.**

Anlegen eines Brustwickels bei Bronchitis:

Der Brustwickel ist eine gute Maßnahme zur Unterstützung der körpereigenen Abwehr.

- Dem Kranken die Kleidung vom Oberkörper entfernen und aufsetzen.

- Ein Leinen- oder Baumwolltuch (40 cm x 100 cm) in kaltes Wasser tauchen, gut auswringen und dem Kranken glatt um den Brustkorb legen. Dabei die Kanten des Tuches nicht übereinander legen.

- Danach ein Frottee- oder Flanelltuch über das nasse Tuch wickeln und feststecken.

- Den Wickel ein bis zwei Stunden liegen lassen.

- Legen Sie noch eine Wärmflasche mit in das Bett und decken Sie den Kranken mit einer Wolldecke zu.

- Lassen Sie den Kranken noch eine halbe Stunde nach Entfernung des Wickels nachschwitzen. Zur Unterstützung des Schwitzens eine Tasse Lindenblütentee reichen.

- Waschen Sie den Kranken anschließend lauwarm ab und ziehen Sie ihm frische Wäsche an.

- **Wer unter Platzangst leidet, sollte keinen enganliegenden Wickel bekommen.**

- **Vorsicht bei Menschen mit Herzrhythmusstörungen (durch den Kältereiz kommt es zum Blutdruckanstieg) und Hauterkrankungen, die kälteempfindlich sind.**

- **Besprechen Sie mit dem Hausarzt physikalische Anwendungen für zu Hause.**

- **Die Wirkung lässt sich verstärken, indem man dem Wickel zusätzlich pflanzliche Heilmittel zugibt.**

A

Aufgaben

1. *Definieren Sie einen Merksatz zur Inhalation und beschreiben Sie deren Durchführung. Beachten Sie die Vorgehensweise für bestimmte Personengruppen.*

2. *Erkundigen Sie sich in Fachbüchern nach der Art und Durchführung weiterer Wickelanwendungen.*

3. *Informieren Sie sich über weitere Naturheilkundler vergangener Jahrhunderte. Erstellen Sie dazu in Gruppen Collagen.*

4. *Fächerübergreifendes Projekt „Naturheilmittel". Planen und Gestalten Sie in Verbindung mit anderen Fächern einen Unterrichtstag zu diesem Thema.*

6.5 Persönliche und berufliche Hygienemaßnahmen

Das Wort Hygiene stammt aus der griechischen Antike („Hygieia" = die Göttin der Gesundheit). Heute verbirgt sich hinter dem Begriff Hygiene die Lehre der Gesundheit und die Verhütung von Krankheiten.

Die Hygiene befasst sich unter anderem mit folgenden Themenbereichen:

Persönliche Hygiene	Umwelthygiene	Psychohygiene
• Körperpflege	• Luftverschmutzung	• Seelisches Wohlbefinden
• Bekleidung	• Lärm	• Beruf, Beschäftigung
• Ernährung	• Abfall- und Abwasserbeseitigung	• Stressreduzierung
• Schlaf	• Schadstoffe im Boden	
	• Infektionskrankheiten	

Zuerst ist es wichtig, dass man sein eigenes Verhalten bezüglich der persönlichen Hygiene beobachtet und hinterfragt, ob es den neuesten Erkenntnissen der Hygiene angepasst ist. Für jemanden, der seinen eigenen Körper selbst „gut" versorgt im Hinblick auf Körperpflege, Kleidung, Schlaf und auch auf die Ernährung achtet, ist es einfacher, pflegebedürftige Menschen unter Berücksichtigung ihrer Individualität entsprechend zu versorgen.

Aufgaben

A

1. *Diskutieren Sie in Kleingruppen Ihre eigenen Maßnahmen der persönlichen Hygiene in Bezug auf die Körperpflege.*

2. *Fassen Sie Ihre Vorschläge auf einem Plakat zusammen, welche dieser Maßnahmen sinnvoll und notwendig sind.*

Das Wissen über Kleinstlebewesen (Mikroorganismen), auch Keime oder Erreger genannt, ist noch nicht sehr alt. Im 19. Jahrhundert gab es etliche Ärzte und Mediziner wie zum Beispiel Robert Koch, die mit den einfachsten technischen Mitteln nach den verschiedenen Krankheitskeimen forschten, die für das menschliche Auge nicht sichtbar sind. Sie entdeckten die hohe Ansteckungsgefahr dieser Krankheitserreger und suchten nach Möglichkeiten, die Menschen vor den infektiösen Krankheiten zu schützen und die Behandlungsmaßnahmen zu verbessern.

Diese Mikroorganismen wurden der Größe nach klassifiziert und in verschiedenen Gruppen zusammengefasst.

1. Einzeller

2. Pilze

3. Bakterien

4. Viren

6.5.1   Desinfektion und Sterilisation

Desinfektion
Im menschlichen Körper befinden sich viele Mikroorganismen, z.B. auf der Haut und Schleimhaut, um das entsprechende Hautmilieu aufrechtzuerhalten, im Dickdarm, um die Nahrungsreste zu zersetzen und wichtige körpereigene Stoffe wie z.B. das Vitamin K zu produzieren. Dort leben sie in sogenannter Symbiose (Einklang) und schaden dem Körper nicht.

Diese Keime können aber über verschiedene Infektionswege zu anderen Menschen gelangen (siehe Schema) und in Körperregionen kommen, z.B. in eine offene Wunde, und dann u. U. schwere Entzündungen hervorrufen. Besonders betroffen sind die Menschen, bei denen das Immunsystem geschwächt ist, wie z. B. alte Menschen, Menschen mit chronischen Erkrankungen, frisch operierte und krebskranke Menschen.

Eine weitere Gefahr besteht dadurch, dass Entzündungen, die durch Bakterien hervorgerufen werden, nicht mehr grundsätzlich mit Antibiotika behandelt werden können, da viele Bakterien dagegen resistent (widerstandsfähig) geworden sind.

Besonders zu erwähnen sind hier die multiresistenten Keime, z.B. MRSA, die Infektionen hervorrufen können, wie z. B. Lungenentzündungen, Harnwegs- oder schwere Wundinfektionen, die nicht mehr behandelbar sind und tödlich verlaufen können.

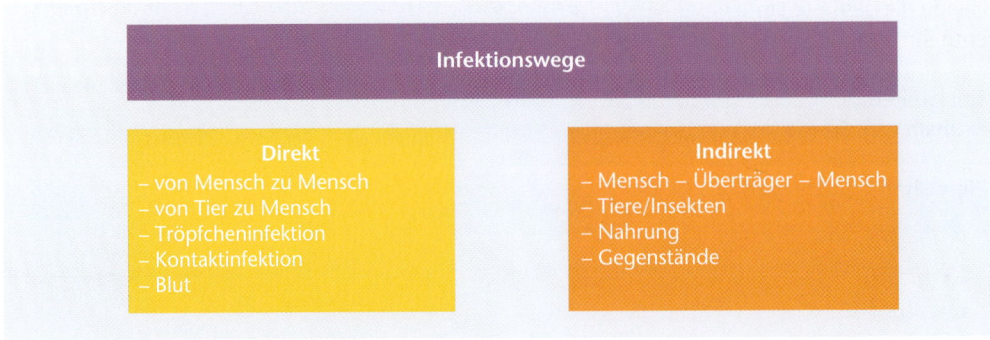

Um diese Infektionswege wirkungsvoll zu unterbrechen, müssen in Seniorenheimen und vor allem in Krankenhäusern strenge Regeln der Desinfektion im täglichen Umgang mit den pflegebedürftigen Menschen eingehalten werden. Da Keime nachweislich am häufigsten über verunreinigte Hände übertragen werden, muss grundsätzlich immer eine gute und richtige Händedesinfektion mit einem entsprechenden, von der Industrie hergestellten Desinfektionsmittel durchgeführt werden.

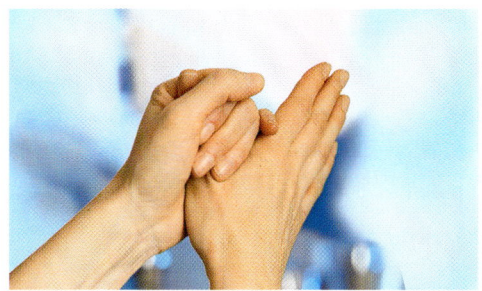

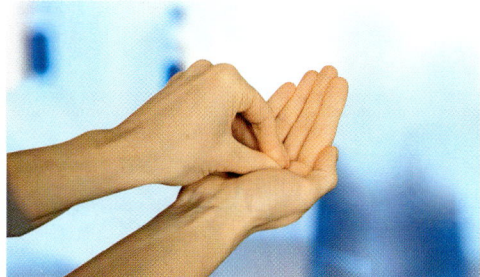 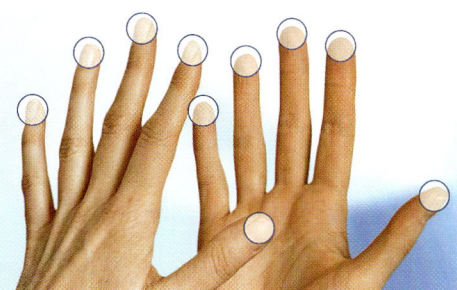

Fingerkuppen und Daumen sind bei der Händedesinfektion besonders zu beachten
(Quelle: BODE SCIENCE CENTER, HARTMANN AG)

Händedesinfektion nach EN1500

Desinfektionsmittel in die trockenen Hände geben. Nach dem oben aufgeführten Verfahren das Produkt 30 Sekunden kräftig in die Hände bis zu den Handgelenken einreiben. Die Bewegungen jedes Schrittes fünfmal durchführen. Nach Beendigung des 6. Schrittes werden einzelne Schritte bis zur angegebenen Einreibedauer wiederholt. Darauf achten, dass die Hände die gesamte Einreibezeit feucht bleiben. Im Bedarfsfall erneut Hände-Desinfektionsmittel entnehmen.

Eine weitere wichtige Maßnahme zur Unterbrechung des Infektionsweges ist das Tragen von Einmalhandschuhen.

Einmalhandschuhe werden bei Pflegehandlungen eingesetzt,

• wenn Pflegehandlungen unter strengen hygienischen Regeln durchgeführt werden.

• wenn man bei Pflegehandlungen mit Keimen in Kontakt kommen kann, z. B. beim Umgang mit Stuhl und Urin.

Das Tragen von Einmalhandschuhen ersetzt keine Händedesinfektion. Sie müssen nach der entsprechenden Pflegehandlung gewechselt oder ausgezogen und ordnungsgemäß entsorgt werden.

Für die tägliche regelmäßige Durchführung der Desinfektionsmaßnahmen gibt es spezielle Pläne, die in Zusammenarbeit mit den Hygienebeauftragten von Desinfektionsmittelfirmen, Hygienefachleuten, Ärzten und Pflegedienstleitungen erstellt werden. Diese Pläne werden regelmäßig entsprechend neuer Kenntnisse überarbeitet.

 Tipp:
In einem möglichst dunklen Raum mithilfe einer fluoreszierenden Flüssigkeit und UV-Licht kann die Wirkung der Händedesinfektion überprüft werden. Dieses Verfahren kann zum Trainieren einer korrekten Durchführung der hygienischen Händedesinfektion angewandt werden.

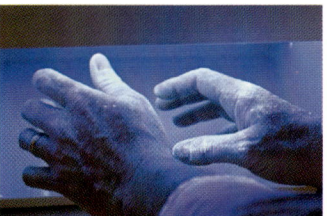

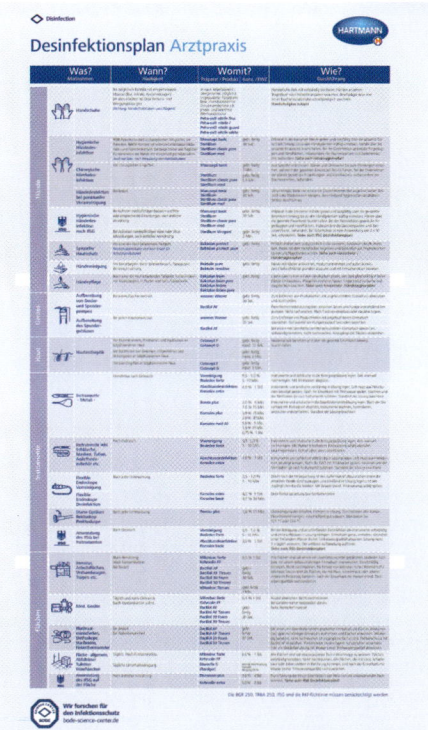

Sterilisation

Für Operationen, Versorgung von Wunden und Ähnliches müssen die entsprechenden Instrumente und Verbandsmaterialien steril (keimfrei) sein. Dafür gibt es spezielle chemische und physikalische Verfahren (Dampf- und Heißluftsterilisation, siehe Tabelle). Die Materialien befinden sich währenddessen in einer dafür geeigneten papierähnlichen Verpackung oder einem Metallbehälter, die bzw. der mit einem Sicherheitsdatum und einem Indikatorstreifen gekennzeichnet sind. Die Industrie bedient sich zur korrekten Sterilisation von Einmalmaterialien des Verfahrens mit Ionisierenden Strahlen (siehe Tabelle).

Sterilisationsverfahren	Sterilisationswirkung durch	Anwendungsbeispiele
Dampfsterilisation (*Autoklavieren*): Feuchte Hitze	Eindringen von Wasserdampf in das Sterilisationsgut bei • Dampfdruck von 2–3 bar • Temperatur von 121–134 °C • Sterilisationszeit von 3–15 Min., abhängig von Druck und Sterilgut	• Instrumente • Textilien(Wäsche) • Verbandstoffe • Glaswaren • Thermostabile Kunststoffe • Gummiartikel
Heißluftsterilisation: Trockene Hitze	Umspülen des Sterilisationsgutes mit heißer Luft bei • Temperatur von 160–200 °C • Sterilisationszeit 10–200 Min., abhängig von Temperatur und Sterilgut	• Metalle • Glas • Porzellan • Wasserfreie Flüssigkeiten • Keine Textilien, kein Papier (Brandgefahr)
Ionisierende Strahlen, z. B. Gammastrahlung	Einwirkung energiereicher Strahlung auf das Sterilisationsgut (nur in der industriellen Fertigung z. B. von Verbandstoffen oder Katheter einsetzbar, da Anlagen wegen hoher Sicherheitsanforderungen sehr teuer) Vorteil ist, das keine hohen Temperaturen auf das Gut einwirkt.	• Einmalartikel aus Kunst-Stoff, Latex, Gummi • Verbandstoffe • Nahmaterial

(M.A. Nee, abgerufen unter: www.altenpflegeschueler.de/sonstige/hygiene-infektionslehre-umweltschutz.ph, [06.03.2015])

Aufgaben

A

1. Informieren Sie sich in einem Wohnbereich eines Seniorenheimes oder auf einer Station in einem Krankenhaus über den dortigen Desinfektionsplan.

2. Stellen Sie eine grundsätzliche Regel auf, wann und wie oft es sinnvoll ist, eine hygienische Händedesinfektion durchzuführen.

6.5.2 Infektionsprophylaxe

Unter Infektionsprophylaxe versteht man Maßnahmen, die einer Ausbreitung von Krankheitskeimen vorbeugen und damit eine mögliche Ansteckung verhindern.

Zahl der Keim-Toten doppelt so hoch

40 000 Hygiene-Opfer in Krankenhäusern

Hagan/Berlin. In Deutschland leiden und sterben doppelt so viele Menschen an Krankenhausinfektionen wie allgemein bekannt. Das sagt die Deutsche Gesellschaft für Krankenhaushygiene (DGKH). Sie spricht von einer Million Patenten, die sich aufgrund mangelnder Hygiene jährlich in Kliniken mit Keimen infizieren – und von 40 000 Todesopfern.

Halbierte Fallzahlen, wie sie das Nationale Referenzzentrum zur Überwachung von Klinikinfektionen nenne, seien „im Sinne der Krankenhauslobby geschönt und längst überholt", sagte DGKH-Vorstand Prof. Zastrow dieser Zeitung.

Die DGKH vereinigt Deutschlands profilierteste Krankenhaushygieniker. Sie sagen: „50 Prozent aller Krankenhausinfektionen sind vermeidbar." Doch Hygiene werde oft verwaltet „wie eine schwarze Kasse: Man kassiert Geld, aber macht keine Hygiene." Möglich mache dies die starke Krankenhaus-Lobby.   *bru*

(Bra, 2014, o. S.)

Aufgaben

1. Informieren Sie sich, welche Keime besonders gefährlich sind, wo sie vorkommen und welche Infektionen sie hervorrufen können. Informationen erhalten Sie über das örtliche Gesundheitsamt, das Robert Koch-Institut www.rki.de/mrsa oder über die Bundeszentrale für gesundheitliche Aufklärung www.bzga.de.

2. Diskutieren Sie in Kleingruppen über den Inhalt des Zeitungsartikels und überlegen Sie, welche Auswirkungen er für das staatliche Gesundheitswesen und für die Arbeit im Pflegebereich haben sollte. Halten Sie die Diskussionsergebnisse schriftlich fest.

3. Überlegen Sie geeignete Maßnahmen zur Infektionsprophylaxe, die sowohl Patienten und pflegebedürftige Menschen als auch Ihre eigene Vorsorge betreffen. Halten Sie diese Ergebnisse auf Plakaten fest.

6.6   Unterstützung bei der Körperpflege

Die Körperpflege ist Bestandteil der Grundpflege. Die jeweilige Hilfestellung hängt ab vom Grad der Mobilität sowie der Mithilfe des Pflegebedürftigen und seinen Gewohnheiten und Wünschen.

Allgemeine Grundsätze der Körperpflege:

- Die Vorgehensweise bei der Körperpflege immer mit der zu pflegenden Person abstimmen.
- Die zu pflegende Person zur Selbstpflege ermutigen und anleiten.
- Materialien gut erreichbar bereitstellen.
- Fenster schließen, Zugluft vermeiden.
- Beobachtung des Patienten während der Körperpflege.
- Auf Veränderungen der Haut achten (Dekubitus).
- Intimsphäre des Patienten beachten (nur Körperteile aufdecken, die gerade gewaschen werden).
- Händedesinfektion durchführen.
- Schutzhandschuhe anziehen.
- Körperbereiche gut abtrocknen.
- Immer ein Handtuch unter die zu waschenden Körperteile legen.

Möglichkeiten der Körperpflege

Ganzwaschung im Bett:

- Patient wäscht sich zum großen Teil selbst

- Patient weitgehend unselbstständig

Duschen:

- mit klappbarem Duschsitz

- mit Duschstuhl oder -hocker

- selbstständig

Baden:

- Badewanneneinhängesitze

- Badewannendrehsitze

- aufblasbare Sitzhilfen

- Sitzlifter, Badewannenlifter

Am Waschbecken: mit Rollstuhl selbstständig

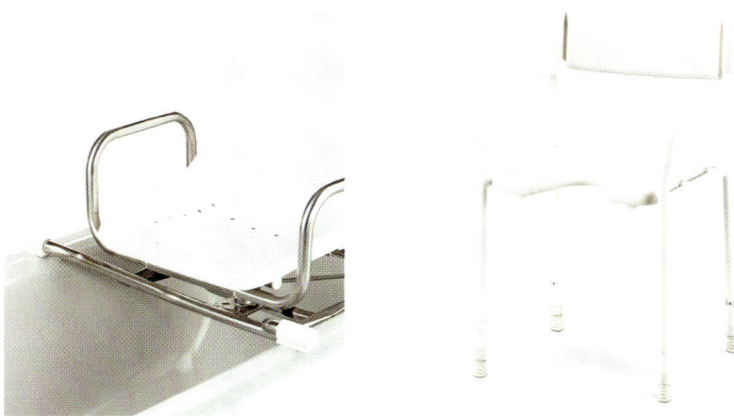

6.6.1 Ganzkörper- und Haarpflege

Fallbeispiel

Anna T. ist 85 Jahre alt und zurzeit bettlägerig. Sie ist nach einer großen OP körperlich geschwächt, aber geistig noch sehr fit. Für sie ist es ungewohnt, dass sie von einer fremden Person im Bett gewaschen wird. Sie ist aufgeregt und möchte, dass ihre eigenen Kosmetikprodukte verwendet werden. Dabei denkt sie: „Ach, wenn es schon vorbei wäre!"

Aufgaben zum Fallbeispiel

1. Überlegen Sie sich, wie Sie mit Frau T. umgehen würden.

2. Begründen Sie die Ängste von Frau T.

A

Reihenfolge der Körperpflege:

1. Gesicht:

   - Mundpflege, Zähne putzen

   - Gesicht waschen, Augen von außen nach innen säubern

   - Ohren innen und dahinter waschen

2. Hals, Brust, Achseln:

   - Nachthemd ausziehen

   - Bettdecke bis zum Bauch zurückschlagen

   - Körperteile waschen

3. Arme und Hände:

   - Unterarm, Oberarm, Schulter, Achselhöhle waschen und trocknen

   - Hände ins Wasser tauchen lassen, gut abtrocknen, dabei in Richtung Herz streichen

4. Rücken:

   - vorher informieren, ob der Patient sitzen darf, Patienten mit Wirbelsäulenverletzung dürfen nur vorsichtig gedreht und nicht aufgesetzt werden

   - den Patienten auf die Seite drehen oder aufsetzen, dabei tief durchatmen lassen als Vorbeugung gegen Lungenentzündung

   - Rücken waschen und abtrocknen, danach den Oberkörper wieder bekleiden

5. Füße, Beine:

   - an den Zehen beginnen

   - Fuß und Bein waschen

   - Zehenzwischenräume gut trocknen

   - evtl. Fußbad ermöglichen

6. Intimbereich:

   - Wechseln Sie Wasser und Waschlappen.

   - Bei Frauen erfolgt das Waschen der Genitalien zum After hin, um Keimverschleppungen in Scheide und Harnröhre zu vermeiden. Beine der Kranken sind angewinkelt und gespreizt. Große Schamlippen spreizen, reinigen und abtupfen, dann übriges äußeres Genital reinigen und trockentupfen. Gesäß abwaschen und abtrocknen.

   - Beim Mann die Vorhaut zurückziehen und von Sekret säubern, wieder zurückstreifen. Penis, Hodensack, Aftergegend waschen und abtrocknen.

   - Den Patienten wieder vollständig ankleiden.

7. Nagelpflege:

   - Führen Sie im Anschluss noch die Nagelpflege durch. Dies ist auch nach dem Baden und Duschen möglich.

   - Feilen Sie die Fingernägel oval. Fußnägel kürzt man am besten mit der Nagelzange, sie sollten eine gerade Form aufweisen, um das Einwachsen der Nägel zu vermeiden.

- Achten Sie darauf, dass die Haut nicht verletzt wird.

- Bei stark verhornten Füßen ist ein Fußbad angezeigt, diese Stellen werden anschließend mit Bimsstein bearbeitet. „Hühneraugen" oder eine extreme Verhornung sollten von einer medizinischen Fußpflegerin behandelt werden.

- **Halten Sie bitte die Reihenfolge der Waschung ein, damit sich der Patient darauf einstellen kann.**

- **Verwenden Sie auf Wunsch des Patienten zwei bis drei Waschlappen und Handtücher.**

- **Täglicher Wechsel von Waschlappen und Handtüchern ist notwendig.**

- **Decken Sie die Körperpartien, welche gewaschen wurden, mit einer leichten Decke zu.**

- **Beim Baden und Waschen von Menschen mit Halbseitenlähmung ist es wichtig, immer mit der gesunden Seite zu beginnen, damit sie eine bessere Vorstellung von ihrem Körper bekommen.**

- **Lassen Sie den Kranken so viel wie möglich selbst waschen. Geben Sie Hilfestellung.**

- **Nach der Waschung sollte die Haut gut eingecremt werden. Das ist gut für die Durchblutung und erhöht das Wohlbefinden des Patienten. Verwenden Sie Zubereitungen aus Wasser in Öl (W/O 30 %). Diese dringen gut in die Haut ein. Salben sind ebenfalls für trockene Haut geeignet.**

Haarpflege

Beim Duschen oder Baden werden auch die Haare gewaschen. Für die Kopfwäsche bei Bettlägerigen gibt es spezielle Kopfwaschwannen aus Kunststoff bzw. aufblasbare Wannen.

Durchführung:

- Patient in flacher Rückenlage lagern, Bett mit einem Gummilaken schützen. Zunächst Schmuck, Haarspangen und Hörgeräte entfernen.

- Einen Eimer mit warmem Wasser in die Nähe stellen.

- Die Kopfwaschgarnitur am Bettende einlegen, den Nackenbereich mit einem Handtuch stützen.

- Dem Kranken ein Handtuch um Hals und Schulter legen.

- Den Kopf des Kranken auf den Auflagerand der Garnitur legen.

- Das Abflussrohr in den leeren Eimer einlegen.

- Eventuell die Augen des Kranken mit einem Waschlappen abdecken.

- Die Haare anfeuchten, Shampoo auftragen und mit kleinen kreisenden Bewegungen waschen.

- Danach das Haar ausspülen und erneut Shampoo auftragen und einmassieren.

- Anschließend sorgfältig alle Schaumreste ausspülen.

- Haare gut abtrocknen, anschließend föhnen und kämmen.

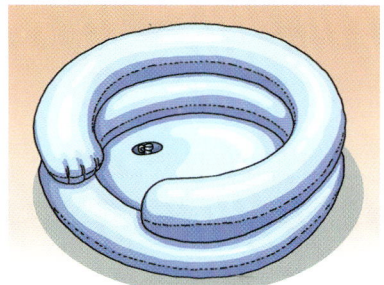

Kopfwaschwanne für die Haarwäsche von bettlägerigen Personen

- **Nicht immer ist eine Vorwäsche nötig. Dies ist abhängig von der Haarbeschaffenheit und den individuellen Gewohnheiten des Kranken.**

- **Kratzeffekte am Kopf können ein Hinweis auf Kopfläuse sein.**

Konfliktmöglichkeiten bei der Ganzkörperpflege:

- Der Patient ist nicht mit der Wassertemperatur zufrieden.

- Der Pflegebedürftige möchte sich nicht im Intimbereich waschen lassen.

- Ein anderer Bewohner ist noch im Zimmer.

- Sie entdecken Hautirritationen am Körper des Pflegebedürftigen.

- Der Patient verweigert die Ganzkörperpflege.

- Der Pflegebedürftige möchte vieles allein machen.

- Sie bekommen ständig Vorschriften zu Ihrer Arbeit und machen etwas nicht richtig.

Aufgaben

1. *Überlegen Sie bitte in Partnerarbeit, wie Sie mit den oben genannten „Problematiken" bei der zu pflegenden Person umgehen würden.*

2. *Erarbeiten Sie Lösungsvorschläge.*

3. *Diskutieren Sie diese mit Ihren Mitschülern.*

4. *Stellen Sie mögliche Konflikte bitte im Rollenspiel dar. Dabei protokolliert eine Beobachtungsgruppe den Verlauf und hält das Ergebnis fest. Anschließend werden Lösungsansätze diskutiert.*

6.6.2 Trocken- und Nassrasur

Ob Trocken- oder Nassrasur hängt von den Gewohnheiten des Pflegebedürftigen ab. Sie kann im Badezimmer oder im Bett durchgeführt werden.

Vorteile Trockenrasur:	Vorteile Nassrasur:
geringe Verletzungsgefahr	gründlicher
Zeitersparnis	angenehmeres Hautgefühl
geringe Blutungsgefahr, geringe Infektionsgefahr	

Durchführung des Nassrasur:

- Alle Materialien bereitlegen: z.B. Rasierer, Spiegel, Rasierschaum, Rasierpinsel, warmes Wasser, Waschlappen und Handtuch, evtl. Rasierwasser, -creme.

- Rasierschaum gleichmäßig im Gesicht verteilen.

- Rasierer mit der Haarwuchsrichtung über die Haut führen, um kleine Verletzungen zu vermeiden.

- Rasierer immer wieder kurz ins Wasser tauchen und abspülen.

- Zum Schluss Restschaum entfernen und Haut sorgfältig eincremen.

- Wenn im Bett rasiert wird, sollte der Pflegebedürftige aufrecht sitzen. Der Pflegebedürftige sollte, wenn möglich, die wichtigsten Tätigkeiten selbstständig ausführen.
- Bei der Trockenrasur sollte die Gesichtshaut trocken sein. Das Schneiden des Barts kann auch der Friseur übernehmen.
- Führt der Pflegebedürftige die Rasur im Bett selber durch, dann einen Spiegel in angemessener Höhe vorhalten.

Aufgabe
Üben Sie mit Ihren Mitschülern oder männlichen Bekannten eine Nass- und Trockenrasur.

6.6.3 Mund- und Zahnpflege

Die Mund- und Zahnpflege ist ein wichtiger Punkt in der Körperpflege. Ein frischer Atem erhöht das Wohlgefühl. Außerdem dient die Mundhygiene der Kariesprophylaxe und der Gesunderhaltung der Mundschleimhaut.

Pflegemittel und Gegenstände:

- Handtücher
- Zahnbürste, Zahnpasta
- Mundwasser oder Mundspüllösung
- Reinigungstablette
- Zahnputzbecher
- Prothesenschale
- Nierenschale
- Lippenpflege

Durchführung:

- Richten Sie den Kranken zum Sitzen auf (Stützgriff anwenden), falls keine Gegenanzeige besteht.
- Legen Sie zum Schutz ein Handtuch um den Hals.
- Lassen Sie den Mund mit Wasser ausspülen.
- Reinigen Sie oder der Kranke selbst die Zähne in kleinen kreisenden Bewegungen vom Zahnfleisch zum Zahn, von Rot nach Weiß.
- Zum Ausspülen reichen Sie dem Kranken Wasser, eventuell mit Mundwasser oder einer Mundspüllösung.
- Reichen Sie dem Kranken die Nierenschale zum Ausspucken.
- Wischen Sie danach den Mund ab.

Durchführung bei schwerstkranken Patienten:

- Legen Sie ein Handtuch unter den Kopf des Patienten.
- Klemmen Sie den Tupfer in die Tupferklemme ein und tauchen Sie ihn in ein Glas mit Mundpflegeflüssigkeit ein.
- Drehen Sie den Kopf des Patienten auf die Seite.
- Dann wischen Sie vorsichtig Mundhöhle, Zunge, Wange und Zahnzwischenräume aus.
- Wechseln Sie öfters den Tupfer.
- Lassen Sie den Mund ausspülen, wenn der Patient bei Bewusstsein ist.
- Fetten Sie zum Abschluss die Lippen ein (außer bei Patienten mit Leber- und Bauchspeicheldrüsenentzündung, da dieses den Körper in diesen Fällen zusätzlich belastet).

Reinigung der Zahnprothese:

- Lassen Sie die pflegebedürftige Person ihre Prothese aus dem Mund herausnehmen, erst die obere, dann die untere Prothese.
- Legen Se die Prothese in eine Prothesenschale.
- Prothesen werden unter fließendem Wasser mit Zahnpasta und der Bürste gereinigt und, wenn dies der Patient wünscht, anschließend in einen Becher mit einer Reinigungstablette gelegt. Vor dem Einsetzen muss die Prothese gründlich abgespült werden.
- Lassen Sie vor der Reinigung Wasser ins Waschbecken einlaufen, damit die Prothese beim eventuellen Herunterfallen nicht zerbricht.

- **Mit einer elektrischen Zahnbürste geht das Putzen leichter.**
- **Der Gebrauch von Zahnseide kann bei unruhigen Patienten zu Verletzungen führen.**
- **Auf auffällige Veränderungen wie blutende Stellen, Verletzungen usw. im Mund achten!**
- **Danach auch die Lippen pflegen.**

6.7   Unterstützung der Mobilität

Mobilität bedeutet die Fähigkeit sich fortzubewegen, einen Ortswechsel bzw. Lageveränderungen vorzunehmen.

Regelmäßige körperliche und auch geistige Aktivitäten vermindern das Risiko vieler Krankheiten und Depressionen. Mobilität schafft auch eine gewisse Lebensqualität. Sie hilft, eine selbstständige Lebensführung auch im Alter lange aufrechtzuerhalten. Bewegungsabläufe sind ein abgestimmtes Zusammenspiel von Wahrnehmung (eigener Körper und Reize) und der Eigenbewegung.

Bewegungen:

- gehen, rutschen, drehen
- aufrichten
- mit Hilfsmitteln (Rollstuhl, Rollator, gehen mit Stützen)

M

Beeinträchtigung der Mobilität = eingeschränkte Unabhängigkeit. Daraus folgt: Bedarf an Unterstützung oder ein anderer Ausgleich.

Fallbeispiel
Frieda E. ist 62 Jahre alt und hat zurzeit gesundheitliche Probleme mit dem Rücken. Sie sitzt seit dem Tod ihres Mannes oft vor dem Fernseher und geht kaum aus dem Haus. An Gewicht hat sie auch zugelegt. Abends möchte sie nicht mehr allein rausgehen. Ihr Arzt rät ihr zu mehr Bewegung, um wieder mobiler zu werden. Von ihrer Nachbarin, die einmal am Tag zu Besuch kommt, erfährt sie von einem Stadtteilprojekt. Hier treffen sich ältere Personen, um einen drei Kilometer langen Rundkurs zu absolvieren. Bei Bedarf gibt es auch Begleiterinnen für das Gehen. Im Rundkurs sind seniorengerechte Trainingseinheiten vorgesehen. Frau E. ist über das Angebot erfreut und will gleich morgen mit ihrer Nachbarin starten.

Aufgaben zum Fallbeispiel

A

1. Erkundigen Sie sich nach seniorengerechten Bewegungsmöglichkeiten an Ihrem Wohnort.

2. Beraten Sie sich in Kleingruppen über z. B. einen bewegungsfreundlichen Rundweg für Senioren. Bedenken Sie dabei die verschiedenen Mobilitätsgrade der Personen. Präsentieren Sie vor der Klasse Ihren „Rundweg".

Möglichkeiten zur Stärkung der körperlichen Aktivität und Mobilität:

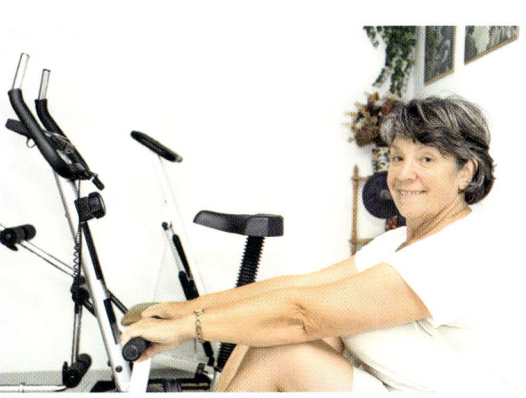

- ehrenamtliche Gehbegleiter/-innen
- Seniorenbegleiter
- Bewegungsparcours für Ältere
- Bewegungsinitiativen des Deutschen Olympischen Sportbundes
- seniorenfreundliche Trainingsgeräte
- Internetportale: z. B. www.gesund-aktiv-aelter-werden.de
- Städteportale: z. B. www.barrierefrei.bamberg.de
- Fitnessstudios
- Projekte, z. B. „Präventive Hausbesuche bei hochbetagten Senioren" in der Stadt Rödental

6.7.1 Bau und Funktionsweise des Stütz- und Bewegungsapparates

Teile des Stütz- und Bewegungsapparates sind:

- Skelett
- Muskulatur
- Gelenke
- Bänder

Das Stütz- und Bewegungssystem gibt dem Menschen:

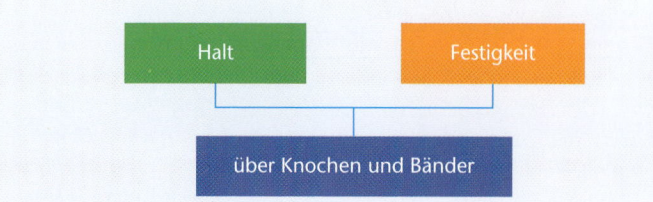
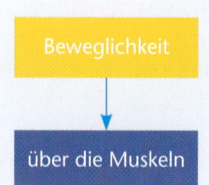

Das Knochengerüst (Skelett) ist für die Formgebung des Körpers verantwortlich.

Zwischen den Wirbeln befinden sich die Bandscheiben. Diese sind elastisch und bilden mit der doppelt S-förmigen Wirbelsäule eine Art Stoßdämpfer, um das Gehirn vor starken Erschütterungen zu schützen.

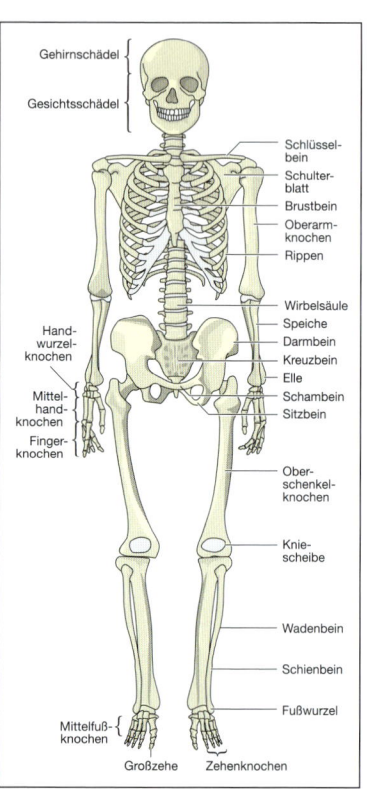

Aufgaben

1. Erklären Sie den Aufbau und die Funktion der anderen Teile des Skeletts (Schultergürtel, Rippen, Becken, Beine) mithilfe Ihres Wissens aus dem Biologieunterricht oder der Fachliteratur.

2. In der Orthopädie wird der Begriff „Stützapparat" auch für Orthesen verwendet. Was sind Orthesen und wofür werden sie verwendet?

3. Welche Funktion hat das Knochenmark, das Innere des Knochens?

4. Wo befinden sich die Muskeln Bizeps und Trizeps in Ihrem Körper?

6.7.2 Rückengerechtes Arbeiten in der Pflege

Fallbeispiel
Karina K. ist in der Ausbildung und hat heute Spätschicht im Seniorenzentrum „Schöner Weg". Als Erstes will sie nach Frau M. sehen, diese hat heute Badetag. Karina will sie aus dem Bett in den Rollstuhl setzen. Weil alles schnell gehen soll und Frau M. ja auch wenig Gewicht hat, versucht sie Frau M. unter den Achseln anzuheben und in den Rollstuhl zu hieven. Auf einmal verspürt sie einen stechenden Schmerz im Rücken. Sie verharrt in gebeugter Stellung und kann sich nur unter großen Schmerzen bewegen. Am Bettende sieht sie dann ein Rutschbrett stehen.

Ein ganzheitliches Konzept zur Vorbeugung von Rückenbeschwerden und rückengerechtem Arbeiten liefert das Konzept TOPAS_R der Berufsgenossenschaft für Gesundheitsdienst und Wohlfahrtspflege. Verschiedene Faktoren müssen bei den Maßnahmen mit einbezogen und geprüft werden. Die Abkürzung bedeutet:

T → Technisch/baulich

O → Organisatorisch

P → Personenbezogen

AS → Arbeitsschutz

R → Rücken

Bei belastenden Tätigkeiten sollten erst einmal technische Lösungen geprüft werden. Müssen z. B. bewegungseingeschränkte Patienten vom Bett in den Rollstuhl gesetzt werden, sollte ein Lift oder ein Rutschbrett vorhanden sein.

Rückengerecht arbeiten heißt ...

- ausreichend Platz für die geplante Bewegung schaffen.
- Betthöhe auf Arbeitshöhe einstellen.
- vorhandene Bewegungsressourcen des Patienten nutzen: Bewegungsablauf erklären und Patienten mithelfen lassen.
- Hilfsmittel konsequent nutzen.
- Ausgangsstellung an geplanter Bewegungsrichtung ausrichten, ohne den Oberkörper zu verdrehen.
- Bewegungen über eine Gewichtsverlagerung aus den Beinen begleiten.
- in ruhigem, für den Patienten angemessenem Tempo vorgehen – ohne „Hauruck" und Schwung.

Technische Hilfsmittel:

- Pflegebetten, Niedrigpflegebetten
- Lifter (mobile Lifter, Wandlifter, Deckenlifter)
- Positionswechselhilfen
- Kleine Hilfsmittel
  – Antirutschmatte
  – Bettzügel
  – Rollbrett
  – Rutschbrett
  – Haltegürtel
  – Gleitmatten

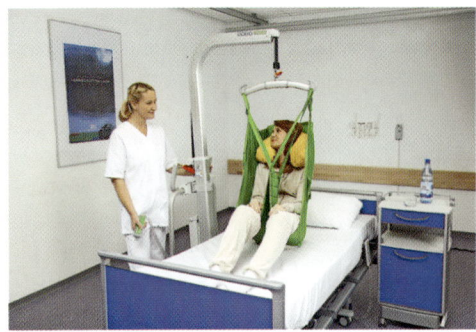 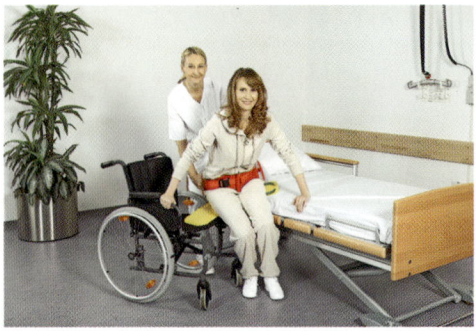

Hilfen beim Anheben:

- Nutzung einer Rutschmatte
  - Matte liegt unter den Füßen des Patienten, so kann er sich darauf abdrücken und höher rutschen.
  - trainiert auch die Beweglichkeit des Patienten.

- Bettleiter (Strickleiter)
  - ist am Bettende befestigt.
  - Patient kann sich selbst aufrichten.

- Gleitfolie (Einwegprodukt)
  - wird für den Positionswechsel und Transfer des Patienten verwendet.
  - besteht aus einem hautfreundlichen, hygienischen Material.
  - wird z. B. für das Bewegen einer Person im Bett verwendet.
  - wird unter den Patienten gelegt, indem er zur Seite gedreht wird und dann wieder auf den Rücken, mit der anderen Seite genauso verfahren.
  - nun kann der Patient auf dem Bett z. B. höher gelegt werden durch das Ziehen der Folie.

 Aufgaben

1. Erkundigen Sie sich bitte in Pflegeheimen und Sanitätshäusern nach weiteren Hilfen und Unterstützungen in der Pflege für rückengerechtes Arbeiten.

2. Erstellen Sie eine Übersicht der Wirkungsweise dieser Hilfsmittel mithilfe von Bildern und kurzen Erklärungen.

3. Diskutieren Sie in Kleingruppen persönliche Strategien für einen starken Rücken.

6.7.3 Betten und Lagern

Mit der Lagerung sind Maßnahmen gemeint, die dazu dienen, einen Wechsel der Körperhaltung herbeizuführen. Bei bewegungseingeschränkten Personen oder Patienten, die sich nicht mehr selbst bewegen können, werden Lagerungswechsel vorgenommen.

Diese Lagerungswechsel dienen dazu, Folgeerkrankungen wie Dekubitus zu vermeiden, zur Erleichterung der Atmung, in der Ersten Hilfe bei Schockzeichen oder Bewusstlosigkeit als stabile Seitenlage (siehe Kapitel 9 Erste Hilfe).

Jede Lagerung des Kranken sollte zur Entspannung und Erholung dienen und auch ein Beitrag zur Förderung der Selbstständigkeit des Kranken leisten.

Beinhochlagerung:

- Die Beinhochlagerung verbessert den Rücktransport des Blutes zum Herzen (Thromboseprophylaxe) um 20 bis 30 %.

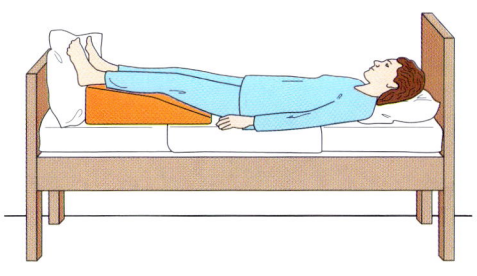

- Die Beine werden auf keilförmig verlaufenden Kissen am Fußende des Bettes gelagert.

- Die Füße werden zur Vermeidung eines Spitzfußes mit einem Kissen abgestützt, die Fersen sollten frei liegen.

Bei Patienten mit Durchblutungsstörungen in den Arterien dürfen die Beine auf keinen Fall hochgelagert werden.

Seitenlagerung von vorn

30-Grad-Seitenlagerung:

- Diese Seitenlagerung dient zu einer besseren 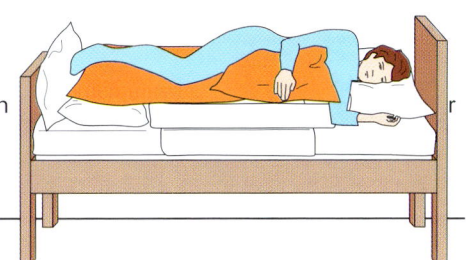 Dekubitusprophylaxe angewandt.

- Der obere Arm wird auf ein großes Kissen am Rücken gelegt, dadurch erreicht man eine bessere Dehnung des Brustbereiches.

Oberkörperhochlagerung:

- Sie wird bei Herz- und Lungenkrankheiten eingesetzt, ebenso bei Eingriffen in die Schädelhöhle oder Schilddrüse. Bei Patienten mit Wirbelsäulenverletzungen oder -operationen ist sie jedoch strikt verboten.

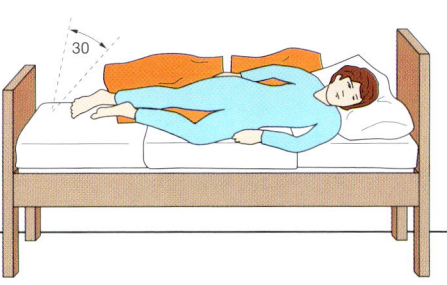

- Die Oberkörperhochlagerung ist hilfreich bei der Nahrungsaufnahme.

- Die Höhe der Lagerung wird durch das Hochstellen des Kopfteils des Pflegebettes erreicht. Ist dies nicht möglich, sind die Kissen so anzuordnen, dass die gewünschte Höhe erreicht wird.

Hilfeleistungen beim Aufsetzen und Heraussetzen aus dem Bett

Beispiel eines halbseitig gelähmten Patienten:

- Der Patient wird an den Bettrand gezogen und auf die gelähmte Seite gedreht.

- Die Beine werden angewinkelt und über den Bettrand gebracht (Strümpfe/Schuhe anziehen).

- Nun greift die Pflegeperson mit der einen Hand zum Rücken und mit der anderen von oben unter die Knie. Danach wird die Person zum Sitzen aufgerichtet.

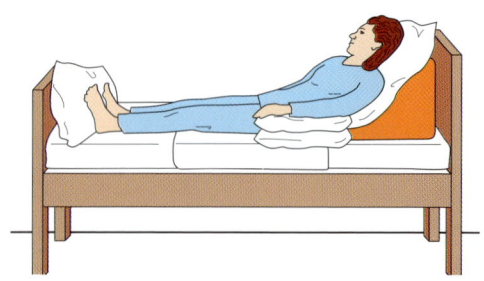

Halbseitig gelähmte Patienten können auch lernen, sich selbst aufzusetzen. Dazu müssen folgende Handlungsabläufe mit dem Kranken geübt werden:

- Mit der gesunden Hand das gelähmte Bein über die Bettkante bringen, dann folgt das gesunde Bein.

- Mit der gesunden Hand von vorn über den Körper greifen und sich durch Abstützen aus der Seitenlage zum Sitzen bringen.

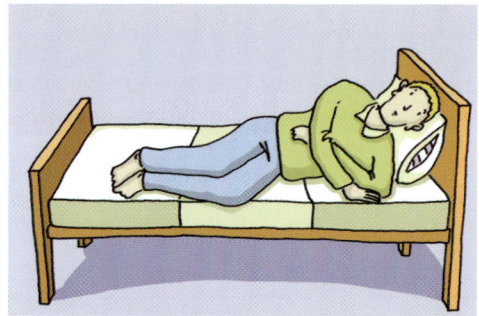

- Jetzt kann der Kranke aus dem Bett, z. B. in den Toilettenstuhl oder Rollstuhl, gesetzt werden

- Die Pflegeperson umfasst den Rücken des Kranken.

- Der Kranke legt seinen Arm (bei halbseitiger Lähmung) oder beide Arme um den Nacken der Pflegeperson.

- Die Beine der Pflegeperson sind gegrätscht und sie stellt die Füße im rechten Winkel vor die Füße des Kranken, um ein Wegrutschen zu verhindern.

- Den Kranken langsam mit geradem Rücken hochziehen.

- Die Pflegeperson dreht sich z. B. zum Rollstuhl und setzt den Kranken hinein.

- Zur Hilfe wird der Patient auf eine Drehscheibe gestellt, kann so leichter bewegt werden.

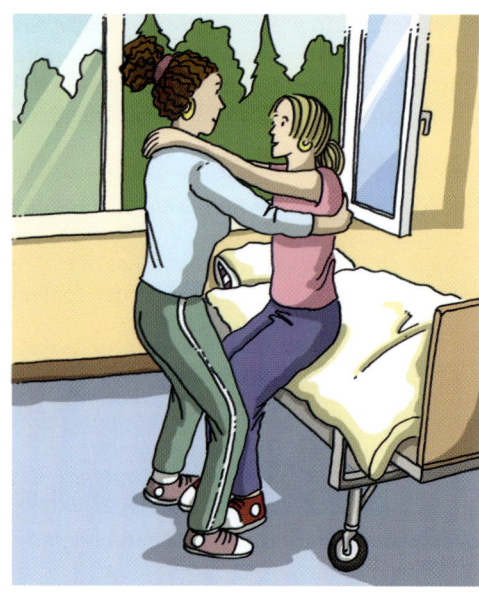

- Insbesondere für halbseitig gelähmte Menschen ist es wichtig, die Umgebung und Pflege so zu gestalten, dass die gelähmte Seite so oft wie möglich stimuliert wird.

- Führen Sie möglichst alle pflegerischen und therapeutischen Verrichtungen von der gelähmten Seite aus durch und nehmen Sie immer Augenkontakt mit dem Patienten auf (siehe Bobath-Konzept). Der Nachttisch sollte sich deshalb auf der gleichen Seite wie die Lähmung des Patienten befinden. Will der Patient etwas vom Nachttisch nehmen, muss er mit dem gesunden Arm über die gelähmte Seite greifen und „vergisst" diese nicht.

- Der Kranke soll so viel als möglich selbst aktiv werden.

- Achten Sie darauf, dass die Anstrengungen für die zu pflegende Person auch individuell machbar sind.

Aufgaben

1. Bei einer Patientin besteht Thrombosegefahr. Wie sollte sie gelagert werden?

2. Informieren Sie sich bitte über das Bobath-Konzept und die Lagerung nach dem Bobath-Konzept.

3. Führen Sie die Lagerungsarten gegenseitig praktisch im Unterricht durch.

4. Erkundigen Sie sich nach weiteren Hilfsmitteln zur Lagerung und zur Verbesserung der Mobilität von Patienten. Lassen Sie sich die Produkte von einem Mitarbeiter in einem Sanitätshaus erklären.

6.7.4 Wäschewechsel/Bekleidung

Viele bettlägerige Patienten fühlen sich in ihrer eigenen Nachtwäsche wohler als in Krankenhaushemden (sogenannten Flügelhemden). Bei pflegeintensiven Patienten oder vor Operationen sind diese jedoch angebracht.

Hilfe beim An- und Ausziehen eines Nachthemdes:

- Gesäß, Becken anheben: Helfer greifen unter das Becken und rollen das Nachthemd hoch bis über die Hüfte oder der Kranke ist in der Lage, selbst sein Becken anzuheben.

- Nachthemd über den Kopf ziehen: Der Pflegebedürftige wird mit dem **Stützgriff** in die Sitzposition gebracht oder er richtet sich selbst auf z. B. mit der Bettleiter. Die Pflegeperson hält mit einem Arm den Patienten und zieht mit dem anderen Arm das Nachthemd über den Kopf. Das Kopfteil im Bett sollte hochklappbar sein.

- Über die Arme streifen: Das Nachthemd wird von den Armen abgestreift. Das gebrauchte Nachthemd wird zum Waschen abgelegt.

Bei halbseitig gelähmten Patienten, z. B. nach einem Schlaganfall, wird der Ärmel zuerst vom gesunden Arm abgestreift. Beim Über-den-Kopf-Ziehen des Nachthemdes kann zuvor der Patient seinen kranken Arm mit dem gesunden Arm hochhalten.

Das Anziehen eines Nachthemdes/Oberteils erfolgt in umgekehrter Reihenfolge. Nach dem Anziehen sollte das Bettzeug usw. faltenfrei sein (Dekubitusgefahr).

Stützgriff:

- Stellen Sie sich seitlich an das Bett.
- Fassen Sie mit der rechten Hand unter die rechte Achselhöhle hindurch.
- Unterstützen Sie mit der anderen Hand den Rücken und umfassen Sie das Schultergelenk.
- Richten Sie dann den Patienten auf.
- Der Patient kann sich seitlich mit den Armen abstützen.

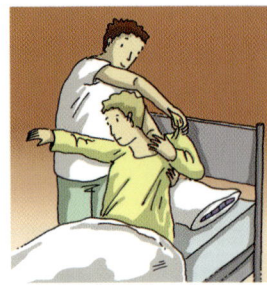
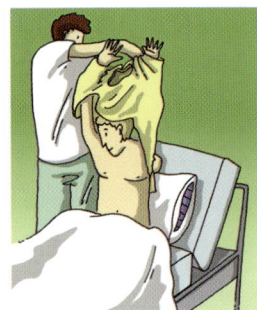
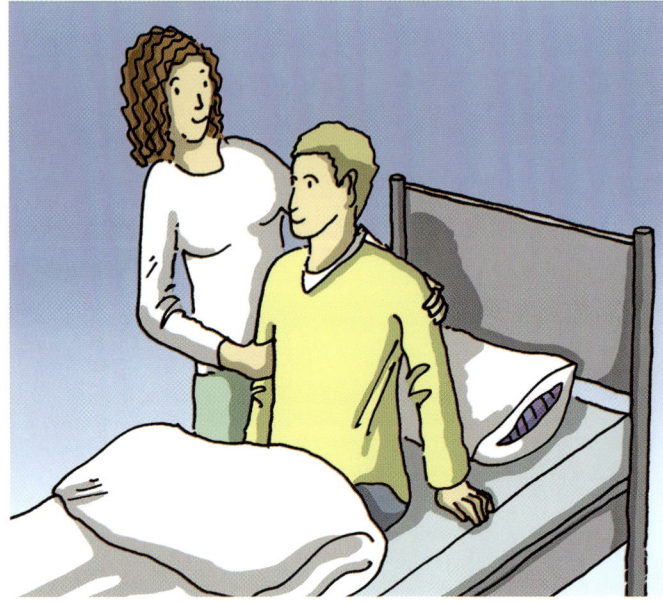

Aufgaben

1. *Beschreiben Sie analog zum Ausziehen des Nachthemdes das Anziehen in umgekehrter Reihenfolge.*

2. *Üben Sie die Verfahrensweise des Wäschewechsels praktisch an Ihren Mitschülern oder an Pflegepuppen.*

3. *Überlegen Sie sich Maßnahmen zur Vorbeugung gegen Lungenentzündung, die während des Wäschewechsels mit dem Patienten gemacht werden könnten.*

Wechsel von Unterlagen, Bettlaken u. Ä.:

- Entnehmen Sie die Bettdecke und legen Sie diese auf einen Stuhl.
- Die Pflegeperson tritt an die eine Seite des Bettes, der Helfer an die andere Seite.
- Beide lösen an den Seiten die Unterlage.
- Drehen Sie den Kranken auf die Seite. Eine Pflegeperson steht dabei vor ihm und hält ihn gut fest.
- Laken, Stecklaken und evtl. Gummiunterlage werden bis an den Körper des Kranken herangerollt.

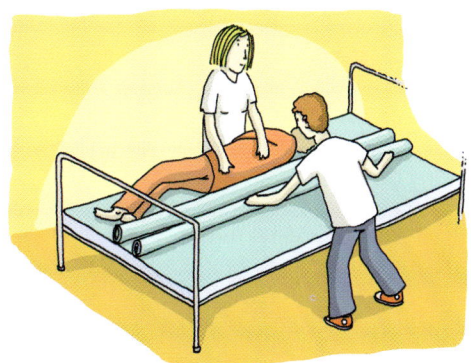

- Neues Laken auf der Matratze ausbreiten und am Kopfende, Fußende und der Seite einstecken.

- Laken zur Mitte aufrollen.

- Neue Gummiunterlage und sauberes Stecklaken ebenfalls bis zur Mitte aufrollen.

- Die Pflegekräfte drehen vorsichtig den Kranken zurück auf die neu bezogene Seite des Bettes.

- Die schmutzige Bettwäsche wird entfernt und in den Wäscheeimer gelegt.

- Die neuen Unterlagen ganz aufrollen, glattziehen und feststecken.

- Legen Sie den Patienten wieder auf den Rücken und decken Sie ihn zu.

- Wenn es notwendig ist, werden noch der Bett- und Kopfkissenbezug gewechselt.

Fallbeispiel
Frau Gül aus Dorsten hat sich den Arm gebrochen und ist in das Krankenhaus eingeliefert worden. Beim Trinken eines mitgebrachten Getränks hat sie vor Aufregung und bedingt durch ihre eingeschränkte Beweglichkeit etwas Saft verschüttet und dadurch ihr Nachthemd sowie auch die Bettwäsche mit Saft beschmutzt.

Aufgaben zum Fallbeispiel

1. *Planen Sie Pflegemaßnahmen, die Sie bei Frau Gül durchführen würden, in einer Gruppe aus zwei bis drei Schülerinnen.*

2. *Führen Sie die geplanten Maßnahmen durch.*

3. *Besprechen Sie nach Abschluss die in der Kleingruppe durchgeführten Arbeiten und werten Sie alles aus. Korrigieren Sie eventuelle Fehler.*

4. *Stellen Sie selbst komplexe Aufgaben (Übungen) anhand von Beispielen zusammen und führen Sie diese praktisch durch.*

A

Modische Bekleidung ist heutzutage keine Frage des Alters mehr. Früher war es für ältere Frauen und Männer verpönt, sich modisch zu kleiden. Senioren trugen oft nur gedeckte Farben. Viele Modeketten haben heute die „Best Ager" als ihre Zielgruppe erkannt. Aber eine spezielle Seniorenbekleidung wie z. B. in den USA gibt es in Deutschland nicht direkt.

Fallbeispiel
Rita K. ist 78 Jahre alt und lebt in einer Senioren-WG. Sie ist noch sehr selbstständig, leidet aber unter Rheuma und hat öfters Schmerzen im Schulterbereich. Heute möchte sie ihren neuen Pullover anziehen. Sie öffnet hinten am Kragen den Reißverschluss, zieht ihn über den Kopf und möchte den Verschluss wieder schließen. Dabei merkt sie, dass sie ihre Arme nicht mehr so weit nach hinten bewegen kann. Sie bittet ihre Mitbewohnerin Frau P. um Hilfe.

Seniorenfreundliche Bekleidung, wie sollte sie sein?

- modisch, farbenfroh, nicht zu schwer

- aus atmungsaktiven Materialien

- waschbar, denn eine Reinigung außerhalb des Hauses kostet mehr Geld, außerdem sind Wege damit verbunden

- möglichst bügelfrei

- nicht einengend

- ohne Verschlüsse auf dem Rücken (Reißverschlüsse, BH-Verschlüsse)

- möglichst wenig über den Kopf zu ziehen

- Schuhe sollten nicht zu eng sein (wegen Wasserablagerungen in den Beinen)

- Schuhe sollten rutschfeste Sohlen haben

- leicht zu öffnende Verschlüsse, Gürtel usw.

Empfehlungen zur Hilfeleistung und Unterstützung beim An- und Auskleiden
Die Hilfeleistung ist abhängig vom Grad der Behinderung und der vorhandenen Selbstständigkeit der Person.

- Intimsphäre beachten! Sichtschutz beim An- und Ausziehen

- Sachen bereitlegen, wenn es gewünscht wird

- Unterwäsche und Strümpfe täglich wechseln

- schweißaufsaugende, leicht zu reinigende Oberbekleidung verwenden, bevorzugt aus Baumwolle

- Hosen mit Gummizug sind leichter handhabbar als „viele" Knöpfe und „schlecht" schließende Reißverschlüsse

- bequemes Schuhwerk (Gesundheitsschuhe oder Weite G bevorzugen) besonders bei Diabetikern

- Hilfen zum Anziehen verwenden oder bereitstellen wie z. B. extra lange Schuhlöffel oder eine Strumpfanziehhilfe.

Aufgaben
1. Veranstalten Sie eine Ideenbörse zum Thema seniorengerechte Bekleidung. Wie müsste diese z. B. bei bestimmten Grunderkrankungen der Senioren beschaffen sein?
2. Interviewen Sie ältere Menschen nach ihren Wünschen und Bedürfnissen zum Thema Bekleidung.

6.7.5 Hilfeleistungen zur Mobilität/Technische Hilfen im Alltag

Zur Besserung der Pflegesituation und zur Förderung der Mobilität und Selbstständigkeit von pflegebedürftigen Personen gibt es eine Vielzahl von Hilfen und Unterstützungen. Mobilität ist wichtig, um Folgeerkrankungen zu vermeiden.

Nicht immer sind Wohnungen, Geschäfte und Behörden so gestaltet, dass Personen mit Gehproblemen alltägliche Verrichtungen selbstständig erledigen können.

Beispiele von Hilfen zur Bewältigung des Alltags hinsichtlich der Mobilität:

- Toilettensitzerhöhungen
- Handgriffe/Sicherheitsgriffe in Badewannen und Duschen
- Klappsitze in Duschen
- Unterarmstützen
- Rollator
- Rollstuhl
- Gehhilfe auf vier Rädern
- Spezialfahrrad mit Stützrädern

Trotz Handicap mobil

Auch Menschen mit leichten und bis hin zu schwersten körperlichen Einschränkungen können mit entsprechend ausgerüsteten Rädern mobil sein. Spezialhersteller bieten eine große Vielfalt mit zahlreichen Variations- und Ausstattungsmöglichkeiten bis hin zum Elektroantrieb. Sie sind geeignet für Personen mit Gleichgewichtsstörungen oder eingeschränkten Bewegungsfähigkeiten, die auf Schädelverletzungen, Nervenschäden, Koordinationsstörungen oder geringeres Leistungsvermögen aufgrund des Alters zurückgehen.

Es gibt Zweiräder mit Stützrädern, Dreiräder und Tandems, bei denen eine gesunde Person vorne fährt, sowie Fahrräder für Kleinwüchsige. Wird das Fahrrad aus therapeutischen Gründen genutzt, übernehmen die meisten Krankenkassen nach einer entsprechenden ärztlichen Verordnung sowie einem detaillierten Kostenvoranschlag die Kosten bzw. leisten einen Zuschuss. Tandems und Sportdreiräder werden in der Regel nicht bezuschusst. Die Experten im Sanitätshaus helfen beratend und praktisch weiter.

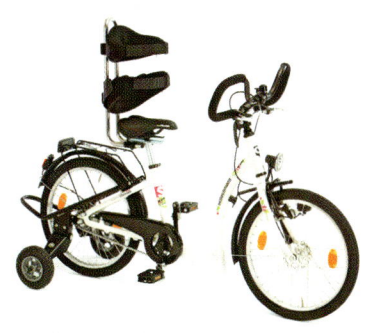

(Detjen, 2013, S. 5)

Aufgaben

1. Listen Sie weitere Hilfen für den Alltag auf. Erkundigen Sie sich in Sanitätshäusern oder bei Herstellerfirmen.

2. Gehen Sie durch Ihre/-n Stadt/Ort und beurteilen Sie Wege, Geschäfte oder Behörden dahingehend, inwieweit bewegungseingeschränkte Personen zurechtkommen würden.

6.7.6 Aktivierungsmaßnahmen für Körper und Geist

Fallbeispiel

Frau T. sitzt im Rollstuhl und beschäftigt sich gern mit dem Lösen von Kreuzworträtseln, an Sudokus hat sie sich noch nicht herangetraut. Außerdem liest sie regelmäßig die Zeitung, schaut sich interessante Sendungen im Fernsehen an und ist im Pflegeheim beim Wissensquiz und sportlichen Wettbewerben immer die Beste. Zu früheren Arbeitskollegen unterhält sie einen regen Briefwechsel. Jeden Tag bekommt sie Besuch von ihren Kindern, ihrer jüngeren Schwester und Bekannten von früher.

Nicht jeder ist wie Frau T. in diesem Alter noch so selbstständig und am Leben interessiert. Natürlich können Knobelaufgaben nicht vor Alzheimer-Demenz schützen, aber wer sein Gedächtnis trainiert, kann sich dadurch auch besser erinnern.

A *Aufgaben*

Gehirnjogging-Übung für ältere Personen:

Prägen Sie sich die Vornamen auf der linken Seite ein, die rechte Seite ist abgedeckt!

Annette	Ute
Werner	Astrid
Inge	Werner
Ute	Hans
Norbert	Norbert
Hans	Inge
	Daniel
	Annette

Decken Sie dann die linke Seite zu und schauen Sie sich bitte die rechte Seite an. Streichen Sie die zwei falschen Vornamen durch und vergleichen Sie dann das Ergebnis mit der linken Seite!

Rückwärtslesen

Was heißt das wohl?

.nellafeg lemmiH mov retsieM redej hcon gnalsib tsi sE

Haben Sie es auch entziffert?

Es ist bislang noch jeder Meister vom Himmel gefallen.

... ob das so stimmt??

(Berchem, 1992/1994, S. 266/268)

Unterstützen Sie eine aktive Teilnahme von älteren Menschen am Leben mit folgenden Handlungen und Tätigkeiten:

- Spielen Sie verschiedene Gesellschaftsspiele, z. B. Rommé.
- Lesen Sie Artikel aus der Zeitung vor, anschließend soll die zu betreuenden Person den Inhalt wiedergeben.
- Lösen Sie gemeinsam Kreuzworträtsel in Zeitungen und Zeitschriften.
- Unterstützen Sie Kontakte z. B. durch Briefwechsel.
- Hören Sie aufmerksam zu, wenn ältere Menschen Ihnen etwas berichten. Zeigen Sie Interesse und stellen Sie Fragen zum Sachverhalt.
- Betrachten Sie gemeinsam mit älteren Menschen ein Foto aus der Kindheit/Jugend und lassen Sie sich nach dem Betrachten viele Erinnerungen erzählen.

Beispiel für ein Projekt „Themennachmittag"
Folgende Fragen sind vorab zu klären:
- *Wo kann der Nachmittag durchgeführt werden, z. B. Seniorenheim, kirchliche Einrichtung, Volkshochschule, Seniorenstammtisch, Pflegeheim?*
- *Wie viele Personen nehmen teil?*
- *Wie lang soll die Veranstaltung dauern?*
- *Wie viele Schüler nehmen teil?*
- *Auf welches Thema legen wir uns fest (nach Auswertung in der Klasse)?*
- *Welche Materialien werden benötigt?*
- *Welche Medien kommen zum Einsatz (Overhead-Projektor, Videorecorder usw.)?*
- *Wer macht bzw. erklärt was mit wem?*

Aufgaben

A

1. Entwickeln Sie einfache Kreuzworträtsel oder andere Rätsel für ältere Menschen. Beachten Sie Schriftgröße und Leserlichkeit.

2. Gehen Sie in ein Pflegeheim/Seniorenzentrum und erkundigen Sie sich nach Möglichkeiten und Maßnahmen zum Gedächtnistraining.

3. a) Befragen Sie ältere Menschen nach ihren Interessens- und Themengebieten.

   b) Planen Sie in Kleingruppen einen Themennachmittag mit älteren Menschen mit aktiven Elementen.

   c) Stellen Sie Ihre Konzepte vor der gesamten Klasse vor.

*4. Führen Sie selbst ein Gehirnjogging durch. Bilden Sie aus dem Wort **HAUSMEISTER** nur Tierarten. Es dürfen ausschließlich die Buchstaben verwendet werden, die im Wort enthalten sind, und auch nur in dieser Anzahl. Die Reihenfolge der Buchstaben kann jedoch verändert werden (z. B. **MEISE**). Die leichtere Variante dieser Übung ist es, beliebige Wörter zu suchen (z. B. **MIST**, **HAUS**).*

Aktivierung des Körpers durch isometrische Übungen
Die folgenden Übungen sind geeignet zur Muskelkräftigung, insbesondere bei bettlägerigen Personen und um einem Muskelschwund bzw. einer Gelenksteife vorzubeugen.

Alle Übungen lassen sich in vielen Situationen an verschiedenen Orten (im Bett, auf dem Stuhl, auf dem Boden) durchführen.

Diese Übung können Sie im Sitzen ausführen:

- Ihre Füße ruhen auf dem Boden. Legen Sie Ihre Hände auf die Knie und drücken Sie diese fest nach unten!

- Kneifen Sie Ihr Gesicht so fest wie möglich zusammen, von den Augen bis zu den Lippen!

Diese Übung erfolgt im Liegen:

- Stellen Sie sich schwere Lasten auf Ihren Beinen vor und versuchen Sie, Ihre Beine anzuheben!

- Verschränken Sie Ihre Hände vor der Brust oder hinter dem Kopf und ziehen Sie sie fest auseinander!

- Umklammern Sie mit beiden Armen ein Kissen mit aller Kraft, so als wollten Sie mit den Handflächen den Brustkorb erreichen!

Setzen Sie sich auf einen Stuhl:

- Fassen Sie die Sitzfläche des Stuhls seitlich, so als ob Sie den Stuhl anheben wollten, während Sie darauf sitzen.

- Jetzt ziehen Sie mit aller Kraft gegen den Widerstand!

Legen Sie sich mit ausgestreckten Beinen auf den Rücken:

- Zwischen den Füßen haben Sie ein Kissen. Drücken Sie die Füße möglichst fest gegeneinander!

- Legen Sie den rechten Fuß auf den linken, so dass die Knöchel etwas gekreuzt sind. Drücken Sie dann mit dem rechten Fuß nach unten und mit dem linken nach oben und umgekehrt!

Legen Sie sich auf den Rücken:

- Die Arme ruhen neben dem Körper. Drücken Sie mit aller Kraft die Hände nach unten auf die Unterlage!

- Legen Sie sich auf den Bauch und strecken Sie die Arme seitlich aus. Drücken Sie die Handflächen auf den Boden.

Legen Sie sich auf den Bauch und strecken Sie die Arme seitlich aus. Drücken Sie die Handflächen auf den Boden!

A

Aufgaben

1. Erläutern Sie bitte das Grundprinzip isometrischer Übungen und überlegen Sie, für welche Personengruppen diese Übungen geeignet sind.

2. Führen Sie selbst im Unterricht diese Übungen durch. Überlegen Sie dabei, welche Muskelgruppen jeweils gekräftigt werden.

3. Üben Sie anschließend mit einem Mitschüler und weisen Sie diese Übungen an. Beachten Sie die Pausen während der Übungen.

4. Erkundigen Sie sich in der Fachliteratur oder bei einer Physiotherapeutin nach weiteren isometrischen Übungen.

Weitere Aktivierungsmaßnahmen durch gymnastische Übungen
Füße und Beine:

- Füße abwechselnd beugen und Strecken (Fußpaddeln)

- Beine abwechselnd langsam anwinkeln und wieder strecken

Arme und Schultern:

- Hände zusammenfalten und die Arme nach oben strecken

- dann nach rechts und links bewegen, wobei sich die Schulter von der Unterlage hebt

(vgl. Wendler-Hülse, 2007, S. 8)

Während der Übungen immer gleichmäßig einatmen. Die Übungen sollten zehnmal wiederholt werden, eventuell ruhige Musik dazu hören. Wenn der Patient zu schwach ist, sollte die Pflegeperson oder der Angehörige die Übungen unterstützen.

6.8 Ausscheidung und Stuhlgang

Die Abgabe von Stoffen (Substanzen) aus dem Körperinneren an die Körperoberfläche bis zur äußeren Umgebung bezeichnet man als Ausscheidung.

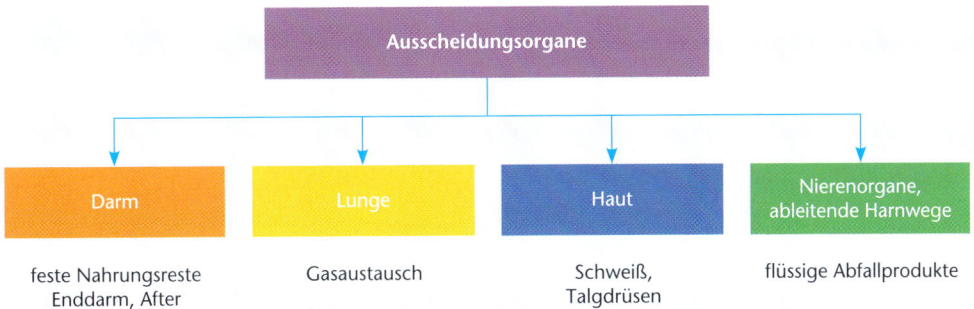

Aufgaben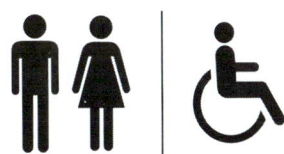
1. *Wiederholen Sie aus dem Biologieunterricht die Funktion des Gasaustausches der Lunge und die Verdauungsfunktion im menschlichen Körper.*
2. *Fertigen Sie zur besseren Verständlichkeit Skizzen/Bilder an.*

Zur Abgabe von festen und flüssigen Ausscheidungen benutzen wir die Toilette. Es gibt sogar einen „Tag der Toilette", dieser wurde erstmals am 19. November 2001 ausgerufen. Dies klingt zunächst lustig, der ernste Hintergrund ist aber das Fehlen von ausreichend hygienischen Toiletten bei mehr als 40 % der Weltbevölkerung. Zudem ist auch sauberes Wasser für diese Menschen nicht verfügbar, was viele Erkrankungen nach sich zieht.

Für ältere Menschen hat das rechtzeitige Auffinden einer hygienisch sauberen Toilette einen hohen Stellenwert. Oft gehen ältere Personen nicht aus dem Haus oder verreisen nicht mehr, weil sie Angst haben, nicht schnell genug eine Toilette in ihrer Nähe zu haben.

6.8.1   Bau und Funktion des Verdauungs- und Urogenitalsystems

Verdauungssystem

 Verdauung ist ein Vorgang, bei dem der Körper die Nahrung mithilfe von Enzymen und Fermenten in ihre einzelnen Bestandteile zerlegt. Diese werden vom Darm resorbiert und dienen im Körper als Baustein für die Zellerneuerung und als „Brennstoff" für die Energieversorgung. Viele Organe (siehe Abbildung) sind an der Verdauung beteiligt.

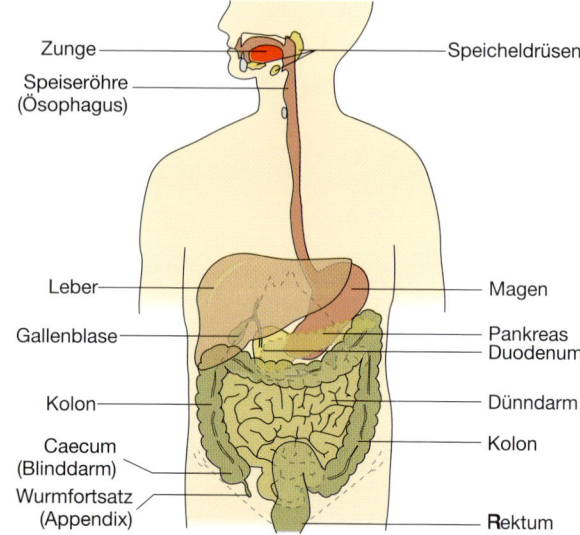

Folgende Organe sind an der Verdauung beteiligt:

* Mund/Zähne

* Speiseröhre

* Magen

* Darm (Zwölffingerdarm, Dünndarm, Dickdarm)

* Bauchspeicheldrüse

* Leber

Funktion der einzelnen Organe:

* **Mund/Zähne**: Zerkleinern und Einspeicheln der Nahrung.

* **Speiseröhre**: Befördert die Bissen durch wellenartige Bewegungen (Peristaltik) zum Mageneingang.

* **Magen**: Magenschleimhautdrüsen produzieren den Magensaft (Magensalzsäure), dieser weicht die Eiweißstrukturen der Nahrung auf.

* **Zwölffingerdarm**: Dort kommen vom Magenausgang kleinste Portionen an, die sehr sauer sind, diese werden durch Säfte aus der Bauchspeicheldrüse und Leber neutralisiert.

* **Dünndarm**: Speisebrei wird hier aufgespalten, resorbiert und übers Blut zur Leber befördert.

* **Dickdarm**: Resorption von Wasser und Salzen, Unverdauliches wird mithilfe von Bakterien zersetzt und über den Enddarm ausgeschieden.

- **Leber**: Produziert Gallenflüssigkeit und speichert die von den Darmzotten zurückkommenden Nahrungsbausteine als Energiereserve, dient als Entgiftungsorgan.

- **Bauchspeicheldrüse**: Produziert Verdauungssäfte und Insulin (zentrale Stelle im Energiestoffwechsel)

A

Aufgaben
Gehen Sie auf Spurensuche!
1. Es gibt vier Geschmackspapillen auf der Zunge, die sich an verschiedenen Stellen der Zunge befinden. Welche Geschmacksqualitäten sind das?

2. Wo auf der Zunge befinden sich diese Geschmackspapillen?

3. Testen Sie mit verschiedenen Lebensmitteln aus, ob sich an der jeweiligen Stelle auf der Zunge der Geschmack verstärkt.

4. Entwickeln Sie in der Gruppe verschiedene Spiele zum Bau und zu den Funktionen des Verdauungssystems. Studieren Sie dafür noch weiter gehende Fachliteratur.

Tipps für Spiele, z. B. ein Brettspiel entwerfen:
Erraten Sie nach dem Prinzip des Spiels „Tabu" Begriffe. Sogenannte „Tabuwörter" dürfen dabei nicht verwendet werden.

M

Urogenitalsystem
Dieses System umfasst die Harn- und Geschlechtsorgane.

Die Harnorgane bestehen aus:

- Nieren

- Harnleiter

- Harnblase

- Harnröhre

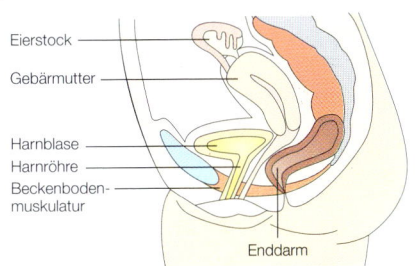

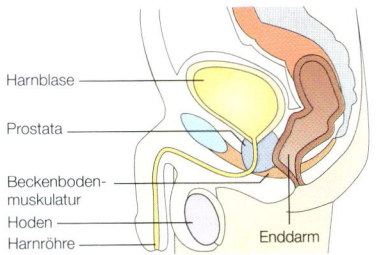

Die Nieren bilden den Harn, scheiden Stoffwechselschlacken aus und regulieren den Salz- und Wasserhaushalt. Damit die Nieren das bewältigen können, fließen in 24 Stunden ca. 1 500 bis 1 700 l Blut durch die Nieren und werden gleichzeitig gefiltert. Das heißt, dass bei fünf Litern Blut im Körper die Nieren pro Tag mehr als 300-mal durchströmt werden. Sie sorgen für eine Entgiftung des Körpers durch die Ausscheidung von Harn (auch als Urin bezeichnet). Innerhalb der Niere werden die Stoffe im Blut noch einmal kontrolliert, ob der Körper für diese noch Verwendung hat. Bei Bedarf werden sie wieder resorbiert. Der Urin, der ausgeschieden werden soll, gelangt dann über den Harnleiter in die Harnblase. Dieser Harnleiter ist das Verbindungsstück zwischen Niere und Harnblase. Hier befindet sich ein inneres Schließsystem mit Muskeln am Blasenhals. Innerer und äußerer Schließmuskel gewährleisten den Verschluss der Harnblase. Diese Muskeln funktionieren automatisch. Die Muskeln am äußeren Schließmuskel sind bewusst kontrollierbar. Bei ca. 500 ml Füllung verspüren Menschen i. d. R. einen Harndrang.

A *Aufgaben*

1. *Erläutern Sie die lebenswichtige Funktion der Niere.*

2. *Welche Auswirkungen hat eine Nierenbeckenentzündung? Informieren Sie sich über Ursachen, Krankheitssymptome und Therapien.*

3. *Frauen erkranken in der Regel häufiger an Blasenentzündungen als Männer. Erklären Sie die Häufigkeit u. a. mithilfe anatomischer Gegebenheiten bei Mann und Frau.*

6.8.2 Unterstützung beim Toilettengang

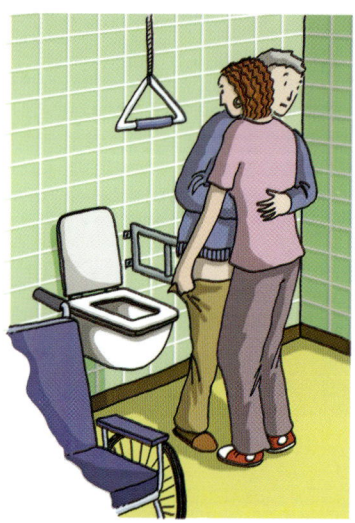 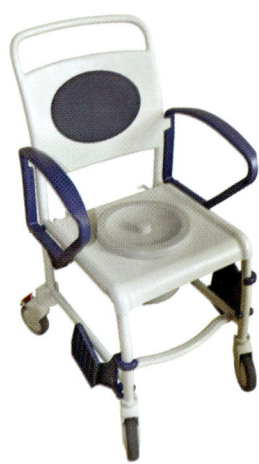

Es gibt Werbeanzeigen von speziellen Nachtpflegediensten, die u. a. Unterstützung z. B. beim nächtlichen Toilettengang anbieten. Als Bestandteil der Grundpflege in den einzelnen Pflegestufen ist die Maßnahme Hilfe und Unterstützung beim Toilettengang miteinbezogen und abrechenbar.

Viele ältere Personen benötigen Hilfe beim Toilettengang. Dies sind z. B.:

• Schlaganfallpatienten

• Personen mit Beinamputationen

• Rollstuhlfahrer

• gehbehinderte Personen, die auf Rollatoren angewiesen sind

• Personen mit Alzheimer-Demenz

Probleme bereiten häufig:

• Das Aufstehen aus dem Sitzen oder Liegen für den Gang zur Toilette.

• Eventuell treten Schmerzen beim Sitzen auf (z. B. aufgrund von Dekubitus).

• Das Hinsetzen auf die Toilette, weil der Sitz zu niedrig ist.

• Das Wiederaufstehen von der Toilette.

Technische Hilfen zu Unterstützung:

• Toilettensitzerhöhung, mit oder ohne Armlehnen

• Aufstehhilfe mit Handlauf

• Toilettenstühle mit Rädern

• spezielle Toilettensitze bei Dekubitus

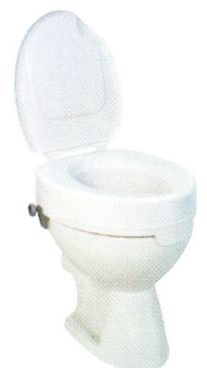 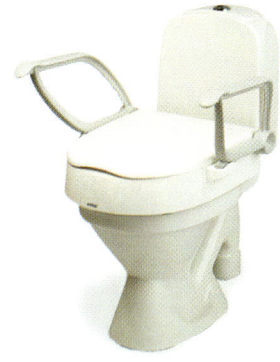 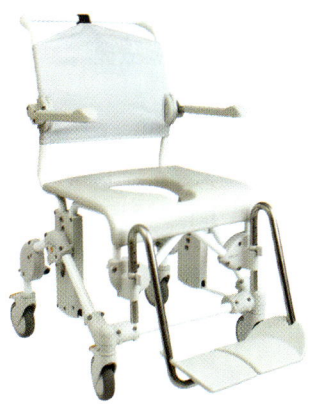

Das Ziel muss immer sein, die Selbstständigkeit und damit die Unabhängigkeit des Pflegebedürftigen mit diesen Maßnahmen zu unterstützen. Da dieses Thema den Intimbereich berührt, sind Taktgefühl und Einfühlungsvermögen gegenüber dem Patienten unbedingt notwendig.

6.8.3 Einsatz und Anlegen verschiedener Inkontinenzmaterialien

Inkontinenz, was ist das?

Inkontinenz bedeutet das Unvermögen, Harn- oder Stuhlgang willentlich kontrollieren zu können. „Incontinens" kommt aus dem Lateinischen und heißt übersetzt „etwas nicht bei sich behaltend".

Fallbeispiel
Die Kaffeerunde von Erika H. hat an einem sonnigen Nachmittag wieder einmal zum gemütlichen Beisammensein eingeladen. Gudrun N. geht es heute nicht so gut. Sie ist stark erkältet und hat gar nicht so rechten Appetit auf die schöne Torte. Aber sie liebt das schöne Wetter und das Beisammensein. Plötzlich tränen ihr die Augen und sie bekommt einen heftigen Niesanfall. Mit Erschrecken stellt sie anschließend fest, dass ihr beim Nießen unwillentlich Urin in die Hose gegangen ist. Schnell verabschiedet sie sich, um nach Hause zu gehen. Das ist ihr vorher noch nie passiert. Die anderen Frauen schauen sie sehr erstaunt an. Was ist Frau N. passiert?

Inkontinenz ist keine eigenständige Erkrankung. Verschiedene Grunderkrankungen und Ursachen sind dafür verantwortlich. Es ist ein häufiges Problem, das nicht nur ältere Menschen betrifft. Dabei kommt Harninkontinenz öfter vor als Stuhlinkontinenz.

Fünf Formen von Harninkontinenz

1. Stressinkontinenz (Belastungsinkontinenz): Bei Belastung, z. B. Husten, Niesen oder Pressen, verlieren die Betroffenen Harn. Die Ursache ist häufig eine Schwäche des Blasenschließmuskels oder der Beckenbodenmuskulatur. Diese Veränderungen treten oft nach Geburten, einem Vorfall der Gebärmutter, der Blase oder des Mastdarms auf.

2. Draginkontinenz: Der Betroffene verspürt plötzlich einen so starken, zwanghaften Harndrang, dass er die Toilette nicht mehr rechtzeitig aufsuchen kann und einnässt. Die Ursache ist meist eine Entzündung oder ein Tumor in der Blase oder der Harnröhre. Auch bestimmte Medikamente können eine Draginkontinenz verursachen.

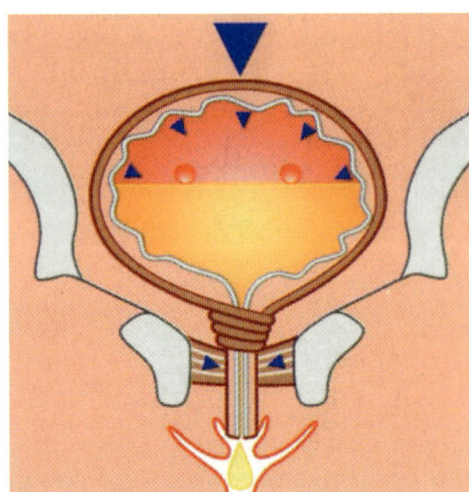

3. Reflexinkontinenz: Bei der Reflexinkontinenz ist die Verbindung zwischen Gehirn und dem für die Blasenfunktion verantwortlichen Rückenmarksnerv gestört. Es kommt zum unwillkürlichen Harnverlust. Ursachen können Querschnittslähmung, Entzündungen oder Tumore sein.

4. Überlaufinkontinenz: Bei Verengungen des Blasenausgangs weitet sich die Blase aus und kann sich nicht mehr zusammenziehen. Bei maximaler Füllung „läuft die Blase über". Die Ursache können eine Prostatavergrößerung, Steine im Blasenausgang oder bestimmte Schädigungen des Rückenmarks sein.

Blase bei Stress-Inkontinenz; das Schließmuskelsystem ist nur noch eingeschränkt funktionsfähig, bei Druckanstieg im Bauchraum und in der Blase kommt es zum unfreiwilligen Urinabgang.

5. Extra-urethrale Inkontinenz: Seltene Form, es herrscht ein ständiger Urinverlust vor, über sogenannte Fisteln auch über die Scheide. Die Ursachen sind angeborene Fehlbildungen, Unfälle oder Operationen.

Eine Stuhlinkontinenz tritt am häufigsten als Folge von Hirnleistungsstörungen oder bei Tumoren auf. Diese kann vom unwillkürlichen Abgang von Stuhlbeimengungen bis zum Verlust der gesamten Kontrolle der Darmausscheidungen reichen.

Folgen von Inkontinenz:

Durch den ständigen Kontakt mit Urin oder Stuhl wird die Haut gereizt. Bei älteren Menschen ist das Risiko für Entzündungen und Infektionen groß, da die Haut zusätzlich durch den Alterungsprozess an Widerstandskraft verliert.

Mögliche Therapien bei Inkontinenz:

- Betroffene Hautstellen mit ausreichend pflegenden und rückfettenden Cremes versorgen.

- Dranginkontinenz:
  – Medikamente
  – Trainieren des Wasserlassens

- Stressinkontinenz:
  – Medikamente
  – Stärkung der Beckenbodenmuskulatur
  – Biofeedback

- Überlaufinkontinenz:
  – Operationen, z. B. an der Prostata
  – Medikamente

- Reflexinkontinenz:
  – Blasenklopftraining
  – Medikamente
  – Selbstkatheterisierung (Einmalkatheter)

- Extra-urethale Inkontinenz:
  – Operation

Hilfsmittel zur Verbesserung der Lebensqualität:

- Kondomurinale mit Auffangbeutel

- Dauerkatheter

- aufsaugende und hochaufsaugende Produkte, wie Inkontinenzslips/Inkontinenzeinlagen/-vorlagen. Diese gibt es sowohl für Frauen als auch passgenau für Männer.

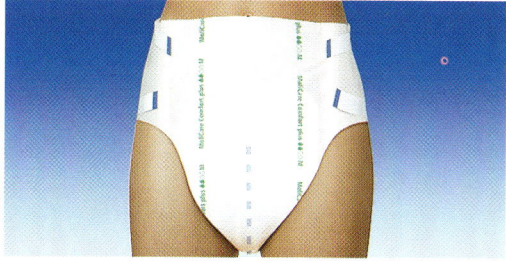

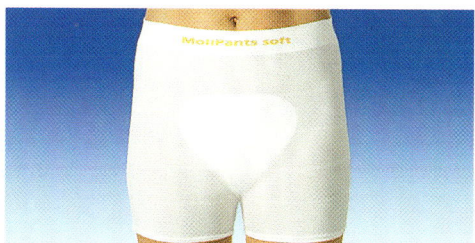
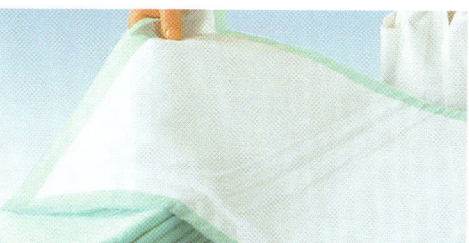

Anlegetechniken von Einlagen/Vorlagen und Netzhose:

Vorlagen kann man entweder in der Unterwäsche oder besser mit einer Netzhose tragen. Klebestreifen an der Unterseite der Vorlage sorgen für einen stabilen Sitz.

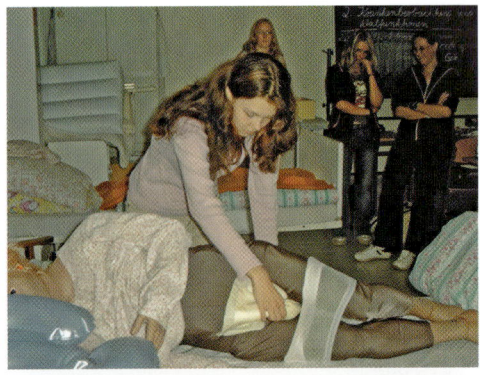

- Dem Patienten die Netzhose bis zum Oberschenkel anziehen und oben einen Rand nach unten schlagen. Darauf achten, dass die Naht der Netzhose außen ist.

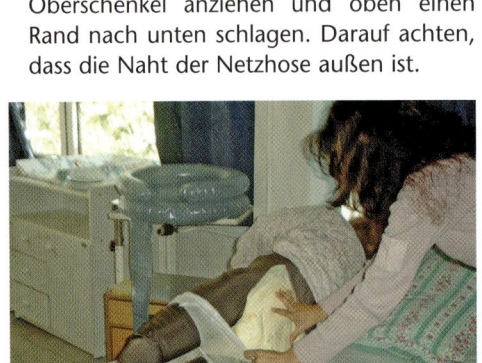
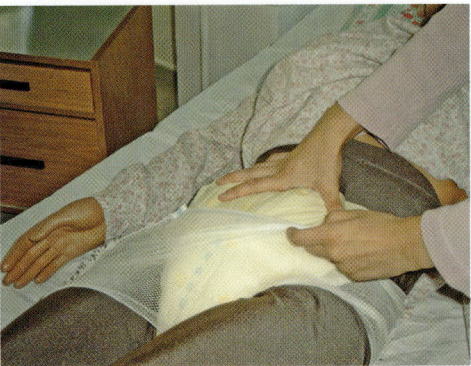

- Patienten auf die Seite drehen und die Einlage von vorn nach hinten anlegen, um eine Keimverschleppung zu vermeiden. Der kleinere Teil der Einlage befindet sich vorn.

- Im Gesäßbereich das Saugkissen auffalten und die gestrichelte Linie in die Verlängerung der Wirbelsäule platzieren.

- Patienten in Rückenlage bringen und den vorderen Teil auffalten. Die Netzhose vorn hochziehen und auf optimalen Sitz prüfen.

Anlegetechnik von Slips bei liegenden Patienten:

- Slips werden anstelle von Unterwäsche getragen. Sie haben Klebebänder an den Seitenteilen, mit denen man die Vorder- und Rückseite so miteinander verschließen kann, dass die Slips im Schritt glatt anliegen.

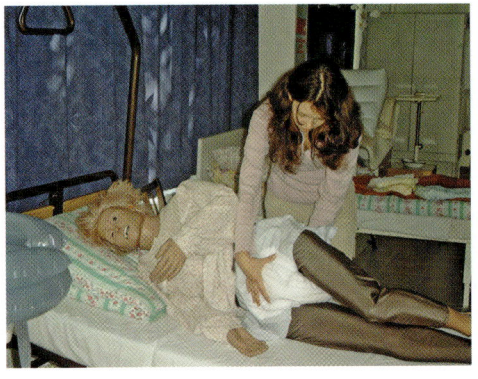
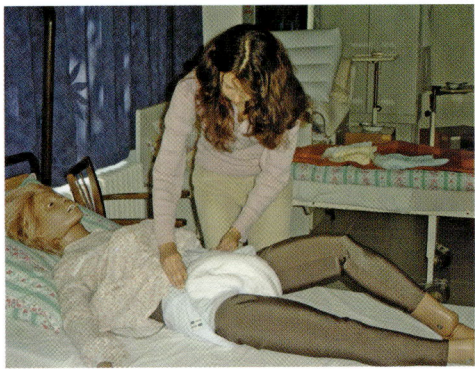

- Die Klebebänder können mehrfach geöffnet und verschlossen werden. So lässt sich der Sitz der Slips auch nachträglich korrigieren.

- Patienten auf die Seite drehen und den Inkontinenzslip von vorn nach hinten anlegen, um eine Keimverschleppung zu vermeiden.

- Im Gesäßbereich das Saugkissen auffalten und die gestrichelte Linie in die Verlängerung der Wirbelsäule platzieren. Das Saugkissen im Schrittbereich platzieren.

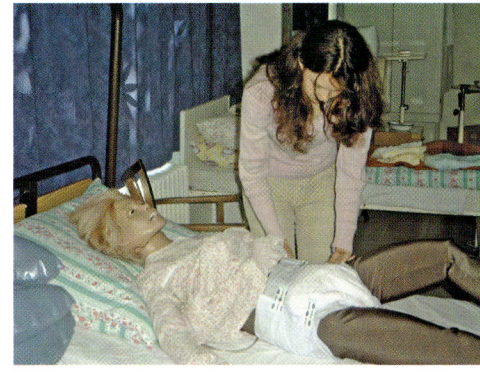

- Patient in die Rückenlage bringen und den vorderen Teil auffalten und glatt ziehen.

- Zuerst die beiden oberen Klebestreifen leicht schräg nach unten fixieren. Dann die unteren Klebestreifen leicht schräg nach oben fixieren.

Aufgaben　　　　　　　　　　　　　　　　　　　　　　　　　　　　　　**A**

1. *Üben Sie im Unterricht mit der Pflegepuppe das Anlegen von verschiedenen Inkontinenzprodukten.*

2. *Informieren Sie sich über die Produkte in Sanitätshäusern oder bei den Herstellern dieser Materialien. In der Regel versenden die Herstellerfirmen Produktprospekte.*

6.9　Vermeidung von Folgeerkrankungen

Infolge bestimmter Erkrankungen, wie z. B. Lähmungen, sind viele Menschen bewegungseingeschränkt oder bettlägerig. Daraus können sich Folgeerkrankungen entwickeln, die für die Personen neben der Grunderkrankung eine lebensbedrohliche Situation darstellen. Hierbei ist es wichtig, Ursachen und Erkennungsmerkmale richtig zu erfassen, um weitere Gesundheitsfolgen zu verhindern. Durch eine Reihe von vorbeugenden Maßnahmen lassen sich Folgeerkrankungen vermeiden.

6.9.1　Dekubitus (Druckgeschwür)

Fallbeispiel
Frau B. kümmert sich fast jeden Tag um ihre Schwiegermutter Martha. Da die ältere Frau momentan durch einen Oberschenkelhalsbruch nicht mehr aufstehen kann, übernimmt Frau B. zurzeit die Pflege. Heute steht wieder der Wechsel der Bettwäsche auf dem Plan. Beim Unterlegen des Lakens fällt Frau B. auf, dass ihre Schwiegermutter einen großen, roten Fleck am Gesäß hat, welcher sich warm anfühlt. Frau B. ist erschrocken und weiß im ersten Moment nicht, woher die Rötung bei Martha gekommen ist und was sie jetzt tun soll.

Dekubitus (Wundliegen) stammt vom Lateinischen „decubare" (= liegen) und ist eine Schädigung des Gewebes, welche durch einen hohen und länger anhaltenden Druck entsteht. Verstärkt wird das Wundliegen durch Reibungsvorgänge.　　**D**

Gefährdete Stellen für einen Dekubitus in verschiedenen Körperpositionen

Erkennungsmerkmale eines Dekubitus:

1. Stadium: **Hautrötung**, eventuell Verhärtung, örtliche Überwärmung, ohne Hautdefekt

2. Stadium: oberflächlicher Druckschaden mit **Blasenbildung**, Infektionsgefahr

3. Stadium: **Nekrose** (abgestorbenes Gewebe), tiefes offenes Geschwür

4. Stadium: **tiefes Druckgeschwür**, ausgedehnte Zerstörung aller Hautschichten, Schädigung von Muskeln und Knochen, Infektion meist vorhanden

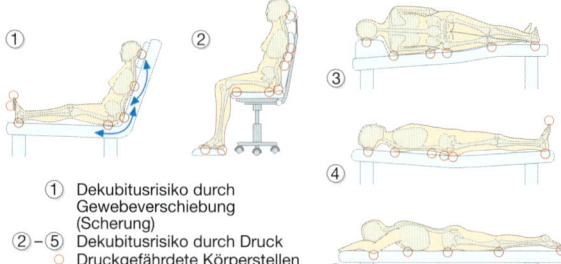

① Dekubitusrisiko durch Gewebeverschiebung (Scherung)
②–⑤ Dekubitusrisiko durch Druck
○ Druckgefährdete Körperstellen
↔ Scherkräfte

M **Oft beginnt der Dekubitus mit einem weißen Auflagefleck, der bei Druckentlastung durch einströmendes Blut wieder verschwindet. Dieses erste Anzeichen wird häufig übersehen!**

Drei Faktoren spielen eine wichtige Rolle bei der Entstehung eines Dekubitus:

- Auflagedruck
- Druckverweildauer
- Risikofaktoren

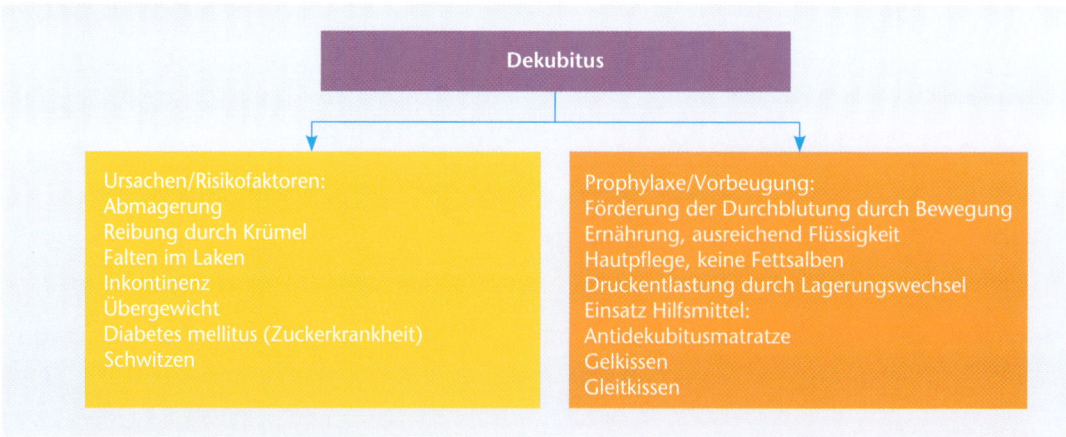

Dekubitus

Ursachen/Risikofaktoren:
Abmagerung
Reibung durch Krümel
Falten im Laken
Inkontinenz
Übergewicht
Diabetes mellitus (Zuckerkrankheit)
Schwitzen

Prophylaxe/Vorbeugung:
Förderung der Durchblutung durch Bewegung
Ernährung, ausreichend Flüssigkeit
Hautpflege, keine Fettsalben
Druckentlastung durch Lagerungswechsel
Einsatz Hilfsmittel:
Antidekubitusmatratze
Gelkissen
Gleitkissen

Hinweise zur Pflege:

- Die Haut (gefährdete Stellen) ist täglich auf Veränderungen zu kontrollieren.
- Bei Auftreten eines Druckgeschwürs Verantwortliche informieren und Behandlungsplan aufstellen.
- Den Patienten zur Selbstständigkeit und Bewegung motivieren.

- Ein akuter Dekubitus kann bereits nach kurzer Liegezeit, z. B. nach OPs, auftreten.

- Ein chronischer Dekubitus tritt erst nach langen Liegezeiten auf, z. B. nach Monaten der Bettlägerigkeit.

- Lagerwechsel, alle zwei Stunden Umlagerung, üblicherweise in 30°-Schräglage.

- Reibungs- und Scherkräfte vermeiden.

- Bettlaken stets faltenfrei halten.

- Nicht immer haben die Patienten mit Dekubitus auch große Schmerzen. Bei abgestorbenem Gewebe sind auch die „Schmerzleiter" im Gewebe abgestorben.

Aufgaben

1. Erkundigen Sie sich nach weiteren vorbeugenden bzw. pflegerischen Maßnahmen bei Dekubitus.

2. Begründen Sie bitte, warum sowohl Über- als auch Untergewicht einen Dekubitus fördern kann.

3. Setzen Sie sich regungslos auf einen Stein. Wie lange können Sie ausharren, ohne dass Sie sich anders setzen müssen?

4. Gehen Sie in ein Sanitätshaus bzw. eine Apotheke und lassen Sie sich Hilfsmittel zur Druckentlastung erklären.

5. Listen Sie Patientengruppen auf, die besonders dekubitusgefährdet sind. Begründen Sie Ihre Auswahl.

6. Entwickeln Sie zur Wiederholung in Gruppen ein Arbeitsblatt zum Thema Dekubitus.

   Orientieren Sie sich z. B. an diesem Aufbau:
   1. Fragen zum Ankreuzen
   2. Lückentext zum Thema
   3. Ein dazu passendes Rätsel

7. Beispiel zum Gestalten eines Füllrätsels zum Thema Dekubitus.

   Lösungswort (Senkrecht)
   1. D
   2. E
   3. K
   4. U
   5. B L A S E N B I L D U N G
   6. I
   7. T
   8. U M L A G E R N
   9. S

Füllen Sie das Rätsel mit Begriffen rund um das Thema auf und beschreiben Sie die zu erratenden Wörter bzw. das Lösungswort. Entwickeln Sie weitere Rätsel dieser Art.

6.9.2   Pneumonie (Lungenentzündung)

Erkennungsmerkmale:

- Mattigkeit

- Kurzatmigkeit, Atemnot

- Schmerzen in der Brustgegend

- Schüttelfrost

- hohes Fieber

- Husten mit Auswurf

Prophylaxe/Vorbeugung:

- Atemübungen, Atemgymnastik (z. B. tief durch die Nase einatmen und durch den Mund ausatmen)

- Luftbefeuchtung, Inhalation

- Zimmer gut durchlüften, aber keine Zugluft

- Patienten hin- und hergehen lassen

- Oberkörper hoch lagern

- Abhusten von Sekret erleichtern

- Mund- und Nasenpflege

Bei Schluckstörungen darauf achten, dass keine Nahrungsreste in die Atemwege und damit in die Lunge gelangen können. Ältere Menschen sind besonders gefährdet, weil die Leistungsfähigkeit des Immunsystems abnimmt.

Zur Diagnosesicherung ordnet der Arzt eine Röntgenaufnahme der Lunge an. Durch eine konsequente Antibiotikabehandlung lassen sich schwere Verläufe reduzieren. Durch eine empfohlene Pneumokokken-Impfung für ältere Menschen ab 60 Jahren lässt sich die Gefahr der Erkrankung senken bzw. werden Krankheitsverläufe abgeschwächt.

Auch die jährliche Grippeschutzimpfung beugt einer Entzündung der Lunge vor, weil das Immunsystem nicht durch das Grippevirus geschwächt wird. Gegen einen im Körper bereits enthaltenen Keim der Lungenentzündung kann dann entgegengewirkt werden.

Aufgaben

1. Erkundigen Sie sich bitte nach entsprechenden Beispielen von Atemübungen zur Vorbeugung von Lungenentzündungen.

2. Mitunter ist im Winter in zentral geheizten Räumen die Atmung erschwert. Geben Sie Beispiele für eine zusätzliche Befeuchtung der Luft in den Räumen an.

6.9.3 Thrombose

Meist sind mehrere Faktoren für die Entstehung einer Thrombose verantwortlich. Sowohl äußere als auch erbliche Faktoren spielen hier eine Rolle. Es gibt drei Hauptursachen einer Thrombose, die man als Virchow-Trias bezeichnet.

Diese sind:

- verlangsamter Blutstrom
- Gefäßwandschäden
- erhöhte Gerinnungsneigung

Eine gesunde Vene ist straff und die Venenklappen schließen vollständig. Durch Bettlägerigkeit erschlafft die Muskulatur, die die Vene umgibt. Die Vene weitet sich aus, was eine Verlangsamung der Blutströmung bewirkt. Der Rückstrom des Blutes wird vermindert. Die im venösen Blut enthaltenen Schlacken können sich an den Gefäßwänden ablagern. Ein Blutgerinnsel (Thrombus) entsteht und kann die Venen vollständig verschließen. Wird ein Thrombus mit dem strömenden Blut abgeschwemmt und gelangt in enger werdende Gefäße (z.B. in der Lunge,) kann er eine lebensgefährliche Lungenembolie (akuter Sauerstoffmangel) verursachen.

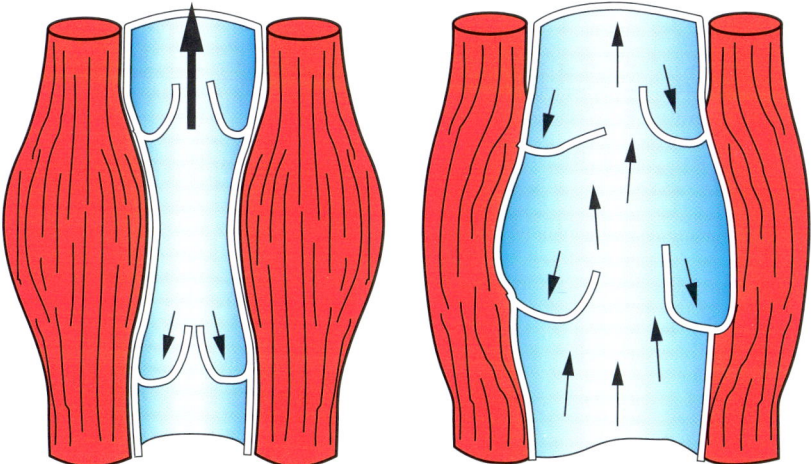

Häufiger Sitz von Thrombosen sind die tiefen Venen im Becken und Beinbereich. Die Vermeidung einer Thrombose ist durch prophylaktische Maßnahmen bei bettlägerigen Patienten zu gewährleisten.

Erkennungsmerkmale der tiefen Beckenthrombose:

- Schwere- und Spannungsgefühl am betroffenen Bein
- belastungsabhängiger Fußsohlen- oder Wadenschmerz

- evtl. ziehender Schmerz entlang der Venen

- Schwellung des Unterschenkels oder des gesamten Beins (Umfang beider Beine messen)

- bläulich-rot gefärbte Haut, warm und glänzend

Bei einer bestehenden Thrombose gilt absolutes Bewegungsverbot! Sonst besteht die Gefahr, dass sich das Blutgerinnsel löst und in die Lunge gelangt. Dann spricht man von einer lebensgefährlichen Lungenembolie.

Eine Lungenembolie, auch mit tödlichen Folgen, kann nach einem operativen Eingriff ohne Thromboembolie-Prophylaxe bei etwa 1 % bis 5 % der Patienten vorkommen.

Schätzungen zeigen, dass in der Bundesrepublik, obwohl in den Kliniken bereits umfassend Thromboembolie-Prophylaxe durchgeführt wird, noch ca. 25.000 Menschen jährlich an den Folgen tromboembolischer Komplikationen sterben. Damit zählt dieses Krankheitsbild zu den häufigsten Todesursachen.

Ursachen/Risikofaktoren:

- Entzündung der Venen

- Gefäßwandschäden

- Diabetes mellitus

- Bewegungsunfähigkeit (Bettlägerigkeit, Gipsverband)

- langes Sitzen mit angewinkelten Knien (Bus-, Flugreisen)

Prophylaxe/Vorbeugung:

- ausreichende Flüssigkeitsgabe

- Gabe von Blutgerinnungshemmern

- Tragen von Stützstrümpfen (Venenkompression)

- Hochlagern der Beine

- Frühmobilisation, Bewegungsübungen

- Nikotin vermeiden

Flugreise – Thrombose gleich „Touristenklassensyndrom"?
Was passiert im Flugzeug?

Aufgrund der Reiseflughöhe wird der Luftdruck in der Kabine auf eine Druckhöhe von ca. 2.500 m Höhe eingestellt. Als Folge dehnen sich die Venen aus und der Blutfluss verlangsamt sich. Die Gefahr der Blutgerinnung besteht. Aber auch die Luftfeuchtigkeit ist viel niedriger als am Boden. Der Körper verliert Flüssigkeit. Dadurch verdichtet sich auch das Blut. In der sogenannten Touristenklasse ist weniger Platz und

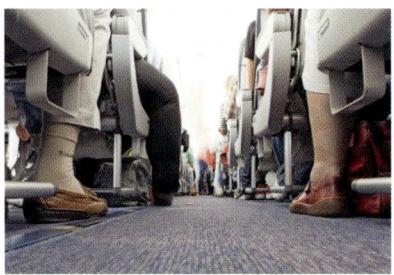

die Venen sind in den Kniekehlen abgeknickt. Trotzdem ist das Risiko, allgemein eine Thrombose oder Lungenembolie als Komplikation zu entwickeln, gering. Menschen, die z. B. älter sind, übergewichtig, Raucher, Schwangere oder frisch Operierte, tragen dennoch ein höheres Risiko in sich, eine Thrombose zu entwickeln. In den letzten Jahren tragen die Fluggesellschaften mit einem speziellen Bewegungsprogramm an Bord und mit Getränkegabe zur Vorsorge bei.

Fallbeispiel
Margit R. hatte vor Kurzem eine Operation im Krankenhaus. Nach heftigen Schmerzen wurden ihr einige Gallensteine entfernt. Danach bekam sie täglich blutgerinnungshemmende Mittel gespritzt. Zusätzlich trug sie Stützstrümpfe.

Aufgabe zum Fallbeispiel
Begründen Sie diese Maßnahmen für Frau R. **A**

Aufgaben
1. *Erläutern Sie die lebensbedrohliche Gefahr einer Embolie.* **A**

2. *Informieren Sie sich im Sanitätshaus über Hilfsmittel zur Vorbeugung einer Thrombose.*

3. *Erlernen Sie Bewegungsübungen zur Prophylaxe von Thrombosen.*

4. *Wissen überprüfen und anwenden können!*

   Entwickeln Sie in Vierer-Gruppen ein Würfelspiel zu den Themen Dekubitus, Pneumonie und Thrombose.
   Hinweise:

   - *Erarbeiten Sie Fragen zum Thema.*

   - *Legen Sie Größe und Verlauf des Spiels fest.*

   - *Denken Sie sich Spielregeln aus, bei falscher Antwort auch an „Strafen" denken usw.*

   - *Überlegen Sie sich eine äußere Gestaltung des Spiels.*

5. *Bereiten Sie Vorträge zu den verschiedenen Themen des Kapitels vor. Präsentieren Sie diese vor der Klasse. Sammeln Sie Gedanken und Stichpunkte dazu in einer Mindmap auf z. B. einer Karteikarte.*

Lernzielkontrolle

Fallbeispiel
Frau G. ist 83 Jahre alt und lebt zu Hause im Rollstuhl. Aufgrund einer Diabeteserkrankung wurden ihr die beiden Unterschenkel amputiert. Geistig ist sie sehr fit. Wie jeden Sonntag trifft sie sich erst mit ihrer Glaubensgemeinde, isst dann zu Mittag und unternimmt nach der Mittagsruhe noch einen kleinen Ausflug ins örtliche Café. Heute fühlt sie sich nicht ganz so wohl, da sie etwas erkältet ist. Vorgestern entdeckte ihre Pflegekraft einen roten Fleck am Gesäß. Frau G. kann ihre Blase und ihren Stuhl weitestgehend kontrollieren. Wenn sie einen Ausflug plant, fühlt sie sich sicherer mit Inkontinenzmaterialien.

Aufgaben

Übernehmen Sie anstelle der Pflegefachkraft die Pflege von Frau G. Erläutern Sie folgende Aufgaben.

1. *Führen Sie eine Ganzkörperpflege mit Haarpflege durch.*

2. *Geben Sie Hinweise zur Mund- und Zahnpflege.*

3. *Wechseln Sie die Bekleidung von Frau G. und empfehlen Sie ihr Kleidungsstücke.*

4. *Versorgen Sie den roten Fleck.*

5. *Wechseln Sie die Bettwäsche.*

6. *Absolvieren Sie vor dem Ausflug den Toilettengang (Toilettenstuhl).*

7. *Legen Sie Frau G. den gewünschten Inkontinenzslip an.*

8. *Empfehlen Sie geeignete Speisen und Getränke zum Mittagessen (Diabeteserkrankung).*

9. *Führen Sie Aktivierungsmaßnahmen für den Körper und den Geist mit Frau G. durch.*

10. *Was empfehlen Sie gegen ihre Erkältung?*

7 Der Alltag für Pflegebedürftige, Ältere und Pflegende

Lernziele:
1. Kenntnisse über Alltagsgeschehnisse (wie Haushaltsführung und Einkauf) von Pflegebedürftigen und älteren Menschen erwerben.
2. Tagesabläufe und Bildungsangebote für Senioren kennen.
3. Strategien zur Unfallvermeidung im Haushalt besitzen.
4. Die bedarfsorientierte Ernährung von älteren Menschen kennen und kleinere Mahlzeiten zubereiten können.
5. Hygienische und umweltschutztechnische Maßnahmen im Haushalt praktizieren.
6. Die Begleitung und Pflege während des Sterbeprozesses unterstützen

Die Menschen in Deutschland werden immer älter. 1951 lag die durchschnittliche Lebenserwartung für Frauen bei 68,5 Jahren und bei Männern bei 64,5 Jahren. Zum heutigen Tag hätten sie noch nicht einmal das Rentenalter erreicht. Aufgrund der gestiegenen Lebenserwartung umfasst der Lebensabschnitt der Senioren heute eine sehr weite Zeitspanne.

Daher wird diese Gruppe heutzutage wie folgt eingeteilt:

- junge aktive Alte: 65- bis 74-Jährige
- Hochbetagte: 75- bis 89-Jährige
- Höchstbetagte: 90- bis 99-Jährige
- Langlebige/100-Jährige: 100-Jährige und Ältere

(vgl. Bausch/Goerg/Hoffmann u. a., 2012, S. 5)

Aber nicht immer sagt das Alter etwas über Gesundheit oder Fitness aus. Manche Menschen sind mit 60 Jahren körperlich und geistig sehr eingeschränkt, dagegen können 80-Jährige noch sehr fit sein.

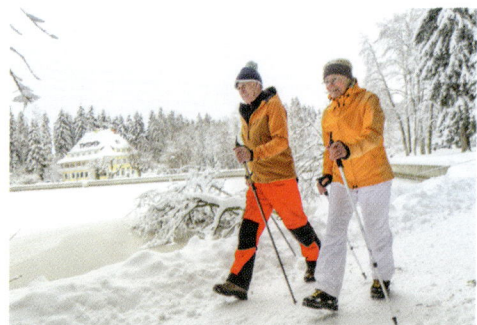
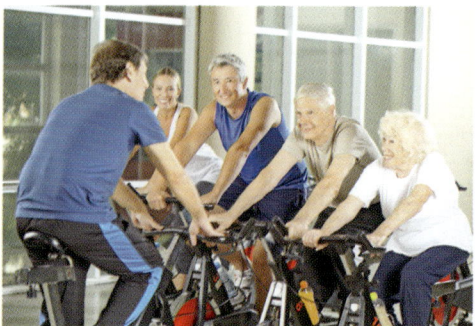

Jeder Vierte in Deutschland ist heute über 60 Jahre alt. Nach Japan und Italien haben wir weltweit den dritthöchsten Anteil an älteren Menschen. Durch die längere Lebenserwartung von Frauen existieren zunehmend auch Einzelhaushalte. Das hat auch Auswirkungen auf die Versorgung, die Haushaltsführung und die Ernährung der einzelnen Personen.

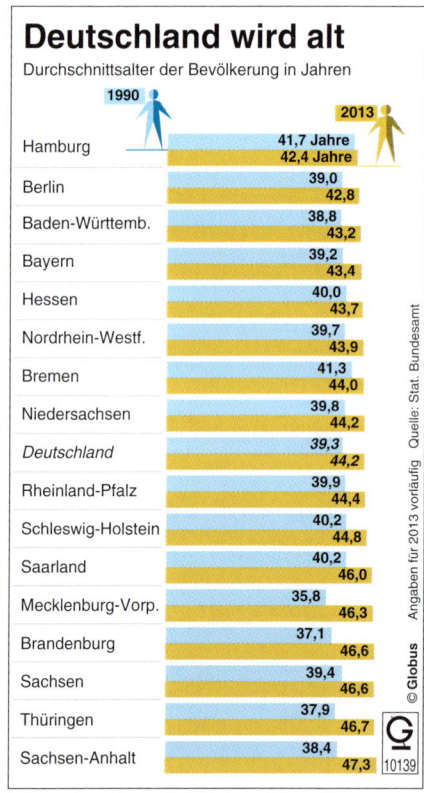

Deutschland wird alt

Durchschnittsalter der Bevölkerung in Jahren

	1990	2013
Hamburg	41,7 Jahre	42,4 Jahre
Berlin	39,0	42,8
Baden-Württemb.	38,8	43,2
Bayern	39,2	43,4
Hessen	40,0	43,7
Nordrhein-Westf.	39,7	43,9
Bremen	41,3	44,0
Niedersachsen	39,8	44,2
Deutschland	39,3	44,2
Rheinland-Pfalz	39,9	44,4
Schleswig-Holstein	40,2	44,8
Saarland	40,2	46,0
Mecklenburg-Vorp.	35,8	46,3
Brandenburg	37,1	46,6
Sachsen	39,4	46,6
Thüringen	37,9	46,7
Sachsen-Anhalt	38,4	47,3

Angaben für 2013 vorläufig Quelle: Stat. Bundesamt

© Globus 10139

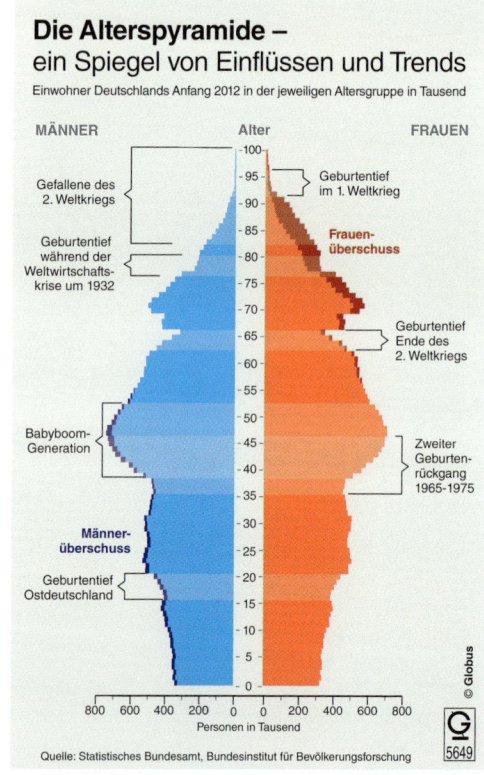

Die Alterspyramide –
ein Spiegel von Einflüssen und Trends

Einwohner Deutschlands Anfang 2012 in der jeweiligen Altersgruppe in Tausend

MÄNNER — Alter — FRAUEN

Gefallene des 2. Weltkriegs

Geburtentief während der Weltwirtschaftskrise um 1932

Babyboom-Generation

Männerüberschuss

Geburtentief Ostdeutschland

Geburtentief im 1. Weltkrieg

Frauenüberschuss

Geburtentief Ende des 2. Weltkriegs

Zweiter Geburtenrückgang 1965-1975

Personen in Tausend

© Globus 5649

Quelle: Statistisches Bundesamt, Bundesinstitut für Bevölkerungsforschung

Industrie, Handel, Dienstleister und andere Institutionen müssen auf diesen Demografiewandel reagieren, z. B. mit kleineren Nahrungsmittelverpackungen für alleinstehende Personen, Wohnungen, die den Bedürfnissen der älteren Generation angepasst werden, usw.

A

Aufgaben
1. Ermitteln Sie anhand Ihrer Alltagserlebnisse Dinge, die Sie verändern würden, damit Personen mit altersbedingten Veränderungen besser zurechtkommen.

2. Befragen Sie in Ihrer Verwandtschaft oder Bekanntschaft ältere Menschen nach deren Wünschen im Alltag.

3. Erstellen Sie dazu in der Klasse ein Ranking der am meisten vorgetragenen Wünsche.

7.1 Haushaltsführung

Fallbeispiel
Heute möchte Frau Özmir zum Kaffee einen Mandarinen-Kuchen backen. In ihrem Vorratsschrank hat sie davon noch genau ein Glas. Mit der Kraft ihrer Hände kann sie den Schraubverschluss nicht öffnen. Leider kann sie ihre Nachbarn nicht um Hilfe bitten, da alle zur Arbeit sind. Es ist schon 11:00 Uhr und sie muss sich beeilen, damit der Kuchen noch auskühlen kann.

Für die meisten älteren Menschen ist es sehr wichtig, umgeben von ihrer Familie, mit den eigenen Möbeln und vielen Erinnerungsstücken zu leben. Dies trägt entscheidend zu deren Lebensqualität bei. Sie möchten im eigenen Haushalt „alt werden" und auch so viele Dinge wie möglich eigenständig regeln und ihren Haushalt führen können. Nicht immer ist dieser Wunsch aufgrund von Erkrankungen, dem Tod eines Partners oder auch durch Wegzug der Kinder möglich.

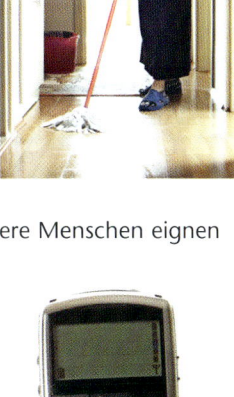

Technische Hilfen:

- seniorengerechte Geräte der Haushaltstechnik

- Treppenlifte

- Rufanlagen für den Kontakt zu z. B. einer Pflegeperson

- Handys, deren Tastaturen sowie Anzeigen (Bildschirme) sich für ältere Menschen eignen

Soziale Unterstützung:

- Haushaltshilfen

- ambulante Pflegedienste für die häusliche Pflege

- Mahlzeitendienste

- Fahr- und Begleitdienste

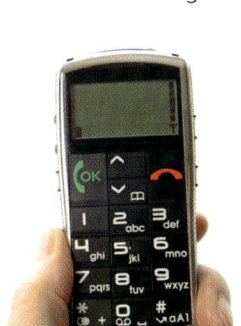

Unterstützung durch verschiedene Wohnformen

Betreutes Wohnen/Seniorenwohnanlagen: Diese Wohnform erfreut sich unter Senioren immer größer werdender Beliebtheit durch die Verbindung einer eigenen seniorengerechten Wohnung und mit den Betreuungsangeboten für den Pflegefall. Hier können sich die Älteren auch bei eventuellen gesundheitlichen Problemen eine selbstständige Lebensführung ermöglichen.

Betreutes Wohnen im Dichterviertel

Unser Service für Sie:
- Moderne, barrierefreie Ein- und Zweiraumwohnungen
- Großzügige Gartenanlage
- Hausnotruf und Hausmeisterservice
- Nachtbereitschaft im Haus
- Wöchentliche Veranstaltungen
- Einkaufservice
- Begleitung zu Aktivitäten
- Begleitung zu Arztterminen
- Haustierversorgung
- Besorgung von Hilfsmitteln, Rezepten, Terminen etc.
- Vermittlung von Essenservice, Physiotherapie, Fußpflege, Frisör etc.
- Palliativpflege

Alten- und Pflegeheime: In etlichen Alten- und Pflegeheimen können die Bewohner ihre eigenen Möbel mitbringen und in Appartements wohnen. Es gibt gemeinsame Programme zum Basteln, Kochen usw.

Wohngemeinschaften: Das sind ambulant betreute Haus- und Wohngemeinschaften durch Pflegedienste. Jedes Mitglied hat in der Regel eine eigene Wohnung. Zusätzlich sind dann noch Gemeinschaftsräume vorhanden. Eine 24-Stunden-Notrufbereitschaft, Hausmeister und Conciergedienste sind oft auch vorhanden.

A *Aufgaben*

1. Planen Sie in der Klasse Exkursionen zu den verschiedenen Wohnformen für Senioren, die in Ihrer Stadt/Ort vorhanden sind.

2. Fragen Sie die Bewohner nach ihren Möglichkeiten der selbstständigen Haushaltsführung in den verschiedenen Wohnformen.

3. Interviewen Sie auch Personen (Verwandte/Bekanntenkreis), die noch in ihrer eigenen Wohnung leben, nach ihren Möglichkeiten und Problemen.

4. Vergleichen Sie die verschiedenen Wohnformen bezüglich ihrer Vor- und Nachteile.

5. Erkundigen Sie sich nach seniorengerechten Haushaltsgegenständen und technischen Hilfen für den Alltag (z. B. Handys, Computer).

7.1.1 Gestaltung des Wohnraums

Wie sieht eine barrierearme, altersgerechte Wohnung aus? Was bedeutet barrierefrei?

Ein Zuhause sind nicht bloß vier Wände und ein Dach über dem Kopf. Die Wohnung oder das Haus sind auch immer Ausdruck der Persönlichkeit der Menschen, die sie bewohnen. Im Lauf des Lebens verändert man seinen Wohnraum oder auch die Raumaufteilung.

Barrierearm bedeutet dabei die Summe von Maßnahmen zur größtmöglichen Reduzierung von Barrieren unter den gegebenen Bedingungen im Bestand der Wohnung oder des Gebäudes.

Kriterien für eine altersgerechte Wohnung:

- weitgehend stufen- und schwellenlos
- Mindestbreite von 80 cm bei Türen, bei Rollstuhlnutzung breiter oder gleich 90 cm
- bodengleiche Dusche
- Handläufe im Bad und an der Toilette
- Fahrstuhl in einem mehrgeschossigen Haus

Eine seniorengerechte Lage der Wohnung bedeutet auch eine gute Erreichbarkeit von:

- Arztpraxen
- öffentlichen Verkehrsmitteln
- Einkaufsmöglichkeiten

Hilfen für die Wohnraumgestaltung:

- Treppenlifte
- Türen, die sich nach außen öffnen lassen
- rutschfeste Fußböden
- höhenverstellbare Betten
- schnurlose Telefonanlage
- ergonomische Möbel
- gute, blendfreie Beleuchtung
- natürliche Lebensräume mithilfe von Farben/Farbkombinationen, besonders für Personen, die bettlägerig sind und sich nur in Innenräumen aufhalten

7.1.2 Einkauf

Fallbeispiel

Monika G. ist alleinstehend und 70 Jahre alt. Sie ist durch einen Hüfterkrankung aus ihrer Kindheit gehbehindert. Der Tante-Emma-Laden in ihrer Nachbarstraße hat heute wegen Krankung geschlossen. Sie muss deshalb mit ihrem Rollator den Bus nehmen, um in einen Supermarkt am Rand der Stadt zu fahren. Das Busfahren ist für sie kein Problem. Vor dem Einkauf in dem Supermarkt hat sie allerdings Angst. Ihr geht alles Mögliche durch den Kopf.

Aufgaben zum Fallbeispiel

1. Welche Probleme/Fragen könnten Frau G. beschäftigen?

2. Gehen Sie mit den „Augen einer älteren Person" in einen Supermarkt und erkunden Sie mögliche Schwierigkeiten. Entdecken Sie auch positive Dinge, die Älteren das Einkaufen erleichtern. Diskutieren Sie diese Gegebenheiten in der Klasse.

Hilfen und Unterstützung für den Einkauf:

- Einkaufsservice für Senioren durch Freiwilligendienste
- Servicefahrten mit Kleinbussen als Angebot von Supermarktketten (Seniorenbusse)
- Leistung gegen Ware im Tauschring
- Nachbarschaftsvereine
- Einkaufstrolley mit höhenverstellbarem Griff zur Entlastung von Rücken, Schulter und Händen. Vorteil: Mehr Stauraum als in einer Einkaufstasche, bei Bedarf zusammenklappbar. Es gibt auch Varianten, mit denen Treppen bewältigt werden können.
- Rollatoren, die auch als Einkaufshilfe genutzt werden können
- spezielle Leselupen zum Mitnehmen oder die bereits am Einkaufswagen installiert sind, um Verpackungen lesen zu können
- verbraucherfreundliche Verpackungen zum einfacheren Öffnen
- kleine Verpackungsgrößen für Alleinstehende und mit größerer Schrift für Seniorenhaushalte

7.1.3 Hygiene und Umweltschutz

Hygiene

Im Alltag sind wir ständig und schon seit Jahrtausenden von Bakterien und Viren umgeben. Unser Immunsystem kommt damit klar. Im Prinzip benötigt der Mensch auch diese „Erreger", um sein körperliches Abwehrsystem zu trainieren.

Wenn im Haushalt Personen mit ansteckenden Krankheiten (z. B. Grippe, Noroviren), ältere Menschen mit geschwächtem Immunsystem oder Haustiere mit in der Wohnung leben, sind Vorsichtsmaßnahmen sinnvoll und notwendig. Wichtig ist es, das richtige Maß zu finden.

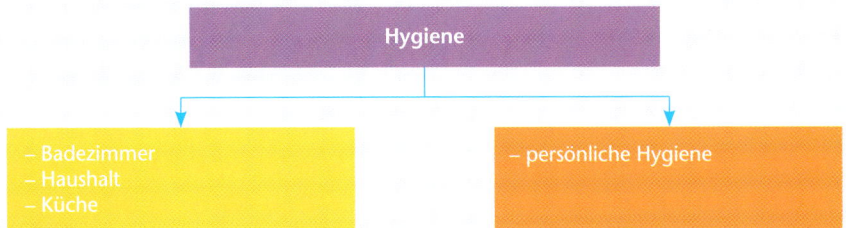

Persönliche Hygiene

Die wichtigste Regel ist hier das Händewaschen mit Seife und warmen Wasser, dabei Fingerkuppen und Zwischenräume nicht vergessen.

Aufgabe
Nach bzw. vor welchen Tätigkeiten sollten die Hände immer gewaschen werden? Listen Sie diese Tätigkeiten auf (z. B. nach dem Niesen, dem Toilettengang).

A

Badezimmer

Feuchträume wie Bad, Toilette und Dusche sind für Keime ideale „Brutstätten". Hier ist es warm und es herrscht eine hohe Luftfeuchtigkeit.

Hygieneregeln fürs Bad:

- Das Wasser im Wasserkreislauf muss immer über 60 °C heiß sein, damit sich keine Legionellen bilden und vermehren können.

- Bei Waschmaschinen hin und wieder einen Kochwaschgang durchführen (ggf. auch mit leerer Trommel).

- Bad, Toilette und Dusche regelmäßig säubern und lüften. Hierbei Badreiniger (enthalten auch Kalkentferner) und Mikrofasertücher benutzen. Für die Fußböden (Fliesen) handelsübliche Reiniger und Wischtücher (Mopp) verwenden. Wischlappen regelmäßig wechseln.

- Handtücher, Duschtücher und Waschlappen mindestens einmal wöchentlich wechseln; separate Handtücher für die Hände öfters austauschen. Bei erkrankten Personen sollten diese täglich gewechselt oder Einmalprodukte verwendet werden. Waschlappen und Handtücher sollten so aufgehängt werden, dass sie gut trocknen können.

Küche

Nahrungsmittelkeime wie Salmonellen können insbesondere aus rohem Fleisch oder Eiern ins Essen und damit in den menschlichen Körper gelangen. Die Symptome sind wie eine schwere Magen-Darm-Infektion. Insbesondere für geschwächte ältere Personen kann dies aufgrund des hohen Flüssigkeitsverlustes lebensgefährlich werden.

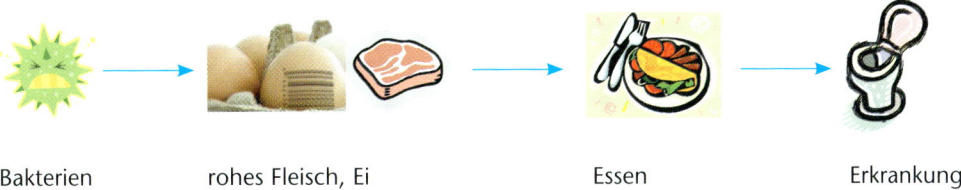

| Bakterien | rohes Fleisch, Ei | Essen | Erkrankung |

Hygieneregeln für die Küche:

- Für rohe und gegarte Speisen getrennte Küchengerätschaften wie Besteck, Bretter usw. verwenden.

- Flächen und Hände nach der Zubereitung von rohem Fleisch gründlich reinigen.

- Auftau- oder Tropfwasser von rohen Lebensmitteln darf nicht in Kontakt mit anderen Lebensmitteln kommen.

- Fleisch, Fisch und Geflügel gut durchgaren.

- Beim Wiederaufwärmen auf mindestens 70 °C erhitzen.

- Abwaschlappen und Geschirrtücher regelmäßig wechseln.

A *Aufgaben*

1. Gestalten Sie Hinweis- bzw. Verbotsschilder mit Symbolen für ältere Menschen zum Thema Hygiene.

2. Entwickeln Sie Fallbeispiele/Geschichten zur Thematik Hygiene mit entsprechenden Aufgaben dazu. Tauschen Sie dann die Aufgaben aus und lösen Sie diese.

Umweltschutz

Ziel des Umweltschutzes ist es, Menschen zu motivieren, Verantwortung für die Umwelt und damit für die Zukunft zu übernehmen. Wenn jeder Einzelne sein Alltagsleben verändert, kann die Umwelt auch für kommende Generationen geschützt werden.

Beispiele zur Vermeidung von Abfällen im Haushalt:

- Verwendung von Stoffbeuteln beim Einkauf

- Verzicht auf Einwegverpackungen

- Verwendung von Nachfüllpackungen bei Wasch- und Reinigungsmitteln

- Weiternutzung von Gütern/Sachen durch Tauschbörsen, Abgabe an karitative Einrichtungen

- Trennung von Müll schon in der Wohnung (Flaschen, Papier, Glas, Verpackungen/Plastikmüll)

A *Aufgaben*

1. Listen Sie weitere Punkte zur Vermeidung von Abfällen im Haushalt auf und diskutieren Sie deren Machbarkeit.

2. Überprüfen Sie Ihr eigenes Kaufverhalten im Bezug auf Mehrwegverpackungen.

3. Außer Abfallvermeidung trägt auch ein richtiger Umgang mit Trinkwasser zum Umweltschutz bei. Geben Sie hierfür Beispiele an.

4. Inwieweit betreiben Sie in Ihrem eigenen Haushalt Umweltschutz? Tauschen Sie sich darüber in der Klasse aus.

7.1.4 Unfallvermeidung im Haushalt

Die eigene Wohnung als die größte Unfallquelle?

Fallbeispiel
Annette R. bereitet Abendbrot für sich und ihren Mann zu. Sie ist gerade dabei, das frisch eingekaufte Brot mit der neuen elektrischen Brotschneidemaschine zu schneiden. Von dieser verspricht sie sich ein leichteres Brotschneiden, vor allem kann sie ihre von Arthrose geplagte Hand entlasten. In einem kurzen Moment der Unachtsamkeit, als ihr Mann ihr gerade etwas zuruft, ist es schon passiert. Frau R. schreit auf und sieht bloß noch ihren Zeigefinger fürchterlich bluten. Ihr Mann kommt schnell und hilft ihr sofort. Ihre Wunde muss im Krankenhaus versorgt und genäht werden. So schnell möchte Frau R. kein Brot mehr schneiden.

Aufgaben

A

Gestalten Sie fächerübergreifend (Deutsch, Hauswirtschaft, Gestalten, Kunst) eine Broschüre für Senioren mit Texten und Bildmaterial zur Vermeidung von Unfällen im Haushalt.

Unfälle im Haushalt stehen in der Statistik ganz weit oben. Rund 550000 Personen erleiden Unfälle im Haushalt oder in der Freizeit. Senioren sind besonders gefährdet.

Gründe:

• nachlassende Sehstärke

• nachlassende Muskelkraft

• Einnahme von Schlaf- und Beruhigungsmittel

Mehr als 100000 ältere Menschen erleiden jährlich einen Oberschenkelhalsbruch. Stolperfallen im und am Haus erhöhen die Sturzgefahr. Ein Notrufsystem bietet älteren und alleinstehenden Personen die Sicherheit, dass ihnen z. B. bei Stürzen schnell geholfen werden kann. Der Sender wird als Halskette oder Armband ständig am Körper getragen. Bei einem Sturz löst er durch Drücken einer Taste auf den Sender den Alarm in der Notrufzentrale aus. Es gibt auch sogenannte Hüftschutzhosen, die den Oberschenkelknochen bei Stürzen abpuffern.

Vermeidung von Unfällen in der Wohnung:

• Stolperfallen wie Läufer oder nicht befestigte Teppiche entfernen

• Haltegriffe im Bad anbringen

• ausreichende Beleuchtung in der Wohnung

• Hausschuhe anziehen oder Socken mit rutschfesten Sohlen

• Brillenträger sollten ihre Sehschärfe regelmäßig überprüfen lassen.

Aufgaben

1. *Ergründen Sie weitere Unfallquellen in der Wohnung, die für ältere Menschen zur Gefahr werden könnten.*

2. *Mit welchen vorbeugenden Maßnahmen könnte die Wohnung in diesen Fällen sicherer gemacht werden?*

3. *Erkundigen Sie sich bei Pflege- und Alteneinrichtungen, welche vorbeugenden Maßnahmen dort gegen Unfälle unternommen werden.*

7.2 Tagesgestaltung

„Unser Ziel ist es, älteren Menschen in der letzten Lebensphase ein Maximum an Lebensqualität und Lebensfreude zu ermöglichen." (Aus einer Werbebroschüre eines Pflegeheims)

Bewegung, Begegnung und Biografie, dies sind alles Grundelemente der Tagesgestaltung im Pflegeheim. In diesen Einrichtungen gibt es an jedem Tag Aktivierungsangebote für die Bewohner.

Angebote zur Tagesgestaltung und Veranstaltungen:

- Basteln, kreatives Gestalten
- gemeinsames Backen
- Kooperationen mit Kindertagesstätten
- Therapieprogramme z. B. mit Haustieren, Physio- und Ergotherapie
- Tanzveranstaltungen, Gesang, Konzerte
- Spieleräume, Gesellschaftsspiele
- Sportwettbewerbe
- Fernsehräume
- Snoezel-Räume
- Bücher, Tageszeitungen
- Gartenanlagen
- Ausflüge in die nähere Umgebung
- Quizveranstaltungen, Bingo
- Jahreszeitenfeste, Weihnachten, Ostern
- Geburtstagsfeiern, auch mit Familienangehörigen im Haus
- Café, Kiosk
- Friseur, Kosmetik

Der Tagesablauf in Pflegeheimen sollte eigentlich dem Ablauf zu Hause entsprechen, so wie es die Bewohner gewohnt sind. Doch praktisch ist dies nicht immer durchführbar. Alle Personen können z. B. nicht um 6:00 Uhr aufstehen und um 22:00 Uhr ins Bett gehen. Hier müssen die Pflegeeinrichtungen Kompromisse finden. Insbesondere für demenzkranke Personen sind eine lebensfrohe, geborgene Atmosphäre und ein geregelter Tagesablauf von Bedeutung.

Beispiel eines Tagesablaufs

6:15 Uhr	Aufstehen, Morgentoilette
7:00–9:00 Uhr	Frühstück
9:30–10:30 Uhr	Ergotherapie
10:30–11:00 Uhr	Gedächtnistraining mit Susi oder Gymnastik mit Klaus
11:00 Uhr	Getränkeausgabe
11:30–13:00 Uhr	Mittagessen
13:00–14:00 Uhr	Mittagsruhe auf den Zimmern, Freizeit
14:15–16:00 Uhr	Kaffeegedeck mit Kaffee, Tee und frischem Quarkkuchen oder Obstsalat
15:30–16:30 Uhr	Sitztanzveranstaltung mit der Combo Dino, kreatives Basteln für den Herbst oder DVD-Filmvorführung im kleinen Saal
16:30–17:30 Uhr	Freizeit
17:30–19:00 Uhr	Abendbrot
17:30–18:30 Uhr	Freizeit
19:30–20:15 Uhr	Angebot: Bingorunde
19:00–22:00 Uhr	Abendtoilette/Zubettgehen/Spätmahlzeit

Aufgaben

1. Sammeln Sie weitere Veranstaltungsangebote, die in Pflegeheimen durchgeführt werden.

2. Erkundigen Sie sich in verschiedenen Senioreneinrichtungen nach Tagesgestaltungsplänen.

A

7.2.1 Musisch-, künstlerisch-, und handwerklich-orientierte Bildungsangebote

Fallbeispiele
Herr Ilgan hat ein langes Arbeitsleben hinter sich. Jetzt hat er mehr Zeit für sich und seine Enkelkinder. In seiner Kindheit und Jugend wollte er immer ein Musikinstrument spielen lernen, aber in der Schulzeit und seit der Lehre mit 14 Jahren hatte er nie Zeit dafür. Auch als er dann eine eigene Familie hatte und erfolgreich ein Geschäft betrieb, fehlte ihm die Zeit. Kürzlich las er in der Regionalzeitung von einem Angebot in der örtlichen Musikschule. Gleich am nächsten Tag meldete er sich an, um das Akkordeon-Spielen zu erlernen.

In den meisten Städten gibt es ein breit gefächertes Bildungsangebot, auch außerhalb von Schulen und Hochschulen. Bildung ist ein wertvolles Gut. Egal in welchem Alter, die Devise sollte immer lauten: Bleiben Sie geistig fit.

Möglichkeiten zur Bildung von Senioren:

- Reisen, z. B. Seniorenreisen, oder Vorträge zu Reisen in ferne Länder

- Kurse an der Volkshochschule, z. B. Malkurse, Yoga, Sprachen, kreatives Gestalten, PC-Kurse

- Hochschulen, z. B. Besuch von Vorlesungen im Seniorenkolleg, Studium 50+, Musikakademien

- gemeinnützige Organisationen oder Vereine, z. B. Seniorensport, Ernährungskurse, Tätigkeit als Nachhilfelehrer, Wissen an jüngere Bürger weitergeben

Heutzutage sind wieder mehr ältere Menschen im Arbeitsprozess integriert. Maßnahmen wie Weiterbildungen und Umschulungen sowie spezielle Arbeitsmodelle fördern die Eingliederung der Generation-50+ in den Arbeitsprozess. Viele Rentner planen für sich Unternehmungen und Bildungsmöglichkeiten nach der langen Arbeitsphase. Sie möchten nicht „zu Hause rumsitzen", sondern sich auch weiterhin aktiv an der Gesellschaft beteiligen.

Auswahl vielfältiger Veranstaltungen:

AWO Seniorenclub, Köthen, Mühlenbreite 49	
16.9.2014	14 Uhr Kürbisfest, 16.30 Uhr: Künstlerische Textilgestaltung
17.9.2014	9 Uhr Gymnastik für Senioren, 10 Uhr: Entspannungstraining, 14 Uhr: Treff Ü 55
18.9.2014	10 Uhr: Computerclub, 13–16.30 Uhr: Spielenachmittag
22.9.2014	17 Uhr: Gruppe Klöppeln
23.9.2014	14 Uhr: Geburtstagsfeier mit Programm der Kinder der Kita „Spatzennest", 16.30 Uhr: Künstlerische Textilgestaltung
24.9.2014	9 Uhr Gymnastik für Senioren, 10 Uhr: Entspannungstraining, 14 Uhr: Treff Ü 55
25.9.2014	10 Uhr: Computerclub, 15 Uhr: AWO Ortsverein „Grillfest"
30.9.2014	14 Uhr: Kaffeenachmittag

(o.A., 2014, S. 28)

12. September 2014 _____ Anhalt-Bitterfeld _____

Kurs	Kurs-Nr.	Dauer	Beginn	Uhrzeit	Gebühr	Ort
KREISVOLKSHOCHSCHULE Anhalt-Bitterfeld						
+ Tel. 03493 33830 + info@kvhs-abi.de + www.kvhs-abi.de						
Unser Bildungsangebot für das Herbstsemester 2014						
Standort Bitterfeld-Wolfen						
GESELLSCHAFT – POLITIK – UMWELT						
Familien- und Ahnenforschung	SB1.01.005	4x	03.11.	18:30	30,00 €	Bitterfeld
Die jüdische Geschichte der amerikanischen Südstaaten – Vortrag	SB1.01.100	1x	09.10.	18:00	7,00 €	Bitterfeld
Tag des offenen Denkmals	SB1.01.203	1x	14.09.	10:00	kosten-los	Bitterfeld
Skat – Grundkurs: auch für Frauen! Spaß und ein gutes Gedächtnistraining	SB1.05.052	3x	18.11.	17:00	15,00 €	Bitterfeld
Testament und Erbrecht	SB1.05.105	1x	13.11.	17:00	10,00 €	Wolfen
Betreuung Vorsorgevollmacht und Patientenverfügung	SB1.05.115	1x	20.11.	17:30	10,00 €	Wolfen
Photovoltaikanlagen und das Steuerrecht!	SB1.05.250	1x	23.10.	18:30	7,50 €	Bitterfeld
Seniorenakademie: Vortrag Naturparadies Galapagos	SB1.00.000	1x	08.10.	14:00	4,50 €	Bitterfeld
Frauenfrühstück	SB1.02.005	8x	jeden 2. Mi.	10:00	34,40 €	Wolfen, Frauenz.
Schulung der Schatzmeister/Finanzwarte von Vereinen	SB1.05.325	1x	10.11.	17:00	10,00 €	Bitterfeld
KUNST & KULTUR						
Vortragsreihe: Kunst- und Kulturgeschichte	SB1.01.100	4x	23.09.	15:00	30,00 €	Bitterfeld
Faszination Aquarell für Anfänger – Schnupperkurs	SB1.05.053	1x	10.10.	15:00	12,60 €	Bitterfeld
Collagen - Kreatives Experiment mit dem Zufall.	SB1.05.054	1x	35.10.	09:30	12,60 €	Bitterfeld

(o. A., 2014, S. 11)

7.3 Ernährung

Essen und Trinken sind für den Menschen lebensnotwendig und ein Grundbedürfnis.

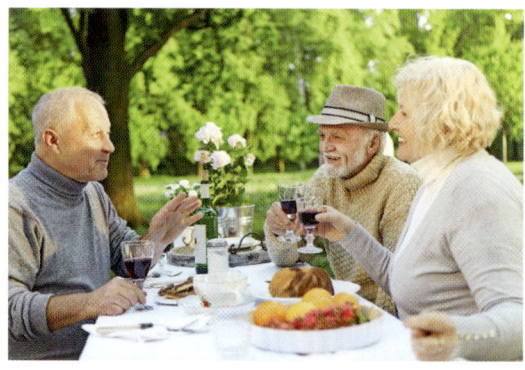

Aber Ernährung sichert nicht nur das Überleben, sondern sie hat auch einen großen Einfluss auf die körperliche und geistige Gesundheit. Ernährung sollte zugleich immer ein Genuss sein.

In der heutigen hektischen Zeit nehmen sich die Menschen im Alltag oft nicht genug Zeit, um „gesund" zu essen. Bei älteren, pflegebedürftigen Personen erschweren oder verhindern häufig Erkrankungen (z. B. Kau- und Schluckstörungen) eine genussvolle Nahrungsaufnahme.

Was bedeutet, sich „gesund" zu ernähren?

Der Ernährungskreis der Deutschen Gesellschaft für Ernährung e. V. (DGE) dient als Wegweiser für eine vollwertige Ernährung. Er teilt das reichhaltige Lebensmittelangebot in sieben Gruppen ein und erleichtert so die tägliche Lebensmittelauswahl. Je größer ein Kreissegment ist, desto größere Mengen sollten täglich aus der Gruppe verzehrt werden. Lebensmittel aus kleinen Segmenten sollten sparsam verwendet werden. Für eine abwechslungsreiche Ernährung sollte die Lebensmittelvielfalt der einzelnen Gruppen genutzt werden.

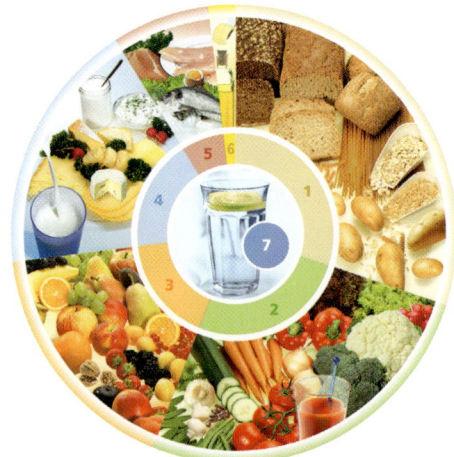

Der DGE-Ernährungskreis
DGE-Ernährungskreis®, Copyright: Deutsche Gesellschaft für Ernährung, Bonn

Regeln zu einer gesunden Ernährung

Für den täglichen Speiseplan nach dem DGE-Ernährungskreis gilt grundsätzlich:

- „aus allen sieben Lebensmittelgruppen auswählen

- Lebensmittelvielfalt nutzen

- Vollkornprodukte bevorzugen, z. B. Vollkornbrot, Naturreis, Vollkornnudeln

- Milch und Milchprodukte gemäß dem ‚DGE-Qualitätsstandard für die Verpflegung in stationären Senioreneinrichtungen' einsetzen

- fettarme Wurst bevorzugen, z. B. gekochten Schinken ohne Fettrand, Lachsschinken, Bratenaufschnitt, Sülzwurst

- fettarme Zubereitung, z. B. Gemüse- statt Sahnesoßen

- schonende Garverfahren, z. B. Dünsten, kurze Garzeiten

- fünf Portionen Gemüse und Obst am Tag, Saison berücksichtigen"

(Deutsche Gesellschaft für Ernährung (Hrsg.): Essen und Trinken im Alter. Bonn, 2. Auflage,
2. korrigierter Nachdruck (2015))

Aufgaben

1. Diskutieren Sie in Gruppen den Begriff „gesund" und die Regeln zur Ernährung der Deutschen Gesellschaft für Ernährung e. V. (DGE).

2. Stellen Sie bitte Ihre Gruppenansichten und Meinungen der gesamten Klasse vor.

3. Überprüfen Sie Ihren Ernährungsalltag hinsichtlich dieser Regeln.

4. Stellen Sie fünf Lebensmittel und Produkte aus allen sieben Gruppen zusammen, die einer gesunden Ernährung entsprechen. Erstellen Sie dazu eine Mindmap zur besseren Übersicht.

A

Beispiel

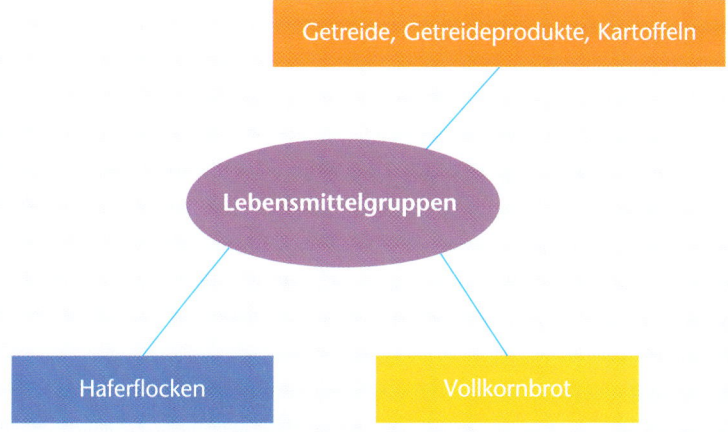

Gewicht beurteilen

Um das Körpergewicht besser einschätzen zu können, gibt es verschiedene Messmethoden. Der BMI ist eine Maßzahl zur Bewertung des Körpergewichts eines Menschen im Verhältnis zum Quadrat seiner Körpergröße.

BMI = Body Mass Index, der sogenannte Körpermassenindex

Der BMI berechnet sich wie folgt:

$$BMI = \frac{\text{Körpergewicht in kg}}{(\text{Körpergröße in Metern})^2}$$

Aufgaben

1. Berechnen Sie den BMI für eine 75 kg schwere Frau, die 1,67 m groß ist.

2. Berechnen Sie Ihren eigenen BMI und bewerten Sie diesen anhand der nachfolgenden Tabelle.

BMI	Bewertung	Kommentar
unter 18,5	Untergewicht	Jede weitere Gewichtsabnahme ist gefährlich
18,5–24,9	**Normalgewicht**	Gewicht, mit dem sich lange und gesund leben lässt. Abnehmen ist nicht nötig!
28–29,9	leichtes bis mittleres Übergewicht	Kann bereits belasten, wenn z. B. Bluthochdruck, Diabetes, Fettstoffwechselstörungen, Gicht, Bandscheibenschäden, Rheuma oder Osteoporose vorliegen. Falls nicht, besteht kein Zwang zum Abnehmen.
30–39,9	schweres Übergewicht	Jede Gewichtsabnahme verspricht gesundheitliche Vorteile. Auch bei „Noch Gesunden"! ärztlichen Rat einholen.
über 40	Massiv gefährdendes Übergewicht	Hohes Risiko für schwere Gesundheitsstörungen. Unbedingt den Arzt zu Rate ziehen!

(Rademacher, 2003, S. 48)

Allerdings berücksichtigt der BMI nicht die Unterscheidung zwischen Fett- und Muskelmasse. Personen mit sehr vielen Muskeln haben dann einen hohen BMI-Wert, obwohl sie an sich kein Gramm Fett am Körper haben. Ansonsten ermöglicht der Index eine angemessene Aussage über das Gewicht.

Eine ganz andere Möglichkeit, aus gesundheitlichen Gründen sein Gewicht zu reduzieren, ist die Bestimmung, an welchen Stellen des Körpers die „Fettpolster" sitzen.

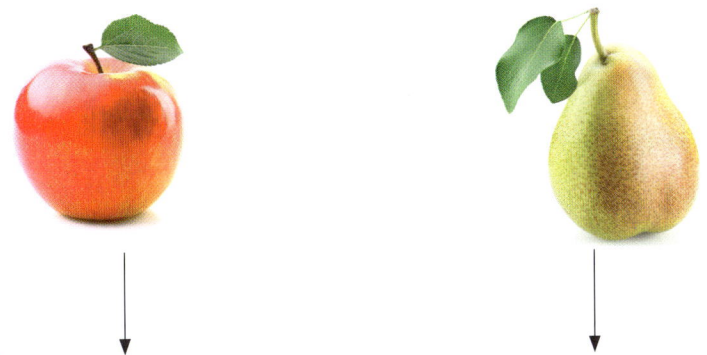

Fett ist mehr am Bauch und Taille verteilt	Fett ist mehr an Hüfte, Po und Oberschenkeln verteilt.
+ ist leichter abzubauen	– hält sich hartnäckig
– Fett zirkuliert im Blut	+ Fett ist nicht mit dem Blutkreislauf im Austausch
Herz-, Kreislauferkrankungen wie Schlaganfall u. Herzinfarkt	besser für die Gesundheit, weniger Stoffwechselerkrankungen

- Frauen: Taillenumfang über 80 cm bzw. 88 cm sind leicht bzw. stark gefährdet
- Männer: Taillenumfang über 94 cm bzw. 102 cm sind leicht bzw. stark gefährdet

Bei einem BMI über 30 ist es egal, ob man „Apfel- oder Birnentyp" ist. Hier heißt es im Sinne der Gesundheit: das Gewicht reduzieren!

7.3.1 Bedarfsorientierte Ernährung in verschiedenen Lebenslagen

Ältere Menschen:

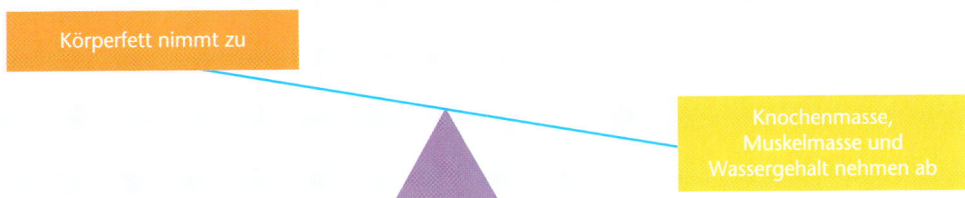

Der Energiebedarf eines älteren Menschen ist insgesamt niedriger. Aber die erforderliche Menge an Vitaminen und Mineralien bleibt gleich oder wird teilweise sogar höher, z. B. bei Medikamenteneinnahme oder Krankheit. Daraus folgt: Die Kost sollte dann etwas energieärmer, aber nährstoffreicher sein.

Die Ernährung von jüngeren Senioren unterscheidet sich nicht wesentlich von Erwachsenen, die im Berufsleben stehen. Bei chronisch kranken, höher betagten Menschen entstehen häufig Defizite in der Nahrungs- und Flüssigkeitszufuhr.

Faktoren, die die Ernährung und Nahrungsaufnahme bei älteren Menschen beeinflussen können:

- Geschmack ändert sich
- Zahnverlust
- schlecht sitzende Prothesen
- andere Kau- und Schluckbeschwerden
- Mundtrockenheit
- verlangsamte Magendehnung
- körperliche Inaktivität
- Trauer und Verlust schränken den Appetit ein
- Medikamenteneinnahme

Während in der Gesellschaft, insbesondere bei Kindern, Jugendlichen sowie jüngeren Senioren, die Anzahl der übergewichtigen Personen steigt, spielt bei den Älteren die Mangel- und Unterernährung eine große Rolle.

Ein großes Problem im Gesundheitsbereich ist das schwere Übergewicht. Ein Viertel der Bundesbürger ist mittlerweile fettleibig. 1,6 Millionen sind es bereits, die extrem übergewichtig sind, also Adipositas haben. Forscher vermuten daher, dass die Lebenserwartung aufgrund der entstehenden Krankheiten in Zukunft eher sinken wird. Diese Erkrankungen kosten die Krankenkassen im Jahr 20 Milliarden Euro.

Eine Ernährungsberatung plus Bewegung plus eine psychologische Beratung sind Maßnahmen, die gefordert werden, um das vorhandene Übergewicht abzubauen.

Ernährungsempfehlungen, auch für Ältere:

Vollwertig essen und trinken bedeutet mit geeigneten Lebensmitteln alle Nährstoffe in richtigen Mengen aufzunehmen (siehe Ernährungskreis des DGE).

Ernährungsempfehlungen bei Mangel- und Fehlernährung im Alter (Malnutrition):

- Ursachen der Mangelernährung erkennen, z. B. schlecht sitzende Zahnprothese
- Führen einer Dokumentation über die Ess- und Trinkmenge
- Lieblingsspeisen oder -getränke anbieten
- Austausch mit und Information aller an der Pflege beteiligten Personen
- Lebensmittel mit hoher Energiedichte auswählen, z. B. fettreiche Milchprodukte oder Wurstsorten (Leberwurst, Teewurst)
- Anreicherung der Speisen wie Soßen, Suppen, Kartoffeln mit Pflanzenölen, Margarine oder Crème fraîche, falls keine Bedenken aus ärztlicher Sicht vorliegen

- Die Speisen eventuell mit Vitaminen oder Mineralstoffpräparaten ergänzen
- Möglichst fünf Mahlzeiten über den Tag verteilt anbieten
- Abwechslungsreiche Zwischenmahlzeiten anbieten (Gebäck, Obststücke)

Stellen Sie nicht nur eine reine Energiezufuhr sicher, sondern sichern Sie auch die Zufuhr hochwertiger Nährstoffe.

Ernährungsempfehlungen bei Kau- und Schluckstörungen:

Im Alter bereiten Schluckstörungen oft Probleme. Der Körper verliert an Gewicht, wenn das Essen zur Qual wird. Eine verminderte Speichelbildung oder eine Schleimhautentzündung sind mögliche Ursachen. Gefahr besteht dann, wenn der Speisebrei beim Verschlucken in die Luftröhre gelangt. Dies kann neben akuter Lebensgefahr durch Ersticken auch eine Lungenentzündung auslösen.

- Weichkost, von Brei bis Flüssigkost, der Schluckstörung entsprechend anpassen
- geeignete Ess- und Trinkhilfen verwenden
- Wasser oder Götterspeise nach akuter Krankheit oder Schluckunfähigkeit reichen. Hierfür kleinen Löffel nutzen. Keine eiweiß- oder fetthaltigen Speisen reichen.
- bei leichten Störungen eher Kartoffel statt Reis, Pfirsich statt Ananas, Geflügelbrust statt Rinderbraten, da diese Speisen weicher sind, weniger grobe Fasern enthalten und damit besser zu kauen bzw. schlucken sind
- keine klebrigen Speisen!
- glatte Cremes oder Puddingspeisen verwenden
- kohlensäurehaltige Getränke meiden
- der Einsatz von Trinknahrung sollte immer in ärztlicher Absprache erfolgen!

(vgl. Bausch/Holtorf/Pfefferle u. a., 2012, S. 20 ff.)

Trinkempfehlungen im Alter:

- ältere Menschen sollten über Getränke möglichst 1,5 l Flüssigkeit am Tag einnehmen
- zu jeder Mahlzeit sollte ein Getränk bereitstehen (siehe Trinkprotokoll)
- bieten Sie Hilfe und Unterstützung beim Trinken an, z. B. spezielle Trinkgefäße
- verwenden Sie farbige Getränke oder Gläser
- bei dementen Personen können Trinksprüche/-lieder helfen

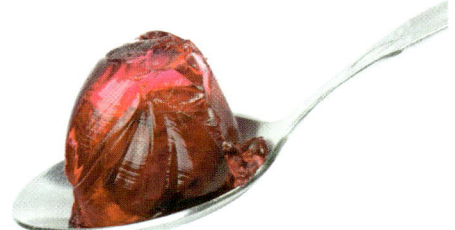

(vgl. Bausch/Holtorf/Pfefferle u. a., 2012, S. 19)

M Bei manchen Krankheiten kann es unter Umständen notwendig sein, die Trinkmenge zu begrenzen. Beispiele hierfür sind starke Herzinsuffizienz oder Nierenschäden. Halten Sie bitte Rücksprache mit dem Arzt!

Beispiel eines Trinkprotokolls

ein Glas Mineralwasser still	nach dem Aufstehen
zwei Tassen Kaffee/Tee	zum Frühstück
zwei Gläser verdünnter Fruchtsaft	Vormittag
ein Glas Mineralwasser	Mittag
ein bis zwei Tassen Kaffee/Tee	Nachmittag
ein Glas Mineralwasser/Kräutertee	Abend
ein Glas Saft oder Mineralwasser	später Abend

M Die Gesamtmenge der täglichen Flüssigkeitszufuhr sollte 1,5 l betragen!

A ### Aufgaben

1. Erklären Sie den Begriff Sarkopenie. Verwenden Sie dazu Fachliteratur oder das Internet.

2. Ermitteln Sie Speisen und Getränke, welche bei Schluck- und Kauproblemen nicht gereicht werden sollten.

3. Wie könnte eine „farblich abgestimmte" Speise aussehen, die appetitanregend sein soll?

4. Fallbeispiel
Anna K. ist 85 Jahre alt und leidet schon seit geraumer Zeit an Appetitlosigkeit. Sie isst ihren Teller nicht mehr leer und lehnt häufig auch ihre Mahlzeiten ab. Beim Anziehen musste ihre Tochter Susanne den Gürtel schon enger stellen.
a) Überlegen Sie, welche Maßnahmen die Tochter ergreifen sollte.
b) Welche Folgen könnten auf Frau K. zukommen?

5. Laut Statistik leben mehr Hochbetagte in stationären Einrichtungen als zu Hause und sie weisen einen höheren Anteil an Mangelerscheinungen auf. Diskutieren Sie Ursachen, warum Senioren in stationären Einrichtungen stärker von Mangelernährung betroffen sind.

6. Welche Faktoren sind im Allgemeinen für Mangelernährung im Alter verantwortlich?

7. Listen Sie bitte mögliche Folgen für diese Personengruppe auf.

8. Erkundigen Sie sich über enterale und parentale Ernährung bei Mangelernährung. Arbeiten Sie in Gruppen und beziehen Sie dabei mehrere Informationsquellen mit ein. Tauschen Sie sich untereinander über Ihre Quellenarbeit aus.

9. Lösen Sie das Silbenrätsel zu möglichen Ursachen für Flüssigkeitsmangel bei Senioren (sieben Wörter/Wortgruppen).
fall – De – gen – menz – Angst – ten – Durch – zen – vor – stö – Toi – Schluck – run – let – gang – Schwit
Ergründen Sie weitere Ursachen.

10. Zeigen Sie Folgen von Flüssigkeitsmangel bei älteren Personen auf.

7.3.2 Essenszubereitung

Beispiel eines Speiseplans in einem Pflegeheim

Montag	*Mexikanischer Bohneneintopf*
Dienstag	*Putengulasch mit Rahmsoße und Kartoffeln*
Mittwoch	*Thüringer Rostbratwürste mit Sauerkraut und Kartoffelbrei*
Donnerstag	*Fleischkäse mit Tomatensoße und Spirellinudeln*
Freitag	*Gebratener Fisch mit Reis*
Sonnabend	*Bockwurst mit Kartoffelsalat*
Sonntag	*Schweinebraten mit Bayrischkraut und Klößen*

A

Aufgaben
1. *Analysieren Sie bitte diesen Speiseplan für das Mittagessen in Partnerarbeit und überlegen Sie, welche Speisen für Senioren eventuell nicht so gut geeignet sind.*
2. *Begründen Sie Ihre Entscheidung und diskutieren Sie im Klassenverband darüber.*
3. *Machen Sie Vorschläge für einen Wochenplan nach den Regeln der DGE.*
4. *Befragen Sie ältere Menschen in Ihrem Umfeld nach ihren Lieblingsspeisen.*

Dinge des alltäglichen Lebens wie Einkaufen oder die tägliche Essenszubereitung stellen ältere und kranke Personen sowie Menschen mit Behinderung vielfach vor große Probleme. Die Zubereitung des Mittagessens durch einen externen Anbieter kann in diesen Fällen für Entlastung sorgen. Dabei stehen meistens verschiedene Essenszubereitungen zur Auswahl, welche (in der Regel) frisch zubereitet werden.

Dies sind z. B.:

- Normalkostmenüs
- Diätkostmenüs
- Schonkostmenüs
- vegetarische Menüs

Eine vollwertige warme Mittagsversorgung leistet einen erheblichen Beitrag zur Deckung des täglichen Bedarfs an Nährstoffen.

Möglichkeiten der Hilfe bei der Essenszubereitung

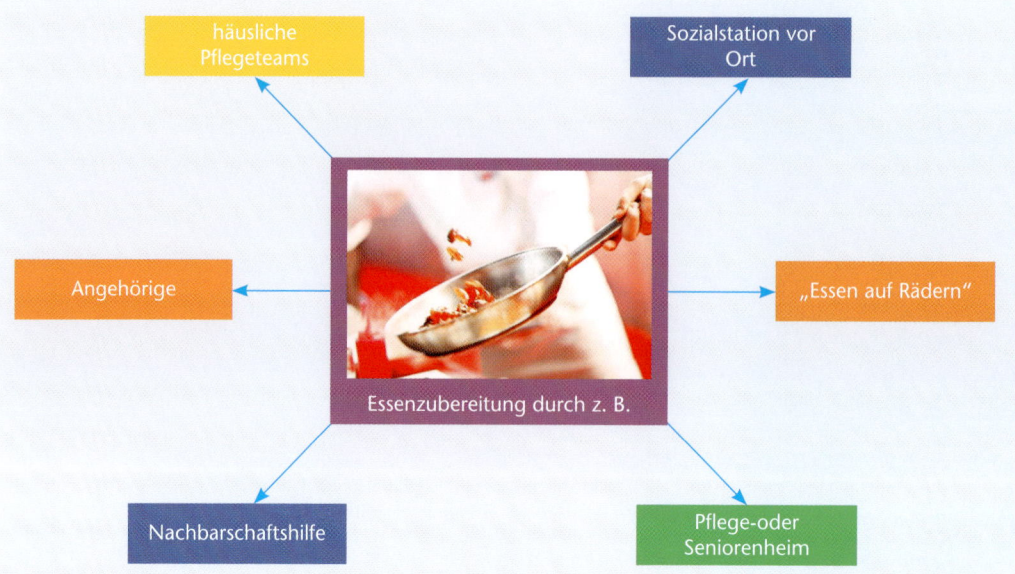

Essenszubereitung durch z. B.

- häusliche Pflegeteams
- Sozialstation vor Ort
- Angehörige
- „Essen auf Rädern"
- Nachbarschaftshilfe
- Pflege-oder Seniorenheim

A

Aufgaben

1. *Erkunden Sie sich nach verschiedenen Möglichkeiten von Essensanbietern für ältere Menschen in Ihrem Wohnort.*

2. *Welche Besonderheiten zeichnen Diätkost-, Schonkost- und vegetarische Menüs aus?*

3. *Für welche Personengruppen sind diese Menüs geeignet?*

4. *Planen Sie ein Projekt für eine Essenszubereitung für ältere Menschen im Rahmen des fächerübergreifenden Unterrichts als Beispiel. Berücksichtigen Sie für Ihre Planung folgende Punkte:*

- *Ermittlung des Bedarfs*
- *Kosten*
- *Lebensmittelauswahl/Einkauf*
- *Erstellung einer Menükarte*
- *Zubereitung/Verkostung*
- *Transport usw.*

Ein beispielhafter Plan für eine Ganztagsverpflegung

Mahlzeit	Lebensmittel, inkl. Mengenangabe
1. Frühstück	2 Scheiben Vollkorn-Toast (40 g), Margarine (12 g), Pflaumenmus (20 g), etwas Kräuterquark (20 g), 1 Tasse Kaffee mit Milch (150 ml), 1 Glas Orangensaft (200 ml)
2. Frühstück	2 EL Haferflocken (20 g), 1 EL Weizenkeimflocken (10 g), ½ Apfel (45 g), ½ Banane (50 g), Dickmilch 1,5 % Fett (150 g), etwas Zucker zum süßen (15 g), 1 Glas Wasser (200 ml)
Mittagessen	Gemüse-Fleisch-Eintopf, mageres Schweinegulasch (80 g), etwas Rapsöl (5 ml), Zwiebeln (5 g), Brokkoli (150 g), Kartoffeln (120 g), Gemüsebrühe (130 ml), 1 Glas Apfelsaftschorle (200 ml), 1 frische Orange (145 g)
Zwischenmahlzeit	1 Tasse Kaffee (150 ml), 1 kleines Stück Zwetschgenkuchen aus Hefeteig (150 g)
Abendessen	Gurkensalat, Gurke (150 g), Kräuteressig (½ TL), Rapsöl (5 ml), 2 Scheiben Vollkornbrot mit Weizenkeimen (100 g), Margarine (12 g), 1 Scheibe Käse Dreiviertelfettstufe (30 g), etwas Frischkäse (7 g), 2 Tassen Kräutertee (300 ml)
Am Abend	1 Glas Wasser (200 ml)

Nährwerte

Energie	Energie (kJ)	Eiweiß	Fett	Kohlen-hydrate	Ballaststoffe	Vitamin E (Tocopherol)
1770 kcal	7400 kJ	68,8 g	57,6 g	233 g	32,4 g	29,6 mg
Vitamin B_1 (Thiamin)	Folat	Vitamin C (Ascorbin-säure)	Calcium	Magnesium	Eisen	Jod
1,7 mg	407 µg	281 mg	1,02 g	382 mg	15,1 mg	114 µg

*(Deutsche Gesellschaft für Ernährung (Hrsg.): Essen und Trinken im Alter. Bonn, 2. Auflage,
2. korrigierter Nachdruck (2015))*

Aufgaben

1. „Essen und Trinken hält Leib und Seele zusammen", lautet ein bekanntes Sprichwort. Welche Bedeutung hat dieses Sprichwort insbesondere für ältere Menschen?

2. Sammeln Sie weitere Sprüche oder Sprichwörter rund ums Essen und Trinken. Versuchen Sie anschließend, diese näher zu ergründen.

Praxistipps zur Essenszubereitung und Darreichung:

- Ein schön gedeckter Tisch bringt Abwechslung in den Tagesablauf und lädt zum Essen ein.

- Ältere Menschen sollten möglichst zusammen mit anderen essen, dies regt zu Gesprächen an.

- Würzen und garnieren Sie die Speisen z. B. mit frischen Kräutern.

- Verwenden Sie Salz und scharfe Gewürze eher sparsam.

- Gewährleisten Sie eine optimale Verpflegung entsprechend des jeweiligen Gesundheitszustandes.

- In Einrichtungen oder Wohngemeinschaften können „Mottotage" oder „Mottowochen" zum Essen und Trinken organisiert werden.

- Senioren sollten möglichst in die Planung und Zubereitung des Essens miteinbezogen werden.

- Bieten Sie eher fünf bis sechs kleinere Mahlzeiten an als drei große.

Aufgaben

1. Welche Speisen würden Sie für eine späte Abendmahlzeit vorschlagen?

2. Herr Schneider aus Ohrdruf hat im Sommer viele Erdbeeren im Garten. Er möchte sie wie jedes Jahr einer benachbarten Seniorengemeinschaft von acht Personen spenden. Die verantwortliche Betreuerin würde gern einen „Erdbeer-Tag" veranstalten.

   a) Unterstützen Sie dieses Vorhaben, indem Sie in Dreiergruppen verschiedene Rezepte planen, eine entsprechende Tischdekoration vorschlagen und gemeinsam gestalten.
   b) Probieren Sie die Rezepte im Hauswirtschaftsunterricht in Ihrer Schulküche aus.
   c) Schlagen Sie den Mottotag einer Seniorenwohneinrichtung vor und führen Sie ihn dort mit Bewohnern durch.

3. Diskutieren Sie bitte aus ernährungswissenschaftlicher Sichtweise in Kleingruppen folgende Speisefolge, die früher und auch noch heute praktiziert wird. Begründen Sie die Reihenfolge der Speisen:

   1. Auftakt mit Salat

   2. Suppe vor dem Hauptgang

   3. Hauptgang

   4. Dessert, Süßspeise

   5. Käse zum Abschluss

   6. Espresso zum Anregen des „Gehirns"

Lernzielkontrolle

Fallbeispiel
Liesel U. ist 84 Jahre alt. Ihr Ehemann ist vor einem halben Jahr verstorben. In ihrer Wohnung hat sie bis zum jetzigen Zeitpunkt nichts verändert. Sie ist gehbehindert und auf einen Rollator angewiesen. Der Tod ihres Mannes hat sie sehr mitgenommen. Sie hat kaum noch Appetit und nimmt immer mehr ab. Vor einer Woche hatte sie einen Magen-Darm-Infekt, weil sie frisches Hackfleisch nicht sachgerecht aufbewahrt hatte. Zu allem Unglück stolperte sie über ihren Teppich im Flur und brach sich das Handgelenk. Sie ist verzweifelt und bittet ihre Nichte, die in der Nähe wohnt, um Unterstützung. Eigentlich wollte sie sich in dieser Woche zu einem Bastelkurs in der Volkshochschule anmelden.

Aufgaben zum Fallbeispiel
Unterstützen Sie Frau U., indem Sie die Rolle der Nichte übernehmen, die ihr im Alltag helfen soll.

A

1. *Machen Sie Vorschläge bezüglich der notwendigen Veränderungen am Mobiliar der Wohnung. Achten Sie auf die Mobilität mit dem Rollator und auf die Vermeidung von weiteren Unfällen.*

2. *Gestalten Sie eine seniorengerechte Wohnung mit Möbeln und Utensilien (Zeichnung, Listen), die sie braucht.*

3. *Welche Möglichkeiten zur Unterstützung beim Einkaufen schlagen Sie Frau U. vor?*

4. *Welche Essens-/Mahlzeitenvorschläge können Sie Frau U. unterbreiten, welche an Untergewicht leidet.*

5. *Erstellen Sie ein Hygiene- und Umweltkonzept für den Haushalt.*

6. *Welche Tagesgestaltung schlagen Sie Ihrer Tante vor?*

7. *Beschreiben Sie verschiedene künstlerische Bildungsangebote für die Seniorin. Nutzen Sie dazu örtliche Pressemitteilungen und Flyer von Volkshochschulen oder karitativen Einrichtungen.*

8 Das Ende des Lebens

Lernziele:

1. Erkennen, dass die Zeit des Sterbens eine sehr individuelle und schwierige Phase für alle Beteiligten darstellt und mit vielen persönlichen Eindrücken verbunden ist.
2. Die notwendigen und individuellen Maßnahmen in der Pflege durchführen können.
3. Erkennen, dass durch die verschiedenen Kulturen und Religionen auch die Bedürfnisse der Angehörigen während der Sterbephase des Familienmitgliedes berücksichtigt werden sollten.
4. Die Versorgung eines Verstorbenen ordnungsgemäß durchführen können und dabei Wünsche der Angehörigen miteinbeziehen.

Die Zeit des Sterbens stellt für alle Beteiligten eine sehr individuelle und schwierige Phase dar, die mit vielen persönlichen Eindrücken verbunden ist. Die Pflegepersonen benötigen viel Fachkenntnis und Einfühlungsvermögen, um dem Sterbenden und seinen Angehörigen gerecht zu werden, da sowohl individuelle Belange als auch kulturelle und religiöse Bedürfnisse bei der Pflege und Versorgung miteinfließen.

„In Deutschland wollen die Menschen zu Hause sterben", ist in der Ärzte-Zeitung zu lesen. Die Wirklichkeit sieht aber anders aus, wie es die Grafik Ihnen verdeutlicht.

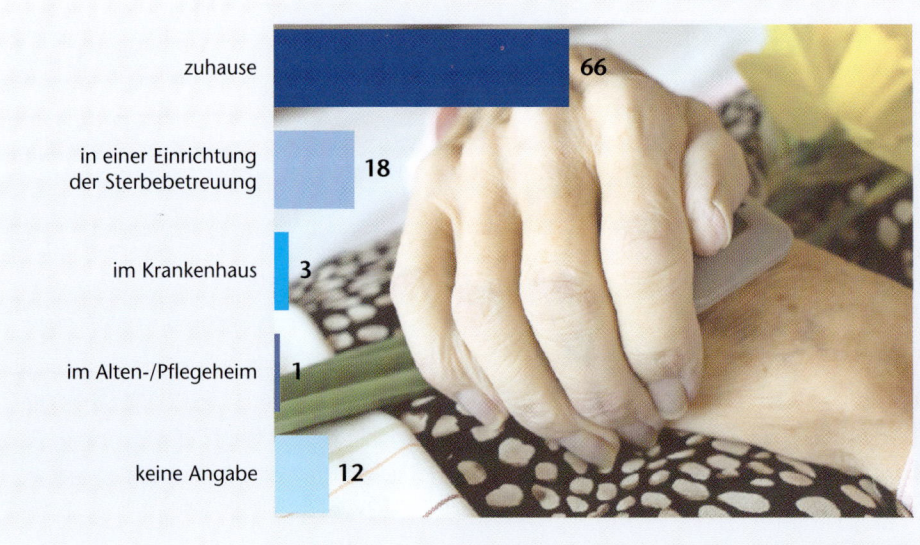

zuhause	66
in einer Einrichtung der Sterbebetreuung	18
im Krankenhaus	3
im Alten-/Pflegeheim	1
keine Angabe	12

Da die meisten Menschen in Krankenhäusern, Seniorenheimen und Hospizen sterben, stellt diese Situation besondere Anforderungen an die Pflegenden. Es ist deshalb wichtig, dass sie auf die Betreuung eines sterbenden Menschen vorbereitet und für die pflegerischen Tätigkeiten gut ausgebildet werden. Dazu gehört auch die Aufgabe, sich um die Angehörigen zu kümmern und diese, soweit sie es selbst wünschen, in die Versorgung des Sterbenden miteinzubeziehen.

Sterben ist ein Prozess, der unterschiedlich lange dauern kann. Auch die Abfolge der einzelnen Phasen mit ihrem spezifischen Verhalten ist nicht vorhersehbar. Das Schwierige am Sterbeprozess ist, dass wir ihn nicht nachvollziehen können, da wir ihn selbst noch nicht erlebt haben.

Tipp: Lesen Sie das Buch von Elisabeth Kübler-Ross: Interview mit Sterbenden, Stuttgart, Kreuz-Verlag, 1971.

Der Deutsche Hospiz- und Palliativ-Verband (DHPV) hat gemeinsam mit der Deutschen Gesellschaft für Palliativmedizin und der Bundesärztekammer eine „Charta zur Betreuung schwerstkranker und sterbender Menschen in Deutschland" herausgegeben, deren erster Leitsatz so beginnt: „**Jeder Mensch hat ein Recht auf ein Sterben unter würdigen Bedingungen. Er muss darauf vertrauen können, dass er in seiner letzten Lebensphase mit seinen Vorstellungen, Wünschen und Werten respektiert wird und dass Entscheidungen unter Achtung seines Willens getroffen werden.**"

Deutsche Gesellschaft für Palliativmedizin e.V./Deutscher Hospiz- und PalliativVerband e.V./Bundesärztekammer: Charta zur Betreuung schwerstkranker und sterbender Menschen in Deutschland, 2010, S. 6)

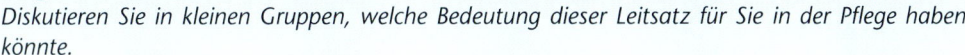

Aufgabe
Diskutieren Sie in kleinen Gruppen, welche Bedeutung dieser Leitsatz für Sie in der Pflege haben könnte.

8.1   Pflege und Begleitung im Zeitraum des Sterbens

Gestaltung der Umgebung
Die Pflegenden sollten die Umgebung des sterbenden Menschen so gestalten, ob zu Hause, im Krankenhaus oder im Heim, dass er sich wohlfühlt und nicht das Gefühl bekommt, abgeschoben zu sein.

• Der sterbende Mensch sollte nach Wunsch in seinem Zimmer bleiben dürfen. Bei Zwei- oder Mehrbettzimmern sollte eine gute Alternativlösung gefunden werden.

• Persönliche Gegenstände, die dem sterbenden Menschen besonders wichtig sind, stellt oder legt man so, dass er sie sehen oder greifen kann.

• Nach Wunsch können z. B. Blumen (möglichst keine stark riechenden), eine Kerze oder ein religiöses Symbol wie z. B. ein Kreuz hingestellt werden.

• Der Sterbende und seine Angehörigen sollten die Möglichkeit haben, Rituale religiöser oder privater Art durchzuführen. Dabei sollte man möglichst nicht stören.

- Wichtig ist, störende Einflüsse zu vermeiden wie z. B. Lärm, lautes Gerede und zu helles Licht. Angehörige, die sich am Sterbebett streiten, laut weinen oder schreien, sollten den Raum vorübergehend verlassen.

- Am Sterbebett sollten offene und ehrliche Gespräche geführt werden, wenn möglich nicht im Flüsterton. Der Sterbende könnte sonst meinen, man wolle ihm etwas verheimlichen.

- Damit der Sterbende ein Gefühl der Sicherheit hat, ist es wichtig, dass er sich jederzeit melden oder auch rufen kann und nicht lange warten muss. Auf Wunsch kann auch die Zimmertüre etwas offen stehen, damit er sich nicht einsam und verlassen fühlt.

 Bei der Betreuung von Sterbenden und deren Angehörigen sind die individuellen Belange zu berücksichtigen, und es ist ein respektvolles Handeln erforderlich. Die Umgebung sollte situativ gestaltet werden.

Begleitende Pflege
Es ist wichtig, den sterbenden Menschen respektvoll zu behandeln und ihn und seine Bedürfnisse und Wünsche ernst zu nehmen. Vorrang hat die Unterstützung der Aktivitäten des täglichen Lebens (ATL und ABEDL siehe Kapitel 1.2.1).

Wachsein und schlafen:
Sterbende fühlen sich müde und erschöpft, da sie durch pflegerische Maßnahmen und Besuche belastet werden.

- Ruhepausen gewährleisten
- pflegerische Maßnahmen auf das Notwendige einschränken

Sterbende sind häufig unruhig, weil sie Angst und Schmerzen haben.

- beruhigende Waschung und Einreibung als basale Stimulation durchführen

Sich waschen und kleiden:
Durch Wunden bzw. Schweiß können unangenehme Gerüche entstehen.

- behutsam Körperpflege durchführen

Im Zustand des Sterbens ist die Speichelproduktion reduziert, was zu einem trockenen Mund führt. Auch die Einnahme von Medikamenten, Dehydration und Mundatmung können die Austrocknung der Mundschleimhaut begünstigen.

- Mund feucht halten und versuchen das Lieblingsgetränk schluck- oder löffelweise, evtl. mit einer Pipette, zu geben
- zweistündlich oder nach Bedarf sorgfältige Mundpflege durchführen

Durch Liegen und Auszehrung (Kachexie) kann es zu einem Dekubitus kommen.

- dem Zustand entsprechend sorgfältige Dekubitusprophylaxe durchführen

Bei sterbenden Menschen ist der Lidschlag reduziert oder gar nicht mehr vorhanden.

- gute Augenpflege durchführen (Augensalbe)
- mit physiologischer Kochsalzlösung angefeuchtete Tupfer auf die Augen legen

Essen und Trinken:

Der Sterbende leidet unter Appetitlosigkeit. Diese kann durch Übelkeit und Erbrechen verstärkt werden, die ggf. durch die Grunderkrankung sowie die Einnahme von Medikamenten entstehen können.

- regelmäßig das Lieblingsgetränk anbieten (ggf. auf Wunsch auch ein Glas Wein oder Bier)
- Wunschkost in kleinen, leicht verdaulichen Mengen
- magenfreundlichen Tee bzw. Wunschgetränke teelöffelweise (oder mit einer Pipette)

Manche sterbenden Menschen leiden unter starken Schluckbeschwerden, die meistens durch Schmerzen bedingt sind.

- lokales Betäubungsmittel in Sprayform, um das Schlucken zu erleichtern
- Nahrungskonsistenz möglichst in breiiger oder flüssiger Form

Atmen:

Der Sterbende kann unter Atemnot leiden, die verursacht sein kann durch Herzschwäche, Erkrankungen der Lunge und den schwächer werdenden Allgemeinzustand.

- die Atemnot kann durch leichte Oberkörperhochlagerung gelindert werden
- für ein gut gelüftetes Zimmer sorgen
- für angefeuchtete Zimmerluft sorgen, hierfür können spezielle Geräte eingesetzt werden

Ausscheiden:

Der Sterbende leidet häufig unter Obstipation, da die Funktion der Organe stark nachlässt.

- entsprechende Obstipationsprophylaxe durchführen und ggf. Medikamentengabe (auf Anordnung des Arztes)
- Unterlage bzw. Vorlage ins Bett legen, damit der Sterbende sich sicherer fühlt

Blasenfunktion kann beeinträchtigt sein (Inkontinenz).

- den Sterbenden mit einer Inkontinenzeinlage versorgen
- Anlegen eines Dauerkatheters, um ein häufiges Drehen des Patienten beim Wechseln der Einlage zu verhindern

Regulieren der Körpertemperatur:

Durch körperliche Schwäche, schlechter werdenden Allgemeinzustand und eintretenden Schock können Schweißausbrüche auftreten.

- den Körper vorsichtig abwaschen und abtrocknen
- bei Bedarf die Wäsche wechseln

Durch das Nachlassen der Körperfunktionen fängt der sterbende Mensch an zu frieren.

- mit Bettjacke, Wolltuch oder Wolldecke wärmen
- Angehörige können den Sterbenden mit ihrem eigenen Körper wärmen, indem sie sich zu ihm legen und ihn in den Arm nehmen

Sinn finden:

Schmerzen können die Sterbephase sehr belasten und den Wunsch, in Ruhe sterben zu können, stark beeinträchtigen.

- entsprechende Medikamentengabe (in Absprache mit dem Arzt) und Wirkung beobachten

- dem Sterbenden möglichst entsprechende Wünsche erfüllen, z. B. alleine sein zu dürfen oder jemanden am Bett zu haben, der seine Hand hält und ihm Geborgenheit gibt

- auch leise Musik, eine Kerze oder ein besonderer Duft kann den Sterbenden beruhigen und von Schmerzen ablenken

 Die Pflege eines sterbenden Menschen ist für Pflegepersonen wie für Angehörige eine belastende Situation. Es sollten Gelegenheiten genutzt werden, sich untereinander zu helfen und beizustehen. Damit sind Pflegepersonen und Angehörige, aber auch das Pflegeteam als solches gemeint. Es sollte auch die Möglichkeit gegeben sein mit entsprechenden Fachpersonen über die Erlebnisse mit dem Sterbenden zu sprechen. Dies erfolgt für Fachpersonal häufig in Form einer Supervision.

Zur Pflege und Betreuung eines Sterbenden gehört selbstverständlich auch, wie man als Pflegende die Zeichen des nahen Todes und die sicheren Todeszeichen erkennt sowie den Zeitpunkt des Todes, den ein Arzt feststellen und auf dem Totenschein bescheinigen muss.

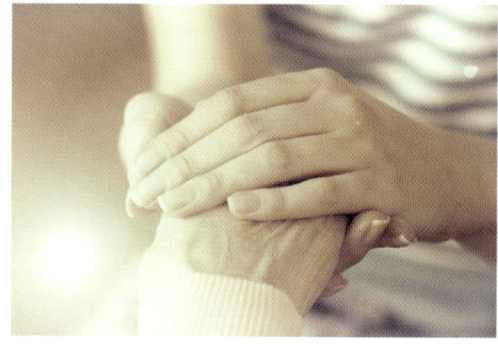

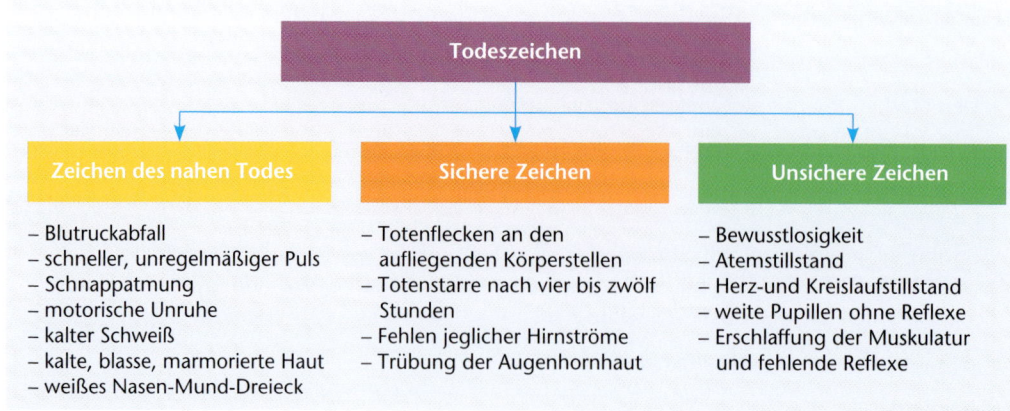

Todeszeichen		
Zeichen des nahen Todes	**Sichere Zeichen**	**Unsichere Zeichen**
– Blutruckabfall – schneller, unregelmäßiger Puls – Schnappatmung – motorische Unruhe – kalter Schweiß – kalte, blasse, marmorierte Haut – weißes Nasen-Mund-Dreieck	– Totenflecken an den aufliegenden Körperstellen – Totenstarre nach vier bis zwölf Stunden – Fehlen jeglicher Hirnströme – Trübung der Augenhornhaut	– Bewusstlosigkeit – Atemstillstand – Herz-und Kreislaufstillstand – weite Pupillen ohne Reflexe – Erschlaffung der Muskulatur und fehlende Reflexe

A

Aufgabe
Einstellungen zu Sterben und Tod.
Es folgen Satzanfänge, die sich auf den Tod und den Vorgang des Sterbens beziehen. Setzen Sie die Satzanfänge spontan fort.

- *Für die meisten Menschen bedeutet der Tod ...*

- *Das Schlimmste am Sterben ist ...*

- *Nach dem Tod ...*

- *Wenn ich einmal sterbe, möchte ich ...*

- *Ich glaube, beim Sterben fühlen die meisten Menschen ...*

- *Für viele kranke Menschen bedeutet der Tod ...*

- *Leben bis zuletzt bedeutet ...*

- *Man fühlt sich beim Sterben leichter, wenn ...*

Besprechen Sie Ihre Sätze mit einer vertrauten Mitschülerin. Welche Gemeinsamkeiten und Unterschiede entdecken Sie dabei?

8.2 Unterstützung von Angehörigen

Die Angehörigen sollten auf Wunsch bei der Versorgung des Verstorbenen mit einbezogen werden. So können sie Abschied nehmen und Wünsche z.B. bezüglich der Kleidung äußern.

1. Alle Lagerungshilfsmittel sowie Katheter, Infusionen und Sonden werden, falls vorhanden, entfernt.

2. Der Verstorbene wird vorsichtig am ganzen Körper gewaschen. Man sollte bedenken, dass durch die Muskelentspannung Körperflüssigkeiten aus Darm und Blase entweichen können.

3. Anschließend wird der Tote mit einem Flügelhemd oder der Kleidung, die die Angehörigen ausgewählt haben, angezogen.

4. Die Haare werden gekämmt und, falls erforderlich, der Bart rasiert.

5. Die Zahnprothese wird eingesetzt und das Kinn mit einem großen Polster (z.B. einer Zellstoffrolle) unterstützt, damit der Mund geschlossen bleibt.

6. Schließen Sie die Augen des Verstorbenen und beschweren Sie die Augenlider ggf. mit feuchten Tupfern.

7. Lagern Sie den Verstorbenen flach und die Arme seitlich. Man kann auch die Hände über dem Bauch kreuzen, wegen der bald eintretenden Totenstarre aber nicht falten.

8. Der Tote wird zugedeckt und das Zimmer mit Blumen und Kerzen geschmückt. Danach kann eine kleine Andacht bzw. Abschiedszeremonie stattfinden. (Unterschiedliche religiöse Rituale beachten!)

9. Nach ca. zwei Stunden wird der Verstorbene in einen separaten Raum gebracht, wo er von Mitarbeitern eines Beerdigungsinstitutes abgeholt werden kann. Zuvor wird am Fuß der Begleitschein mit Name, Geburts- und Sterbedatum angebracht (Zehzettel).

Für die hinterbliebenden Angehörigen ist es sinnvoll, sich mit einem Beerdigungsinstitut in Verbindung zu setzen, das sie unterstützt und hilft, die notwendigen Formalitäten zu erledigen.

Ein Sterbefall muss beim zuständigen Standesamt am dritten auf den Sterbetag folgenden Werktag gemeldet und in das Familienbuch eingetragen werden.

 Tipp: Siehe Personenstandsgesetz, Kapitel 6 Sterbefall §§ 28–31 PStG, z. B. unter www. gesetze-im-internet.de/pstg/

Es wird eine Anzahl von Sterbeurkunden benötigt, um sie z. B. bei der Rentenversicherung, der Krankenkasse, beim Geldinstitut und dem Nachlassgericht einzureichen.

Damit sich die Hinterbliebenen besser mit ihrer Trauer auseinandersetzen können, bieten gemeinnützige Organisationen, Kirchengemeinden und Selbsthilfegruppen sogenannte Trauercafés an, wo sich Gleichgesinnte treffen und in Gesprächen ihre Probleme und Erfahrungen miteinander austauschen und ggf. auch Hilfe bekommen können.

- **Das Sterben ist ein Prozess und erfolgt nicht in einer für alle gleichen Abfolge.**

- **Bei Sterbenden ist besonders auf eine individuelle Pflege zu achten. Insbesondere die Schmerztherapie sollte Vorrang haben. Es ist wichtig, dass auf eine Atmosphäre der Geborgenheit geachtet wird, in der nach Wunsch die Angehörigen mit eingebunden werden.**

- **Eine gute Beobachtung bei einem sterbenden Menschen bewirkt, dass die verschiedenen Todeszeichen rechtzeitig von den Pflegenden erkannt und die entsprechenden Maßnahmen eingeleitet werden können.**

- **Den Tod und die Todeszeit muss ein Arzt bescheinigen.**

 Lernzielkontrolle

Fallbeispiel
In dem Wohnbereich, in dem Sie als Altenpflegerin arbeiten, versorgen Sie schon längere Zeit eine 90-jährige bettlägerige Seniorin, die jetzt im Sterben liegt. Die 20-jährige Enkelin, die einen sehr guten Kontakt zu ihrer Großmutter pflegt und sich viel um sie kümmert, möchte gerne bei der Versorgung und Betreuung einbezogen werden. Die Enkelin fühlt sich aber in dieser Situation sehr unsicher und ist auf Ihre Hilfe angewiesen. Sie geben ihr Hinweise, die für den Umgang mit der Großmutter hilfreich sein könnten.

Nachdem die Bewohnerin verstorben ist, steht die Enkelin etwas hilflos dabei. Sie als Verantwortliche versorgen die Verstorbene wie einen noch lebenden Menschen, indem Sie bei Ihren Pflegehandlungen mit ihr sprechen und alles genau erklären. Auch die Enkelin ermuntern Sie zu kleinen Handreichungen, die sie nach einigem Zögern übernimmt. Von starken Gefühlen überwältigt spricht die Enkelin später mit Ihnen und bedankt sich für die liebe- und respektvolle Versorgung ihrer Großmutter.

 Aufgaben zum Fallbeispiel
1. Welche Verhaltensweisen gegenüber der Großmutter können Sie der Enkelin im Sterbeprozess bewusst machen? Notieren Sie diese und sprechen Sie in kleinen Gruppen darüber.

2. Welche pflegerischen Maßnahmen nach dem Tod können in diesem Fallbeispiel durch die Pflegekraft umgesetzt werden?

3. Welche Gefühle nehmen Sie für sich aus dieser geschilderten Situation mit?

9 Unterstützungssysteme und Konfliktmanagement im Pflegeprozess

Lernziele:

1. Die Schülerinnen und Schüler sollen in das Angebot der Pflegeberatung eingeführt werden.
2. Sie erfahren von Konfliktpotenzialen im Pflegeprozess.
3. Sie erwerben Grundlagenkenntnisse zu Gewalt in der Pflege.
4. Die Schülerinnen und Schüler lernen Unterstützungssysteme in der Pflege kennen.

Oft passiert es, dass der Pflegeprozess durch verschiedene Faktoren, die durch die Handelnden im Prozess eingebracht werden, ins Stocken gerät. Die Anforderungen an die Beteiligten übersteigen manchmal die Belastungsgrenze des Einzelnen – egal ob schon bei der Diagnose „pflegebedürftig" oder erst beim Pflegen. Es kommt dadurch leicht zu Konflikten. Damit es hierbei nicht zu Qualitätsverlusten in der Pflege kommt, gibt es die Unterstützungssysteme und das Management von Konflikten.

9.1 Beratung der Pflegebedürftigen und Angehörigen

Wer selbst kein Pflegeexperte ist und sich plötzlich aufgrund von Pflegebedürftigkeit oder drohender Pflegebedürftigkeit durch den Dschungel von Bestimmungen und Regelungen der Pflege und Pflegegesetzgebung kämpfen muss, der braucht dringend Hilfe und Rat vom Experten.

Seit dem 1. Januar 2009 haben die Pflegekassen nach § 7a SGB XI dafür zu sorgen, dass Personen, die Leistungen der Pflegeversicherung beantragt haben bzw. erhalten, sowie deren Angehörigen eine breitgefächerte, individuelle und unabhängige Beratung durch einen Pflegeberater oder eine Pflegeberaterin erhalten. Seit 2011 bedarf es für die Beratung besonders qualifiziertes Personal, vertreten durch Pflegefachkräfte, Sozialversicherungsfachangestellte oder Sozialarbeiter, jeweils mit einer Zusatzqualifikation.

Die Leistungen der Pflegeberatung umfassen dabei u. a.:

- Beratungsbesuche
- individuelle Beratungen
- Lebensgestaltung im Alter
- Pflegestufen
- Finanzierungsmöglichkeiten in der Pflege
- Pflegeangebote
- Beratung zu tagesgestaltenden Angeboten
- Beratungen zu pflegerischen Einrichtungen wie Seniorenzentren
- Pflegeberatung und -schulungen für Angehörige
- Pflegehilfsmittelberatung
- Hilfe bei Antragsstellungen aller Art
- Begleitung bei MDK-Gutachten

Tätigkeitsorte von Pflegeberatern können sein:

- Pflegeberatungsstellen
- Krankenkassen
- Sozialämter
- Verbraucherzentralen
- Wohnberatungsstellen
- Krankenhäuser
- Soziale Beratungsstellen
- ambulante Pflegedienste

Beispiel eines Pflegeberatungsangebotes aus Düsseldorf

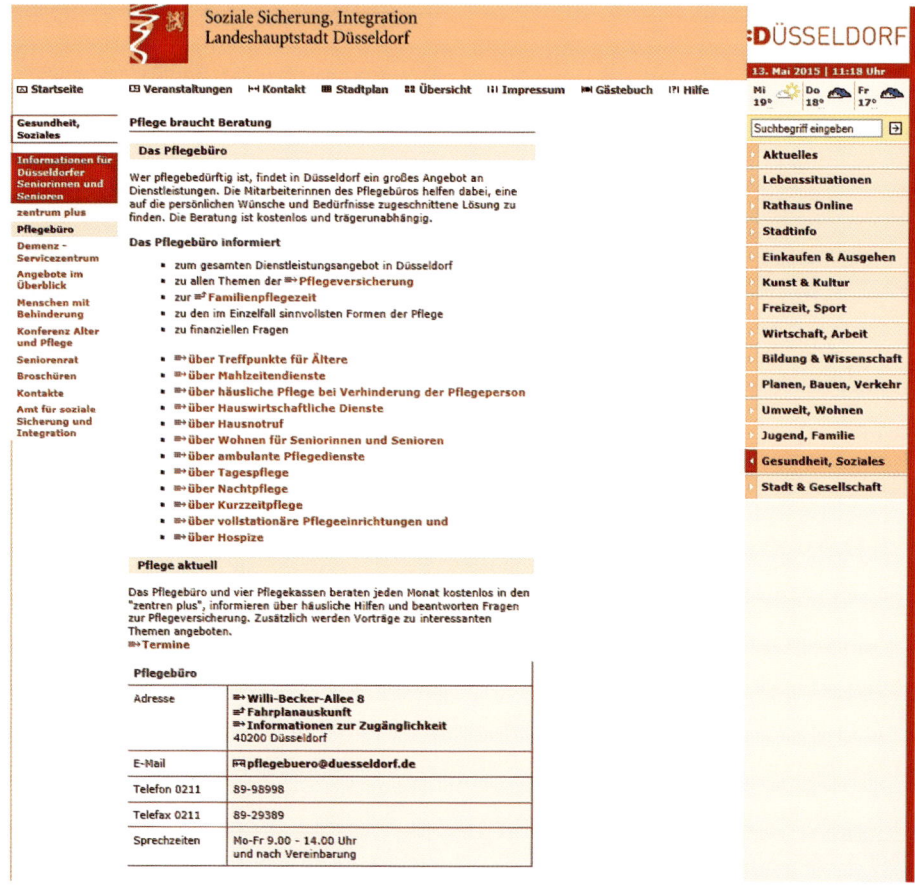

A

Aufgabe

Bitte recherchieren Sie, wo es an Ihrem Wohnort eine Pflegeberatung gibt. Besuchen Sie diese und informieren Sie sich über deren Angebot und Arbeitsalltag.

9.2 Konfliktpotenzial zwischen Pflegepersonal und Angehörigen in der Pflegebeziehung

Durch den demografischen Wandel gibt es weitreichende Veränderungen im Bereich der Pflege. Werte werden im pflegerischen Handeln zunehmend durch eine zweckrationale Orientierung der professionell Pflegenden ersetzt. Pflegende Angehörige und professionell Pflegende sind durch die Pflege von Hochbetagten und chronisch Kranken stark beansprucht und wollen die bestmögliche Pflege für den pflegebedürftigen Menschen erreichen. Die unterschiedliche Sichtweise auf die Bedürfnisse des Pflegebedürftigen und die institutionellen, ökonomischen, politischen und gesellschaftlichen Bedingungen, die sowohl die Möglichkeiten der professionell Pflegenden begrenzen als auch die Ressourcen der pflegenden Angehörigen einschränken, sind mögliche Ursachen für Konflikte zwischen professionell Pflegenden und pflegenden Angehörigen.

Ein Großteil der Pflegeleistungen wird von Angehörigen erbracht. Professionelle Hilfe wird nicht in Anspruch genommen, weil die pflegenden Angehörigen dadurch Nachteile für die pflegebedürftige Person oder sich befürchten. Ein weiteres Hindernis bei der Inanspruchnahme professioneller Hilfe besteht in Zusammenhang mit der pflegebedürftigen Person. Die Stabilität und Tragfähigkeit der Pflegebeziehung sowie die Zuverlässigkeit professioneller Dienste werden angezweifelt. Weiterhin werden die Leistungen, die Ausbildung und Motivation des Personals der Pflege als nicht ausreichend bewertet.

Sichtweise der professionell Pflegenden
Motive für die Berufswahl von Pflegenden sind

- Liebe und der Kontakt zu Menschen,

- helfen zu wollen,

- Interesse am Pflegeberuf,

- wirtschaftliche Gründe.

Pflegekräfte stehen mit ihren Motiven in einem Spannungsfeld, indem sie ihre eigenen Motive mit ihrer Arbeit verwirklichen und gleichzeitig die Anforderungen ihres Arbeitgebers, der Kostenträger und anderen Institutionen erfüllen müssen. Zusätzlich sollen stets die neuesten wissenschaftlichen Erkenntnisse in die Arbeit einfließen sowie mit knappen Ressourcen wirtschaftlich maximal gearbeitet werden.

Die Motivation der pflegenden Angehörigen zur Übernahme der Pflege ist eher geprägt durch

- Pflichtgefühl, Sorge, soziale Normen innerhalb und außerhalb der Familie (Traditionen),

- Schuldgefühle, Rückgabe von Liebe und Zuneigung oder als Austausch für materielle und finanzielle Hilfen.

Es kann bei der Pflege zu einer Rollenumkehr im Mutter-, Vater-, Tochter- oder Sohnverhältnis kommen. Plötzlich oder nach und nach werden aus der verantwortlichen, sorgenden Mutter oder Vater die Pflege- und Hilfsbedürftigen und aus dem umsorgten Kind der Verantwortliche, der letztlich alle rechtlichen Kompetenzen und Pflichten einer Betreuung innehat.

Im Pflegeprozess können aus den unterschiedlichen Motiven der professionellen Pflegekräfte und der Angehörigen heraus leicht Konflikte entstehen.

Ein Konflikt ist ein Streit oder ein Zwiespalt. Dabei treffen entgegengesetzte Interessen, Absichten oder Motivationen aufeinander. Es wird daraus ein sozialer Konflikt, wenn Menschen unterschiedliche Auffassungen von dem Ziel haben, Gegebenheiten beizubehalten oder zu verändern.

Im pflegerischen Alltag entstehen häufig Konflikte zu folgenden Themen:

- **zum Thema Essen**

Beispiel:
> *Angehörige: „Warum kriegt meine Mutter schon wieder Erbsensuppe?"*
> *Pflegekraft: „Ihre Mutter hat es ausdrücklich von uns verlangt."*

Besteht hier ein Konflikt?

- **zur Mobilisierung**

Beispiel:
> *Angehörige: „Warum liegt meine Mutter ständig im Bett? Jedes Mal, wenn ich sie besuche, liegt sie im Bett."*
> *Pflegekraft: „Wir haben Ihre Mutter gefragt. Sie wollte nach dem Essen ins Bett."*
> *Angehörige: „Meine Mutter weiß nicht mehr, was sie will, und ich will, dass Sie mit ihr spazieren gehen!"*

Besteht hier ein Konflikt?

- **zur Hygiene**

- **zur Medikation**

Aufgabe
Überlegen Sie, worin der Konflikt in den Beispielen zu finden ist. Entwickeln Sie bitte für die beiden anderen Themen „Hygiene" und „Medikation" ebenfalls Fallbeispiele.

Konfliktpotenzial durch pflegende Angehörige:

- Trennungs- und Veränderungsängste
- schlechtes Gewissen wegen „Abschiebung" von Eltern, Angehörigen oder Partner/Partnerin
- Veränderung der gewohnten finanziellen Lage
- Wegfall der gewohnten Laienpflege und daraus resultierender Selbstbestätigung
- Übertragen der eigenen Pflege-Erfahrungen auf die professionelle Pflege und Erkennen von starken Unterschieden

Konfliktpotenzial durch professionelles Pflegepersonal:

- Menschen zu helfen als ursprüngliche Motivation für die Berufswahl, Auseinandersetzungen mit Angehörigen hatte dies nicht zum Inhalt
- laufender Konflikt zwischen eigenem Anspruch und verletzender Kritik

- – viele Einzelbeschwerden

- – verzerrtes Bild von Pflege in der Öffentlichkeit

- – Dramatische Ausnahmezustände bei akuten Skandalen

- in Relation zur in diesem Beruf geringen gesellschaftlichen Anerkennung wiegt verletzende Kritik besonders schwer

Aufgabe **A**

Sie haben in diesem Kapitel etwas über das Konfliktpotenzial zwischen Pflegekräften und Angehörigen gelernt. Erweitern Sie nun Ihr Wissen bitte damit, indem Sie sich zu Methoden erkundigen, um Konfliktsituationen zu lösen und geeignete Ansätze aufzeigen.

9.3 Körperliche und seelische Gewalt in der Pflegebeziehung und deren Vorbeugung

Fallbeispiel
Die 72-jährige Ehefrau des dementen und bettlägerigen 78-jährigen pflegebedürftigen Manfred F. berichtet: „Sobald ich morgens versuche, meinen Mann zu duschen, beginnt er furchtbar zu schreien und sich mit Händen und Füßen dagegen zu wehren. Ich habe auch schon blaue Flecken davon. Es ist jeden Tag so. Ich bin immer schon vor der Pflege ganz fertig. Mein Mann versteht es nicht mehr, dass das wichtig für ihn ist. Manchmal habe ich kaum Zeit, da ich ja alles allein machen muss und da ist es schon einmal passiert, dass mir die Hand ausgerutscht ist. Ich schäme mich dafür und nehme mir immer vor, ganz ruhig zu bleiben, aber es passiert eben."

Viele Menschen sind durch Krankheit, Alter oder Behinderung auf Pflege und Betreuung angewiesen. Dabei kann es unter den Beteiligten zu Spannungen, Missverständnissen oder Übergriffen kommen. Gewalt in der Pflege findet häufig verdeckt statt. Alle Beteiligten befinden sich in einem engen Arbeits- und Beziehungsfeld, in dem alle voneinander abhängig sind. Deshalb sind Anfänge von Gewalt schwer zu erkennen.

Was ist eigentlich Gewalt?
Von Aggression spricht man, wenn das Ergebnis einer Handlung oder deren Wirkungen dem Willen der betroffenen Person widersprechen.

Gewalt liegt dann vor, wenn das Ergebnis der Handlung oder deren Wirkung grundlegende Rechte dieser Person verletzt oder/und einem anerkannten Bedürfnis der betroffenen Person widerspricht.

Die WHO (2002) definiert Gewalt als den absichtlichen Gebrauch von angedrohtem oder tatsächlichem körperlichen Zwang oder physischer Macht gegen

- die eigene oder eine andere Person,

- eine Gruppe oder Gemeinschaft,

der/die entweder konkret oder mit hoher Wahrscheinlichkeit zu

• Verletzungen, Tod, psychischem Schaden,

• Fehlentwicklung oder Isolation

führt.

(Weltgesundheitsorganisation, 2002, S. 6)

Eine Gewalthandlung beinhaltet direkte („Ereignis"), strukturelle („Prozess") und kulturelle („Unveränderbarkeit") Faktoren, die sich meist gegenseitig negativ beeinflussen.

Gewalt gegen ältere Menschen umfasst folgende Bereiche:

• körperliche Gewalt

• psychische Gewalt

• verbale Gewalt

• sexuelle Gewalt

• Freiheitseinschränkung

• finanzielle Ausnutzung

• Missbrauch von Gesetzen

• strukturelle und soziale Gewalt

• Altersdiskriminierung und Respektlosigkeit

• Vernachlässigung und Vorenthalten (aktiv und passiv)

Die Gewalt im Pflegeprozess hat sehr viele verschiedene Ursachen, die sowohl auf die Pflegefach-kräfte und andere Mitarbeiter einer Pflegeeinrichtung als auch auf deren Bewohner einwirken:

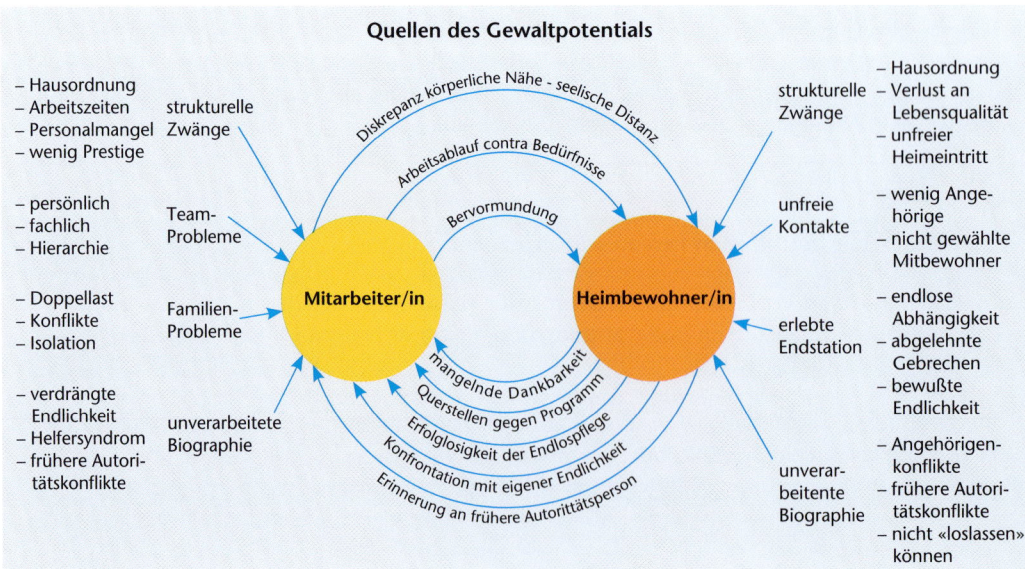

(Ruthemann, 1993)

Formen der Gewalt bei den Aktivitäten, Beziehungen und existenziellen Erfahrungen des Lebens (Grond, 2007, S. 75 f.)

Kommunizieren

bevormunden, nicht beachten, anschreien, schimpfen, Blickkontakte vermeiden

Sich bewegen

Bewegungsraum einschränken, Gehhilfen/ Rollstuhl verweigern, zwanghaft lagern, grob bewegen, Ausgänge blockieren

Vitale Funktionen aufrechterhalten

zu warme oder dünne Kleidung zumuten, Bettzeug rationalisieren, bei Nacktheit lüften

Sich pflegen

zu Vollbad, Dusche, Haarwäsche zwingen, einen festen Badetag fordern, nachts waschen

Essen und Trinken

Essen unerreichbar hinstellen, zu schnell „füttern", passierte Kost geben, hungern und dursten lassen

Ausscheiden

„drin sitzen" oder liegen lassen, Vorlagen zu festen Zeiten wechseln, auf dem Toilettenstuhl waschen

Sich kleiden

Kleider einschließen, Jogginganzüge, Morgenmäntel tagsüber gegen den Willen des Menschen anziehen

Ruhen und Schlafen

Mittagsschlaf verweigern oder zum Mittagsschlaf zwingen, Nachtruhe direkt nach dem Abendessen

Sich beschäftigen

keine Orientierungshilfen anbringen, starren Tagesablauf „durchziehen", nicht zu Beschäftigung anregen

Sich als Frau oder Mann fühlen und verhalten

Beziehungen verhindern, Schamgefühl bei Intimpflege verletzen, kein Sichtschutz beim Waschen

Für eine sichere Umgebung sorgen

Klingel wegnehmen, Brille, Hörgerät oder Gehhilfen unerreichbar wegstellen, fixieren

Soziale Bereiche des Lebens sichern

Außenkontakte einschränken, mit Fernsehen dauernd berieseln, Bewohner sich selbst überlassen

Mit existenziellen Erfahrungen des Lebens umgehen

individuelle Biografie missachten

Formen der Gewalt in verschiedenen Einrichtungen des Sozial- und Gesundheitswesens:

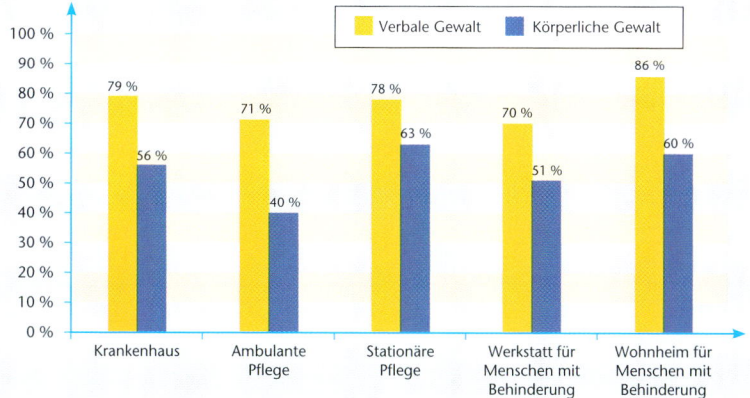

Anteil der Personen, die innerhalb eines Jahres Opfer verbaler und körperlicher Gewalt wurden, in verschiedenen Pflege- und Betreuungsberufen. Quelle: Zeh et al., „Gewalt und Aggression in Pflege- und Betreuungsberufen- Ein Literaturüberblick", 2009.

(Zeh/Schablon/Wohlert u.a., 2009, S. 449 ff.)

Alle im Pflegeprozess Beteiligten können sowohl Täter als auch Opfer von Gewalt sein!

Aufgabe

Bitte informieren Sie sich ausführlich über Lösungs-, Beratungs- und Präventionsmöglichkeiten zu Gewalt in der Pflege. Stichworte zur Orientierung sind dabei: Deeskalation, Kommunikation (Gesprächsführung), weitere Verhaltensformen.

Nutzen Sie zur Lösung der Aufgabe alle verfügbaren Medien- und Kommunikationsmittel. Am Ende der Aufgabe sollten grundlegende Regeln und Verhaltensweisen zu einer gewaltfreien Pflege aufgestellt sein, die Sie gerne im Klassenraum aufhängen können.

9.4   Persönliche Gesundheitsförderung von Pflegenden

Fallbeispiel

Maria, Mitte 20, hat gerade ihre Ausbildung zur Pflegerin beendet und arbeitet im Pflegeheim „Zur Rose". Neben ihrer Arbeit absolviert sie noch eine Zusatzausbildung. Maria ist sehr gewissenhaft, fleißig und vollbringt große Anstrengungen im Beruf und zu Hause bei ihrer Mutter, die an multipler Sklerose leidet. Sie gibt einen Vorgang nur dann aus der Hand, wenn sie sicher ist, dass alles zu 100 % stimmt. Ihre knappe Zeit ist auf die Minute genau eingeteilt. Sie hat Angst davor, etwas falsch zu machen und somit ihre Arbeit 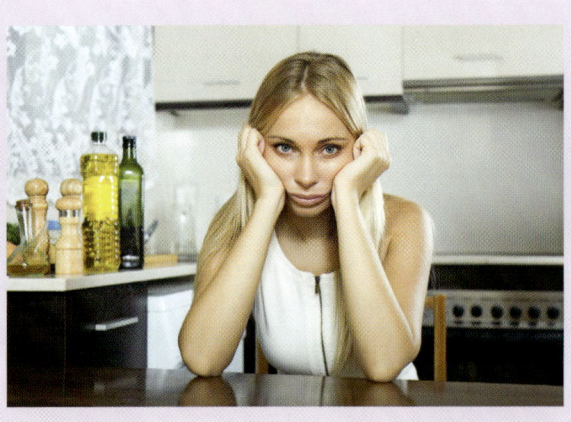 zu verlieren. In letzter Zeit hat sie wieder angefangen zu rauchen. Nachts kann sie oft lange nicht einschlafen. Ihre Freundinnen haben sich schon beschwert, dass sie nie Zeit hat, mit ihnen ins Kino zu gehen.

Aufgaben zum Fallbeispiel

1. Fertigen Sie gemeinsam in der Gruppe eine Übersicht zu den Stressfaktoren an, die Sie im Fallbeispiel finden.

2. Überlegen und diskutieren Sie: Welche Ursachen könnten für die Stresssymptome bei Maria verantwortlich sein?

3. Erstellen Sie für sich selbst ein Wochentagebuch zur Stressbekämpfung, um nachvollziehen zu können, was Sie in dieser Woche erreicht haben.

4. Tauschen Sie sich darüber in der Klasse aus und erfassen Sie die geeignetsten Maßnahmen zur Bekämpfung des Stresses bei Pflegepersonen.

Die Arbeit von Pflegenden ist notwendig und bereichernd, aber manchmal auch belastend für die seelische und körperliche Gesundheit sowie die Lebensfreude. Das muss weder zwangsläufig noch unumkehrbar sein. Wir können unser Arbeitsleben und unseren Arbeitsplatz positiv verändern.

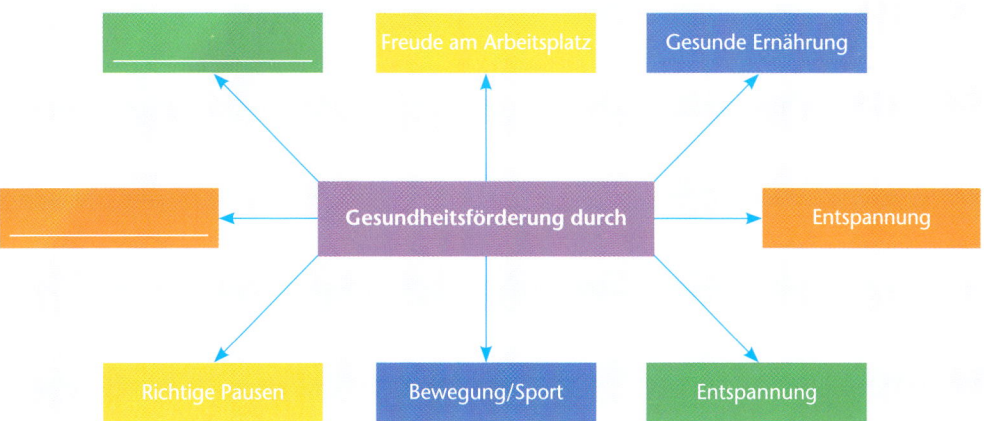

Aufgabe

Überlegen Sie sich noch weitere gesundheitsfördernde Maßnahmen für Pflegende. Erstellen Sie eine Übersicht.

A

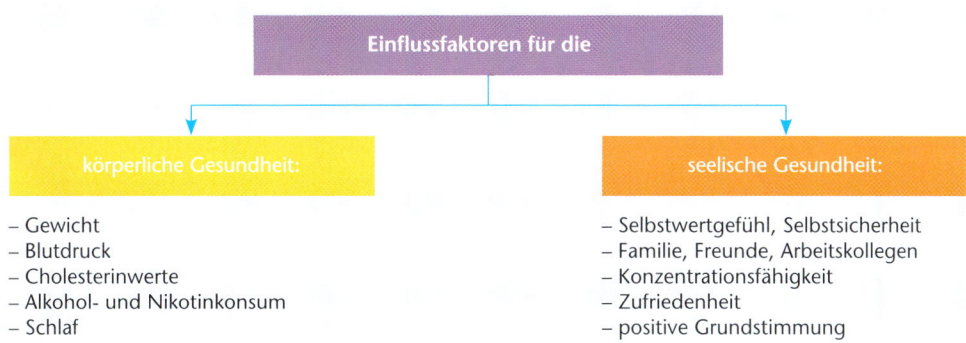

körperliche Gesundheit:	seelische Gesundheit:
– Gewicht	– Selbstwertgefühl, Selbstsicherheit
– Blutdruck	– Familie, Freunde, Arbeitskollegen
– Cholesterinwerte	– Konzentrationsfähigkeit
– Alkohol- und Nikotinkonsum	– Zufriedenheit
– Schlaf	– positive Grundstimmung

Dies sind u. a. Faktoren, welche Sie selbst erkennen und steuern können, um negative Einflüsse und Belastungen aktiv zu verändern.

9.4.1 Stressprävention und -bewältigung

Jeder war schon einmal gestresst oder fühlte sich unter Druck gesetzt. Schüler kennen das besonders vor Klassenarbeiten oder Prüfungen. Oder man muss vor vielen Leuten eine Rede halten. Im Arbeitsleben sind einzuhaltende Termine, Zeitdruck, aber auch Mobbingsituationen oftmals Stress auslösende Faktoren.

Aufgaben

1. Erinnern Sie sich, wann Sie das letzte Mal „Stress" hatten?

2. Wie erging es Ihnen dabei? Beschreiben Sie Ihre Gefühle.

3. Lassen Sie sich Sie von Ihren Mitschülern von deren „Stresssituationen" berichten und erstellen Sie anschließend eine Liste typischer Auslöser von Stress.

Im Pflegealltag stellen insbesondere der Zeitdruck, die schwere körperliche Arbeit wie z. B. das Bewegen von Patienten und Lasten, der Umgang mit Bewohnern oder Angehörigen sowie der Schichtdienst eine Belastung dar. Die belastenden Arbeitsbedingungen und eine oft schwierige Vereinbarkeit von Beruf und Familie verschleißen die körperlichen und seelischen Kräfte des Pflegepersonals. Krankheitsbedingte Fehlzeiten steigen. Für Belastungen im Pflegealltag sorgen weiterhin Personalfluktuation und der steigende Bedarf an qualifiziertem Pflegepersonal durch die demografische Entwicklung.

Was ist Stress?

Stress ist ein unangenehmer Spannungszustand, wenn das natürliche Gleichgewicht zwischen Anspannung (Einsatz) und Entspannung (Erholung) gestört ist.

Biologisch gesehen ist Stress für unseren Körper eine Art Überlebensprogramm. Unsere Vorfahren hatten dann die Wahl zwischen „Flucht" oder „Angriff", und das war überlebenswichtig.

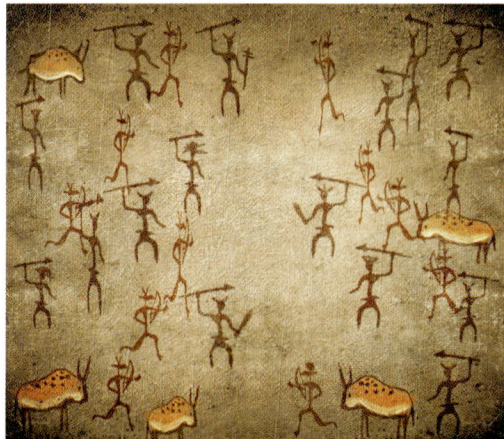

Der gesamte Organismus wird aktiviert, es vollzieht sich eine Alarmreaktion des Körpers. Adrenalin wird ausgeschüttet und dadurch Energie in Muskulatur und Gehirn freigesetzt. Dabei steigen Puls, Blutdruck und Atemfrequenz. Ist der „Angriff" vorbei, lässt auch die Anspannung nach. Der Organismus schaltet wieder runter auf den „Normalzustand".

Heutzutage bleiben die Menschen durch betriebliche Stressoren, persönlichen Ärger oder eigenes Fehlverhalten in ihrem Erregungspotenzial gefangen. Es findet kein Ausgleich von Anspannung und Entspannung mehr statt und es kommt zu aufgestauten Energien, die für Körper und Geist ungesund sind.

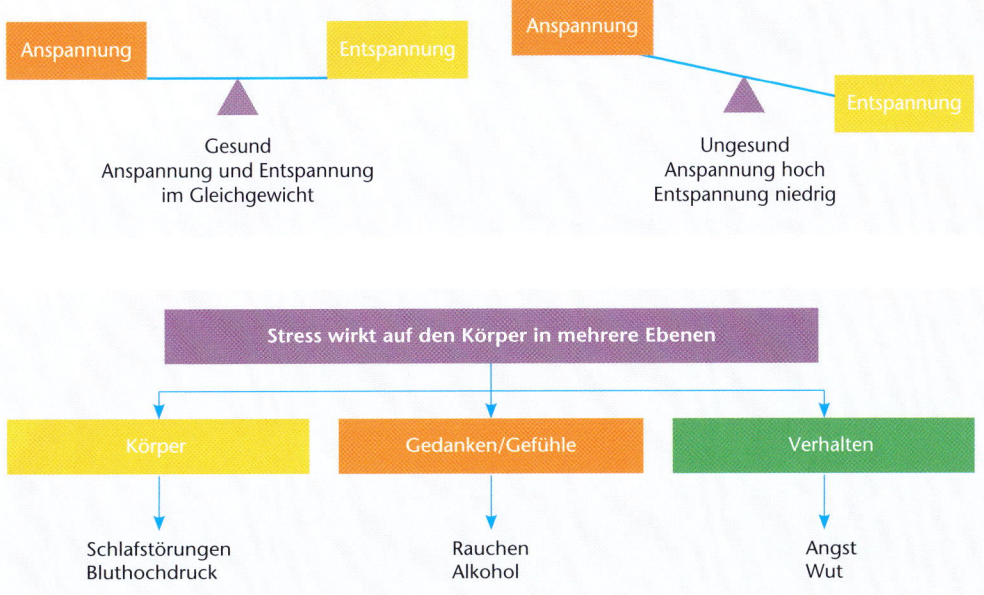

Aufgaben

1. Ermitteln Sie in Partnerarbeit weitere Folgen von Stress.

2. Welche Folgen könnten sich z. B. auf Pflegekräfte im Berufsalltag auswirken?

A

9.4.2 Kollegiale Beratung und Supervision

Fallbeispiel

Nasrin absolviert zurzeit ihr Praktikum im Pflegeheim. Sie arbeitet gern hier und will nichts falsch machen. Aber oft traut sie sich nicht, Dinge zu hinterfragen und Kollegen diesbezüglich anzusprechen. Vor drei Tagen passierte ihr ein Fehler bei der Pflege einer Bewohnerin, bei einer Tätigkeit, in die sie noch gar nicht eingewiesen worden war. Ihre Anleiterin bemerkte dies und kritisierte sie daraufhin lautstark. Auch die Bewohnerin beschwerte sich bei der diensthabenden Pflegerin. In der Einrichtung machte dies die Runde. Nasrin fühlte sich irritiert und möchte nun am liebsten ihr Praktikum nicht mehr beenden.

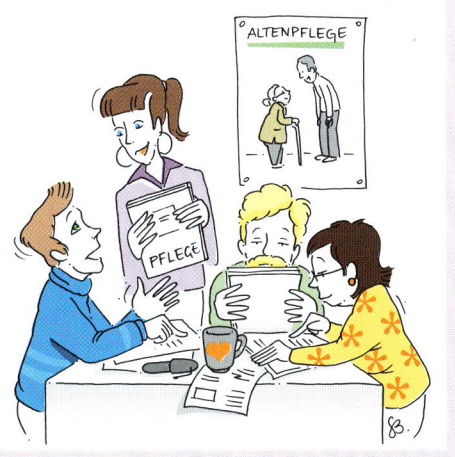

Aufgaben zum Fallbeispiel

1. Welche Vorgehensweise empfehlen Sie Nasrin?

2. Was kann die Einrichtung tun?

A

Ziel ist die Verbesserung der Arbeitsbedingungen aller an der Pflege Beteiligten für bessere Arbeitsergebnisse und eine höhere Arbeitszufriedenheit.

- Dort, wo Menschen gern zusammenarbeiten und sich gegenseitig unterstützen, fühlen sie sich auch wohl. Das Arbeitsklima ist ein entscheidender Faktor im Unternehmen.

- Mitarbeiterinnen und Mitarbeiter sollten bei der Einführung von neuen Geräten und Hilfsmitteln sorgfältig eingearbeitet werden.

- Durch Gespräche zur Lösung von Auseinandersetzungen und Streitigkeiten lernt man den anderen zu verstehen.

- Bei Besprechungen im Kollegenkreis sollte eine offene und vertrauensvolle Atmosphäre vorherrschen.

- Bei Problemen zwischen Bewohnern, Patienten und Pflegekräften sollte die Einrichtung den Austausch fördern, um die gegenseitige Akzeptanz zu erhöhen. Dadurch können auch Missverständnisse vermieden werden.

 Aufgaben

1. „*Meine zukünftige Arbeitswelt". Wie soll sie aussehen?*
Bilden Sie Kleingruppen und nähern Sie sich dem Thema mithilfe „nonverbaler" Ausdrucksformen. Jede Kleingruppe malt ein gemeinsames Bild zum Thema.

2. Anschließend stellen Sie Ihre Bilder den anderen Gruppen vor und tauschen sich „verbal" aus.

 Lernzielkontrolle

Frau A. Schuster war ein halbes Jahr im Krankenhaus. Aufgrund einer schweren Diabetis wurden ihr beide Beine bis zum Knie amputiert. Zur Zeit befindet sie sich in der Reha. Wie soll es danach weiter gehen? Ohne Hilfe rund um die Uhr kann sie nicht mehr in ihre Wohnung zurück. Vor der Amputation bekam sie die Pflegestufe 1. Beide Töchter von Frau Schuster sind berufstätig und haben selber noch eigene minderjährige Kinder zu versorgen. Das letzte halbe Jahr waren beide Töchter ständig im Krankenhaus um ihre Mutter emotional und vor Ort zu unterstützen. Selber haben sie in der schweren Zeit ihre Gesundheit vernachlässigt, klagen über Kopfschmerzen und Appetitlosigkeit. Nach langen Diskussionen in der Familie steht fest, dass Frau Schuster in ein Pflegeheim kommen soll. Dabei haben die Töchter Schuldgefühle ihre Mutter allein zu lassen.

 Aufgaben zum Fallbeispiel

1. Überlegen Sie welche Beratungs- und Unterstützungssysteme die Töchter für ihre Mutter in Anspruch nehmen können.

2. Informieren Sie sich in Ihrer Stadt, Ihrem Ort über Unterstützungssysteme in der Pflege.

3. Beschreiben Sie das Konfliktpotenzial im Fallbeispiel.

4. Diskutieren Sie in der Gruppe verschieden Lösungsansätze zum Fallbeispiel!

5. Erstellen Sie für die Töchter Strategien zur Stressbewältigung!

10   Erste Hilfe

Lernziele:
1. Die Notwendigkeit, die Abläufe und Maßnahmen einer Rettungskette begreifen und diese auch anwenden können.
2. Erste-Hilfe-Maßnahmen kennen und praktisch anwenden können.
3. Unfallursachen im Alltag erkennen und für diese Maßnahmen der Ersten Hilfe veranlassen sowie deren Vermeidung praktizieren.

Leider sind die wenigsten mit ihrem Wissen auf dem neusten Stand. Das Notfallwissen sollte regelmäßig aufgefrischt werden, da sich durch neue medizinische Erkenntnisse auch Erste-Hilfe-Richtlinien verändern. Das nimmt auch die Angst, im Notfall etwas falsch zu machen.

Unter Anleitung von Experten sollte man die Maßnahmen alle zwei Jahre trainieren. Sämtliche großen Hilfsorganisationen bieten diese Kurse an. In den meisten Ländern sind die Hilfsmaßnahmen vereinheitlicht. Anerkannte Organisationen arbeiten auf dem neuesten medizinischen Stand. So können auch Menschen aus verschiedenen Ländern z. B. in weltweiten Katastrophenfällen gut zusammenarbeiten.

Deshalb ist es auch eine Forderung der WHO (Weltgesundheitsorganisation), die gesamte Bevölkerung aller Staaten in Erster Hilfe auszubilden.

Die rechtliche und sittliche Pflicht ist im § 323c StGB „Unterlassene Hilfeleistung" geregelt:

§ 323c StGB „Unterlassene Hilfeleistung" Nach Paragraf 323c des Strafgesetzbuches (StGB) wird mit Freiheitsstrafe bis zu einem Jahr oder mit Geldstrafe bestraft, „wer bei Unglücksfällen oder gemeiner Gefahr oder Not nicht Hilfe leistet, obwohl dies erforderlich und ihm den Umständen nach zuzumuten, insbesondere ohne erhebliche eigene Gefahr und ohne Verletzung anderer wichtiger Pflichten ist."

Meinungen von Schülern zur Ersten Hilfe

- „Wenn ich in der Nacht auf der Landstraße unterwegs bin, weiß ich nicht, ob ich anhalte, wenn ich ein Auto im Straßengraben sehe, da habe ich Angst vor Überfällen."

- „Ich habe erst einen Erste-Hilfe-Kurs gemacht, ob ich dann im Notfall alles richtig mache?"

- „Ich weiß nicht, ob ich richtig helfen kann, vielleicht stirbt derjenige, wenn ich etwas falsch mache."

„Wenn ich Blut sehe, wird mir schlecht. Hoffentlich passiert mir so etwas nicht."

 „Ich würde in jedem Fall anhalten, die Situation überprüfen und Maßnahmen ergreifen, denn die ersten Minuten sind entscheidend."

 „Ich würde gleich den Rettungswagen anrufen, wenn ich Zeuge eines Unfalls wäre. Wenn mehrere Personen verunglücken, hätte ich Probleme, wem ich zuerst helfen sollte."

A *Aufgaben*

1. Diskutieren Sie die verschiedenen Meinungen. Welche Folgen könnten diese Aussagen haben?

2. Welche Meinung vertreten Sie zur Ersten Hilfe?

10.1 Rettungskette und Sofortmaßnahmen

Anforderungen an den Ersthelfer

1. Der Ersthelfer sollte sich über die Notfallsituation schnell einen **Überblick verschaffen**.

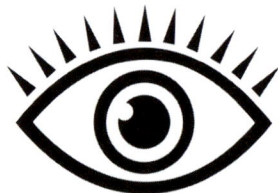

2. Welche Gefahr besteht für den/die Betroffenen? **Überlegen Sie.** Beachten Sie, die eigene Sicherheit geht vor!

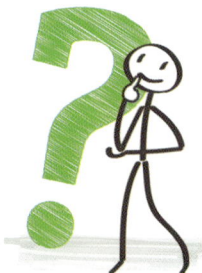

3. Aus der eigenen Entscheidung heraus handelt die Person bzw. handeln die Personen nach folgendem Rettungskettenschema.

Rettungskette

1. **Sofortmaßnahmen** sind alle lebensrettenden Maßnahmen:

   - Sichern der Unfallstelle/Gefahrenstelle, um weitere Gefährdungen zu vermeiden.

   - Retten aus der Gefahrenzone unter Beachtung der eigenen Sicherheit, ab 1. Juli 2014 Warnwestenpflicht in jedem PK, Lkw und Bussen.

   - Wiederbelebung bei Nichtvorhandensein der Vitalfunktionen

   - Blutstillung

   - Schockmaßnahmen

   - stabile Seitenlage

   - Notruf 112 absetzen, Polizei 110

   - Die fünf W-Fragen beantworten:
     - **Wo** ist es passiert?
     - **Was** ist passiert?
     - **Wie** viele Betroffene? Notruf 112
     - **Welche** Verletzungen liegen vor?
     - **Warten** auf Rückfragen.

2. **Weitere Maßnahmen** sind z. B.

   - beruhigen

   - Verbände anlegen

   - schmerzfrei lagern

   - Wärme erhalten

3. Der **Rettungsdienst** übernimmt den professionellen Transport zum Krankenhaus.

4. Das **Krankenhaus** stellt die endgültige Diagnose und übernimmt die weitere medizinische Versorgung des Unfallopfers.

Aufgaben

A

1. *Denken Sie sich in Gruppen- oder Partnerarbeit Fallsituationen zu Unfällen aus und üben Sie im Rollenspiel die fünf „W".*

2. *Besprechen Sie weitere durchzuführende Sofortmaßnahmen.*

3. *Stellen Sie die Situationen und Maßnahmen in der Klasse vor.*

4. *Diskutieren Sie die vom Bundesrat beschlossene Warnwestenpflicht seit 1. Juli 2014.*

10.1.1 Kontrolle der Vitalfunktionen

Das Feststellen der Vitalfunktionen ist Voraussetzung für die weiteren Maßnahmen:

- **Bewusstseinskontrolle:** Lautes Ansprechen, ggf. leichtes Rütteln, Lage möglichst nicht verändern.

- **Atemkontrolle:** Bewegung des Brustkorbs sehen, Atemgeräusche hören, Luftstroms an der Wange fühlen. Mund und Rachenraum auf Fremdkörper(z. B. Gebiss o. Ä.) oder Erbrochenes untersuchen, Kopf vorsichtig nackenwärts beugen.

- **Kreislaufkontrolle:** Auf erkennbare Lebenszeichen (z. B. Bewegungen oder Husten) achten. Auf lebensbedrohliche Blutungen achten!

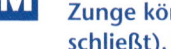 **Bewusstlosigkeit bedeutet akute Erstickungs- und damit Lebensgefahr (die Muskeln der Zunge können erschlaffen, sodass die Zunge in den Rachenraum rutscht und diesen verschließt). Erbrochenes und Blut können in die Atemwege gelangen.**

Ablaufschema:

Normale Atmung vorhanden:

1. stabile Seitenlage

2. Notruf

3. ständige Kontrolle der Vitalfunktionen

Keine normale Atmung:

1. Notruf

2. sofort Herz-Lungen-Wiederbelebung

10.1.2 Schockprophylaxe

D **Ein Schock ist ein Missverhältnis zwischen erforderlicher und tatsächlicher Blutversorgung. Mangelhafte Durchblutung führt zu Sauerstoffmangel.**

Das damit verbundene Absinken des Blutdrucks führt zu bedrohlichen Störungen im Stoffwechsel. Oft wird das Leben von Verunglückten nicht durch Verletzungen (Knochenbruch) bedroht, sondern durch den ausgelösten Schock.

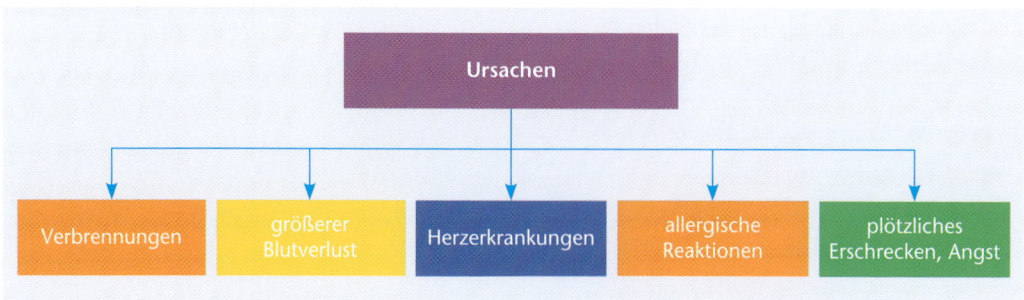

Den Schock erkennt man an der blassen Hautfarbe und an der kalten Haut. Ebenso kann Schweiß auf die Stirn treten und die Personen sind teilnahmslos. Bei einem Schock müssen diese Erkennungszeichen nicht immer gemeinsam auftreten.

Maßnahmen bei Schock:

- beruhigend auf den Verletzten einwirken

- sofort Blutstillung bei starken Blutungen, z. B. durch Druckverband

- Vitalfunktionskontrolle durchführen

- den Betroffenen auf eine isolierende Decke legen

- in Schocklage bringen, d. h. flach auf den Rücken legen und die Beine hochlagern oder hochhalten, um lebenswichtige Organe zu versorgen

- Notruf verständigen, Schock bedeutet Lebensgefahr

- eine ständige Betreuung ist notwendig, um eventuelle Ängste abzubauen

- bei Atemnot, Herzschwäche: Oberkörper hoch lagern

- bei Bewusstlosigkeit: stabile Seitenlage

Eine Schocklage sollte nicht bei Verletzungen im Brustkorbbereich, bei Knochenbrüchen im Bereich Beine, Becken und Wirbelsäule angewendet werden. Auch Personen mit Kopfverletzungen und Herzinfarkten sind nicht in Schocklage zu bringen.

Rechnen Sie immer, auch wenn es im ersten Moment bei einem Notfall nicht so aussieht, mit einem sich entwickelnden Schockzustand.

10.1.3 Stabile Seitenlage

Ist ein Verunglückter bewusstlos oder droht bewusstlos zu werden, wird er in die stabile Seitenlage gebracht. Atmung und Puls müssen vorhanden sein.

Ziel ist die Überstreckung des Halses und damit die Freihaltung der Atemwege, um eine Erstickungsgefahr soweit als möglich zu reduzieren.

Wie bringt man eine bewusstlose Person in die stabile Seitenlage?

- Legen Sie den Arm, der Ihnen am nächsten ist, rechtwinklig nach oben zum Körper ab, den Ellenbogen abgewinkelt, die Handfläche nach oben.

- Legen Sie den entfernt liegenden Arm über den Brustkorb und halten Sie den Handrücken gegen die Ihnen zugewandte Wange des Betroffenen.

- Greifen Sie mit Ihrer anderen Hand das entfernt liegende Bein knapp über dem Knie und ziehen Sie es hoch, wobei der Fuß auf dem Boden bleibt.

- Während Sie die Hand des Verletzten weiterhin gegen die Wange gedrückt halten, ziehen Sie am entfernt liegenden Bein und rollen die Person zu Ihnen heran.

- Wenden Sie den Kopf des Bewusstlosen nach hinten, um sicherzustellen, dass der Atemweg frei bleibt.

- Richten Sie die Hand unter der Wange, wenn nötig, so aus, dass der Hals überstreckt ist und der Mund geöffnet bleibt.

- Kontrollieren Sie die Vitalfunktionen.

 Notruf so schnell wie möglich absetzen. Die Vitalfunktionen ständig kontrollieren, sollte ein Atemstillstand eintreten, muss sofort beatmet werden.

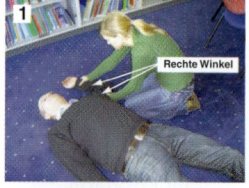
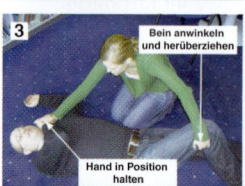
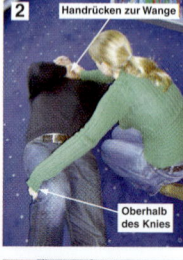
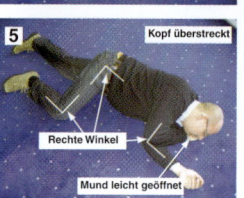
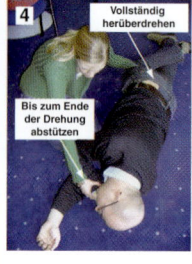

 Aufgaben

1. Üben Sie mit einem Mitschüler die stabile Seitenlage.

2. Warum ist es wichtig, den Hals nackenwärts zu überstrecken?

10.1.4 Wiederbelebungsmaßnahmen

Atemspende/Herz-Lungen-Wiederbelebung
Die rechtzeitige Atemspende ist lebensentscheidend, denn ohne Sauerstoff ist kein Leben möglich. Die Beatmung ist Teil der Herz-Lungen-Wiederbelebung.

Mund-zu-Mund-Beatmung

- Überstrecken des Halses

- Daumen und Zeigefinger verschließen die Nase

- Mund des Betroffenen leicht öffnen und beatmen, Sichtkontrolle Atembewegung

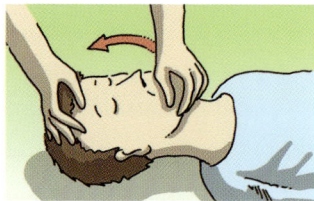
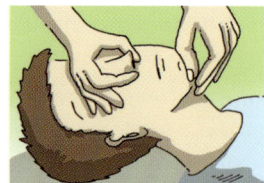
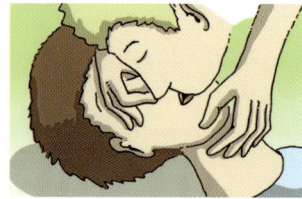

Mund-zu-Nase-Beatmung

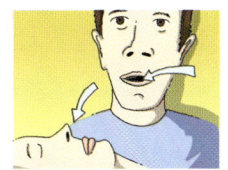

- Mund des Betroffenen schließen, gleichzeitig den Hals überstrecken

- Den eigenen Mund öffnen und einatmen, dann Mund auf die Nase aufsetzen

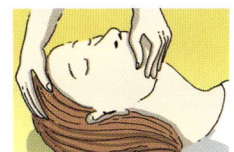

- Luft hinein blasen, dabei Kopflage nicht verändern

Zum Eigenschutz eventuell vorhandenes Stofftaschentuch oder spezielles Beatmungstuch verwenden.

Warum ist es möglich, jemanden mit unserer eigenen Atemluft zu beatmen?

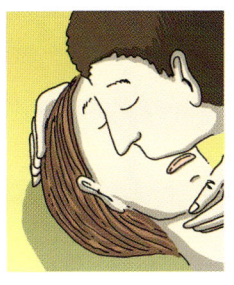

Die Atemluft besteht aus 78 % Stickstoff, 21 % Sauerstoff und 1 % Edelgasen. Von den 21 % Sauerstoff aus der Atemluft werden im Zuge der Atmung nur 4 % Sauerstoff entnommen, d.h., 17 % Sauerstoff werden wieder ausgeatmet und stehen für die Beatmung des Betroffenen zu Verfügung.

Herz-Lungen-Wiederbelebung

Den Betroffenen auf eine harte Unterlage legen und den Oberkörper freilegen

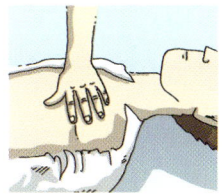

- Handballens in der Mitte des Brustkorbs aufsetzen

- zweiten Handballen über den ersten setzen, Finger verschränken

- von oben senkrecht mit gestreckten Armen fünf bis sechs Zentimeter eindrücken

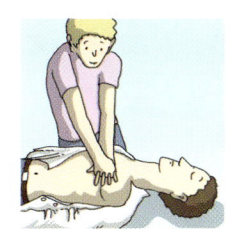

- 30-mal drücken, dann zweimal beatmen (Drucktempo: 100- bis 120-mal pro Minute)

Ist die Beatmung nicht möglich (z.B. aufgrund einer Gesichtsverletzung), dann sollte nur die Herzdruckmassage durchgeführt werden. Sie hat einen höheren Stellenwert. Im Blut ist Restsauerstoff, der die Versorgung des Gehirns mit Sauerstoff für eine gewisse Zeit notfalls sicherstellt.

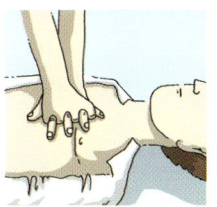
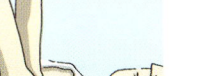

Die Herz-Lungen-Wiederbelebung muss kontinuierlich ohne Unterbrechung durchgeführt werden, bis die Eigenatmung wieder einsetzt, fachliche Hilfe eingetroffen ist oder ein Arzt die medizinische Versorgung übernimmt.

Führen Sie niemals bei vorhandenem Herzschlag und Atmung eine Wiederbelebungsmaßnahme durch!

Aufgaben

1. Üben Sie die Durchführung der Herz-Lungen-Wiederbelebung an Reanimationspuppen.

2. Was müssen Sie bedenken und welche Vorkehrungen müssen Sie treffen, bevor Sie eine Atemspende durchführen?

10.1.5 Blutungen stillen

Die Stärke einer Blutung ist immer abhängig von der Größe und Anzahl der verletzten Blutgefäße. Verletzte Personen sollten zur Versorgung sitzen oder liegen und beobachtet werden. Bei größeren Wunden mit bedrohlichen Blutungen steht die Blutstillung im Vordergrund. Fasst immer lässt sie sich durch entsprechenden Druck von außen zum Stillstand bringen.

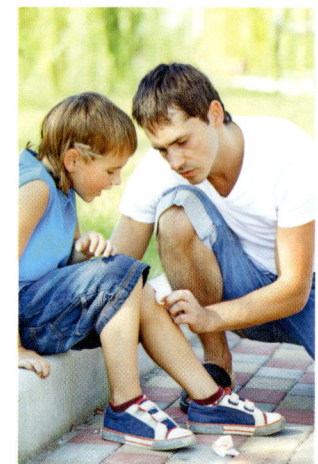

 • Bei der Versorgung von Blutungen sind zum Schutz Einmalhandschuhe anzulegen.

• Jede stärkere Blutung stellt eine lebensbedrohliche Situation dar (Schockzustand). Gegebenenfalls benötigt der Verletzte eine Tetanus-Nachimpfung.

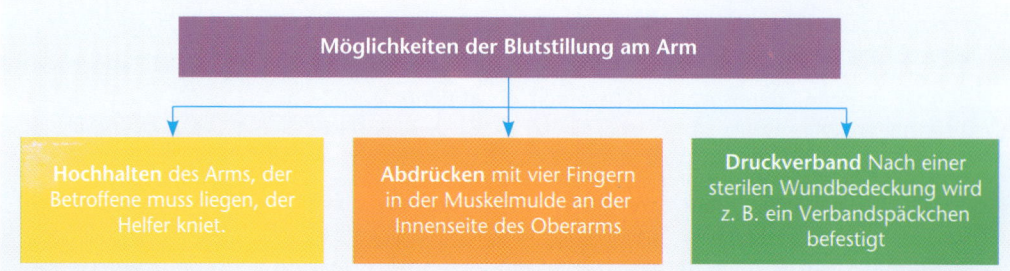

Möglichkeiten der Blutstillung am Arm		
Hochhalten des Arms, der Betroffene muss liegen, der Helfer kniet.	**Abdrücken** mit vier Fingern in der Muskelmulde an der Innenseite des Oberarms	**Druckverband** Nach einer sterilen Wundbedeckung wird z. B. ein Verbandspäckchen befestigt

Beim Druckverband wird nach einer sterilen Wundabdeckung ein Druckpolster (Verbandpäckchen) auf der Wunde befestigt. Ist eine bedrohliche Wunde am Kopf oder am Rumpf, wo kein Druckverband angelegt werden kann, wird mit möglichst sterilem Material auf die Blutungsstelle gepresst.

Bei kleineren Wundverletzungen kommen sterile Wundauflagen mit klebenden Heftpflasterrändern oder Mullbinden zur Anwendung.

 Immer zuerst eine sterile Wundauflage verwenden!

A

Aufgaben

1. Üben Sie gegenseitig das Anlegen eines Druckverbandes mit den entsprechenden Materialien.

2. Suchen Sie die Stellen am Körper, an denen man gegebenenfalls eine Blutung abdrücken muss.

3. Überprüfen Sie Ihren Impfschutz gegen Wundstarrkrampf (Tetanus).

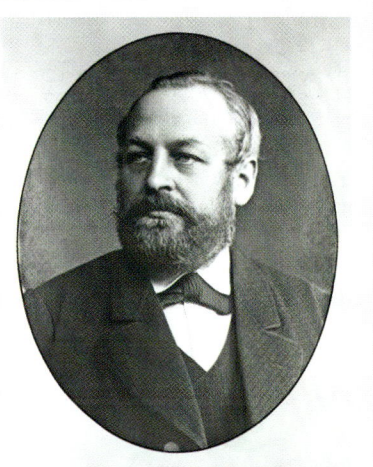

„Vor über 125 Jahren, am 28 März 1882, wurde das Heftpflaster zum Patent angemeldet. Niemand konnte ahnen, dass die Patentschrift zur Herstellung gestrichener Pflaster, die der Hamburger Apotheker Carl Paul Beiersdorf anmeldete, zur Geburtsurkunde eines Weltunternehmens werden würde. Auf Anregung eines Dermatologen experimentierte Beiersdorf mit Guttapercha, dem Milchsaft einer südeuropäischen Baumart, welcher sich für die Herstellung von Verbandsmaterial eignete. Dabei entstand der Guttapercha Pflastermull.“

(o. A., 2007, S. 27)

A

Aufgaben

1. Recherchieren Sie im Internet oder in der Literatur zum Leben von Carl Paul Beiersdorf, zum Rohstoff Guttapercha sowie zur Weiterentwicklung des Heftpflasters durch Oscar Troplowitz.

2. Fertigen Sie dazu in Gruppenarbeit Informationstafeln an.

10.1.6 Frakturen (Knochenbrüche)

Knochenbrüche entstehen oft durch Stürze oder andere Gewalteinwirkungen.

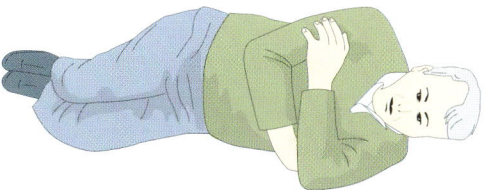

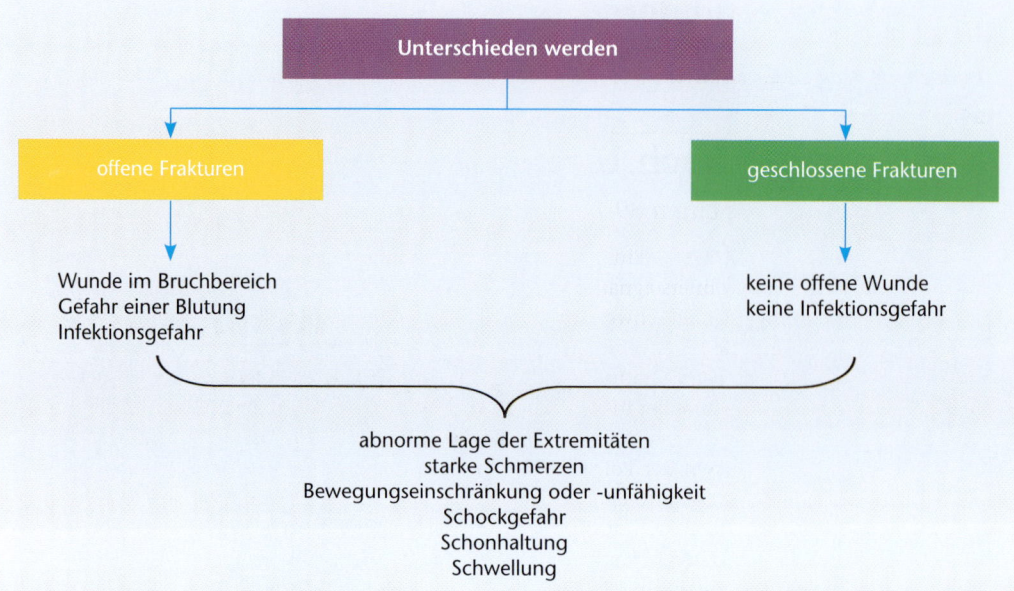

 Aufgaben

Erklären Sie, was der Begriff Schonhaltung bedeuten könnte.

Maßnahmen:

- Den Knochenbruch in geeigneter Weise ruhig stellen (z. B. mit Decken, Kleidungsstücken, Kissen)!

- Offene Brüche mit keimfreien Wundauflagen bedecken.

M   **Die vorgefundene Stellung darf nicht verändert werden. Bei Verdacht eines Knochenbruchs ist immer eine ärztliche Versorgung notwendig!**

 Aufgaben

1. *Entwickeln Sie, angelehnt an das Spiel „Tabu", eigene Begriffe zum Erraten zu den Themen der Sofortmaßnahmen sowie dazugehörige Tabuwörter. Legen Sie eigene Spielregeln mit den vereinbarten Zeiten fest.*

   Beispiele:

Suchbegriff:	*Stabile Seitenlage*
Tabuwörter:	*Seite , stabil, hinlegen*

Suchbegriff:	*Atemspende*
Tabuwörter:	*Atmung, Luft*

2. *Nach dem Erraten der Begriffe sollten die Gruppen die Sofortmaßnahmen ohne Tabuwörter erklären.*

10.2 Unfälle und deren Vermeidung

10.2.1 Verkehrsunfälle

Auto kracht nach Überschlag gegen Baum

Die Feuerwehr muss einen 89-Jährigen aus seinem Unfallauto befreien.

SALZFURTKAPELLE/MZ/MM – Ein 89-jähriger Autofahrer ist am Donnerstagnachmittag um 15.40 Uhr bei einem Unfall schwer verletzt worden. Nachdem ihn die Feuerwehrleute aus dem Wrack seines Skoda befreit hatten, wurde er mit dem Rettungshubschrauber in eine hallesche Klinik geflogen.

Nach ersten Erkenntnissen der Polizei kam der Mann aus Richtung Salzfurtkapelle und befuhr die Landstraße in Richtung Bobau. Aus bisher ungeklärter Ursache kam er vor der Autobahnunterführung nach rechts von der Fahrbahn ab und fuhr an eine Leitplanke. Durch die Wucht des Anpralls überschlug sich das Fahrzeug und krachte gegen einen Baum.

Der 89-jährige Fahrer wurde dabei so schwer eingeklemmt, dass ihn die Kameraden der Freiwilligen Feuerwehr Wolfen aus dem Auto befreien mussten.

Um eine gefahrlose Versorgung des Patienten zu gewährleisten, habe man das Auto erst sichern müssen, sagt Pascal Bommert von der Feuerwehr. Danach sei es den Rettungskräften gelungen, den Schwerverletzten aus dem Auto zu ziehen. Nach Angaben der Polizei entstand ein Sachschaden von 12 000 Euro

Die Feuerwehr war mit 30 Einsatzkräften an der Unfallstelle, die für die Unfallaufnahme und Bergung des Autos bis 17.10 Uhr voll gesperrt werden musste.

(MZ/MM, 2013, S. 8)

Unfälle, insbesondere Verkehrsunfälle, passieren sehr häufig in Deutschland. Allein im Jahr 2013 waren 2.414.011 Unfälle in Deutschland zu verzeichnen (Quelle: Statistisches Bundesamt). Und oft werden die am Unfall beteiligten Personen schwer verletzt. Dass bei Unfällen in der Regel niemand verletzt wird, ist eher die Ausnahme.

Viele Unfälle ereignen sich unter Alkohol- oder Drogeneinfluss der Fahrer. Dabei kommt es immer wieder auch zu tödlichen Ausgängen, verbunden mit viel Leid für die Familien und Angehörigen.

LEICHT VERLETZT

Unfallfahrer war mit 2,35 Promille unterwegs

BITTERFELD/MZ – Ein betrunkener Autofahrer ist am Sonntagnachmittag in der Leipziger Straße gegen eine Fußgängerampel gefahren. Nach Polizeiangaben wollte der 50-jährige Skoda-Fahrer von der Halleschen Straße links in die Leipziger Straße abbiegen. Dabei kam er nach rechts von der Fahrbahn ab und stieß gegen die Ampel. Durch den Aufprall wurde der Fahrer leicht verletzt. Es entstand ein

Sachschaden von 10 000 Euro. Da die Beamten während der Unfallaufnahme bei dem Mann einen starken Atemalkoholgeruch bemerkten, wurde vor Ort ein Atemalkoholtest durchge-führt. Er ergab einen Wert von 2,35 Promille. Der Unfallfahrer konnte nicht weiterfahren, sein Führerschein wurde sichergestellt und ein Ermittlungsverfahren gegen ihn eingeleitet.

(MZ, 2013, S. 8)

Auch Unaufmerksamkeit, Selbstüberschätzung führen zu immer wiederkehrenden Unfällen.

AUFGEFAHREN

Fahrer erkennt die Situation zu spät

WOLFEN/MZ – EIN 23-jähriger Toyota-Fahrer und ein 33-Jähriger mit einem Rover haben am Samstag gegen 11 Uhr die Wolfener Johannes-R.-Becher-Straße aus Richtung Bertolt-Brecht–Straße befahren. Als das erste Auto verkehrsbedingt halten musste, erkannte der Rover-Fahrer dies zu spät und fuhr auf. An den Fahrzeugen entstand polizeilich geschätzter Sachschaden in Höhe von rund 4 000 Euro.

(MZ, 2013, S. 10)

Zeuge eines Notfalls kann jeder zu jeder Tageszeit werden. Ein Bewohner eines Pflegeheims kann einen plötzlichen Herzinfarkt oder Schlaganfall erleiden, eine Frau beim Abnehmen der Gardinen von der Leiter stürzen oder ein kleines Kind verschluckt beim Spielen kleine Murmeln.

Aufgaben

1. Diskutieren Sie bitte in Ihrer Klasse die Zeitungsmeldungen und die Ursachen dieser Unfälle.

2. Wann haben Sie Ihren letzten Erste-Hilfe-Kurs absolviert?

Die Hälfte aller Unfallverletzungen geschieht durch Haushalts- und Freizeitunfälle. Ca. 8,3 Millionen Menschen werden bei einem Unfall verletzt, davon etwa 2,73 Millionen im Haushalt und 2,63 Millionen im Freizeitbereich. Stürze sind die häufigste Unfallursache. Aber auch Stress, Müdigkeit, Unachtsamkeit und eine durch Hektik geprägte Zeit führen zu Unfällen. Zu den am meisten gefährdeten Personengruppen zählen Kinder und ältere Menschen.

Aufgaben

1. Tragen Sie Meldungen über Unfälle aus der Tageszeitung zusammen und setzen Sie sich in Kleingruppen über deren mögliche Ursachen auseinander!

2. Beraten Sie sich über Möglichkeiten der Vermeidung!

10.2.2 Verbrennungen und Erfrierungen

Ursachen für Verbrennungen gibt es viele, nicht nur durch offene Flammen!

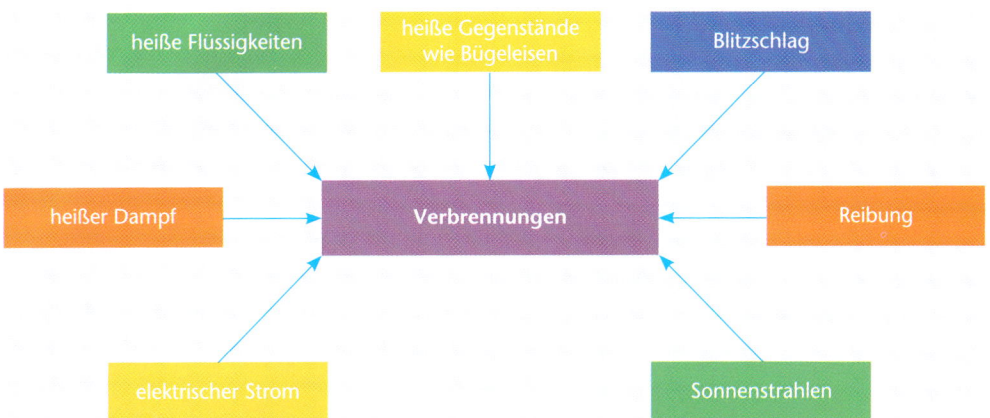

Eine Einwirkung von Hitze auf den Körper führt zu Gewebeschädigungen. Mitunter ist eine Schädigung nicht sofort auf den ersten Blick erkennbar. Bei Verbrennungen kommt es zu Schmerzen, einer Hautrötung sowie Blasenbildung und zur Brandwunde.

- **Durch den meist hohen Flüssigkeitsverlust kann es zu einem Schock kommen.**
- **Bei großflächiger Schädigung der Haut besteht eine erhöhte Infektionsgefahr.**
- **Großflächige Verbrennungen und Verbrühungen bedeuten immer Lebensgefahr!**

Maßnahmen bei Verbrennungen:

- Bei größeren Verbrennungen Wunde keimfrei und locker bedecken, nicht kühlen.
- Schocklage bei Anzeichen von Schock herstellen.
- Notruf veranlassen.
- Kleinere Verletzungen ca. zwei Minuten unter fließendem Wasser kühlen.
- Bei Verbrühungen durchtränkte Kleidung sofort und vorsichtig entfernen. Ist dies nicht möglich, erst mit Wasser kühlen und danach die Kleider entfernen.
- Bei Kleiderbränden die Person aufhalten und zu Boden werfen, das Feuer mit Wasser löschen oder mit Decken ersticken.
- Bei Einsatz eines Feuerlöschers sehr kurze Löschstöße anwenden.

Aufgaben

1. *Überlegen Sie sich Maßnahmen zur Verhütung von Verbrennungen.*
2. *Erstellen Sie eine Collage dieser Maßnahmen.*
3. *Diskutieren Sie den Satz: „Die Haut vergisst die Sonne nicht!"*

Bei Erfrierungen kommt es am Körper zu örtlichen Schädigungen der Haut, der Muskulatur und auch der Knochen, wie auch bei Verbrennungen. Es tritt eine grau-weiße Verfärbung der erfrorenen Körperteile auf. Die Person hat eine Empfindungslosigkeit an den betroffenen Stellen und eine eiskalte Haut.

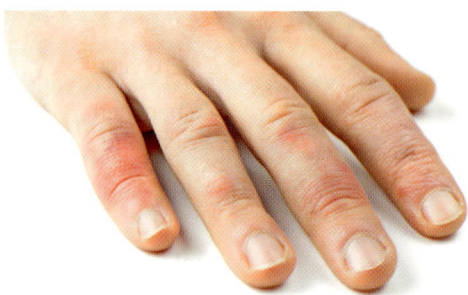

- **Das erfrorene und auch das angrenzende Körperteil nicht erwärmen!**

- **Eine Belastung erfrorener Füße vermeiden!**

- **Auf keinen Fall mit Schnee abreiben!**

- **Alkohol- und Nikotinverbot einhalten!**

Maßnahmen bei Erfrierungen:

- Legen Sie einen keimfreien Verband an den erfrorenen Körperteilen an.

- Erhalten Sie mit Decken die Eigenwärme, verhindern Sie damit auch eine Unterkühlung.

- Geben Sie warme Flüssigkeit zu trinken.

- Setzen Sie den Notruf ab!

10.2.3 Vergiftungen und Verätzungen

Vergiftungen und auch Verätzungen passieren bei Erwachsenen oft durch Leichtsinn und Verwechslung, geschehen aber auch absichtlich. Kinder vergiften sich meist durch Neugierde bzw. Unwissenheit. Aber auch das fehlerhafte Verhalten von Erwachsenen, wie z. B. giftige bzw. ätzende Reinigungsmittel in Trinkflaschen abzufüllen, führt dazu.

Hauptsächliche Aufnahmewege:

- die Verdauungsorgane (z. B. Arznei- und Alkoholmissbrauch)

- die Atemwege (z. B. Kohlenmonoxid)

- die Haut (z. B. Pflanzenschutzmittel, Insektengift)

Sofort auftretende Schäden können u. a. Schock, Bewusstlosigkeit, Übelkeit, Schmerzen sowie Krämpfe und Herz-Kreislauf-Stillstand sein.

Vielfach kann es auch zu Spätschäden am Gehirn, an der Leber und an den Nieren kommen.

Maßnahmen bei Vergiftungen:

- ständige Überprüfung der Vitalfunktionen

- Notruf absetzen, ggf. Giftinformations-Zentrale anrufen

- Eine ärztliche Behandlung muss immer erfolgen!

- stabile Seitenlage, um bei Erbrechen das Ersticken zu verhindern

- Grundsätzlich kein Erbrechen herbeiführen (z. B. bei Haushaltsreinigern), lediglich unterstützen. Das Erbrechen kann eine erneute Verätzung hervorrufen oder Schaum gelangt in die Lunge.

- Sicherstellen von Giftresten bzw. Erbrochenem

- Nichts zu trinken anbieten!

- Bei einer Vergiftung über die Atemwege besonders auf den Eigenschutz achten!

Wichtige Giftinformations-Zentralen:

- Berlin/Brandenburg   030 19240
- Bonn   0228 19240
- Erfurt   0361 730730
- Freiburg   0761 19240
- Göttingen   0551 19240
- Hamburg   06841 19240
- Mainz   06131 19240
- München   089 19240
- Nürnberg   0911 3982451
- Wien   0043 14064343
- Zürich   0041 442515151

Bei einem Giftnotruf sollten Sie eine **genaue Auskunft** über die Art der möglichen Vergiftung geben können, z. B. welches Medikament (**was**) hat Ihre ältere Nachbarin (**wer**) **wann** geschluckt (**wie**) und die möglichst genaue Mengenangabe (**wie viel**).

Aufgaben
1. *Tragen Sie gemeinsam mit Ihren Mitschülern weitere mögliche Ursachen von Vergiftungen und Verätzungen verschiedener Personengruppen im Alltag zusammen.*

2. *Finden Sie Beispiele für Vorsorgemaßnahmen gegen Vergiftungen und Verätzungen (z. B. keine Reiniger in Getränkeflaschen umfüllen und aufbewahren).*

3. *Diskutieren Sie das sogenannte „Komasaufen" von Jugendlichen.*

10.2.4 Elektrischer Strom

Defekte Kabel z. B. am Bügeleisen oder das Reinigen und Reparieren von Elektrogeräten (ohne zuvor den Netzstecker zu ziehen) kann zu Stromunfällen führen. Kleine Kinder versuchen Gegenstände (z. B. Nägel o. Ä.) in Steckdosen zu stecken, die nicht mit einer Kindersicherung geschützt sind. Mitunter liest man auch in der Zeitung, dass ein Föhn in eine volle Badewanne gefallen ist und Personen durch diese Unfälle ums Leben kamen. Solche Unfälle sind uns auch bekannt als „einen Stromschlag bekommen".

 Folgen sind schwere Verbrennungen bzw. Herz-Rhythmus-Störungen, welche einen Atem- und Herzstillstand herbeiführen können.

Maßnahmen:

- Sofort den Stromkreis unterbrechen und die Sicherung ausschalten.
- Wenn eine Stromunterbrechung nicht möglich ist, die Person mit nichtleitendem Material (Holz, Zeitung) aus dem Stromkreis ziehen.
- Die betroffene Person in die stabile Seitenlage bringen.
- Personen beruhigen, auf keinen Fall allein lassen.
- Bei Atemstillstand mit der Beatmung beginnen.
- Unbedingt eine ärztliche Untersuchung durchführen, auch bei scheinbar glimpflich abgelaufenen Unfällen.

 Aufgaben

1. Gestalten Sie zur Vorsorge von Stromunfällen einen Unfallhergang als Comicgeschichte und versehen Sie diese Comics mit Sprechblasen.

2. Verwenden Sie dafür je Geschichte zwei DIN-A4-Seiten und arbeiten Sie in Gruppen.

3. Wenn Sie mehrere Geschichten erstellen, könnte daraus eine Broschüre entstehen.

 Lernzielkontrolle

Fallbeispiel

Julia und Lennart fahren mit ihrem Auto entlang einer Landstraße. Plötzlich sehen sie vor sich in einer Kurve, wie ein Auto rechts von der Fahrbahn abkommt. Als sie näher kommen, sehen sie, dass das Auto gegen einen Baum gefahren ist. Sofort halten sie an, um sich ein Bild von der Situation zu machen. Sie erkennen im Auto drei Personen, eine Person ist leblos, eine weitere blutet am Kopf und versucht das Auto zu verlassen. Die dritte Person hat keine äußerlich erkennbaren Verletzungen und ist ansprechbar.

 1. Welche Sofortmaßnahmen sollten Julia und Lennart bei den betroffenen Personen zuerst ergreifen. Beschreiben und erläutern Sie diese umfassend.

2. Besprechen Sie die Vorgehensweisen in Kleingruppen und diskutieren Sie diese anschließend im Klassenverband.

Literatur

Axmann, Alfons/Scherer, Manfred: Betrifft Methodentraining, 2. Auflage, 2008, Troisdorf, Bildungsverlag EINS, S. 57 f.

Bausch, Kathrin/Holtorf, Ricarda/Pfefferle, Holger/Schnur, Esther: Kau- und Schluckstörungen im Alter, 2. Auflage, hrsg. v. der DGE e. V., Bonn, 2012, S. 19, 20 ff.

Bender, S., abgerufen unter: www.paulwatzlawick.de/axiome.html, [27.05.2015].

Berchem, Frank: Gehirn- Jogging, So bringen Sie Ihr Gedächtnis in Schwung. 1992/1994.

Mosaik Verlag GmbH, München, S. 266/268.

Bra: Zahl der Keimtoten doppelt so hoch: 40.000 Hygiene-Opfer in Krankenhäusern, in: Iserlohner-Kreisanzeiger, 27.02.2014, o. S.

Bundesministerium für Gesundheit (BMG): Zahlen und Fakten zur Pflegeversicherung, Zugriff am 13.05.2013 unter www.bmg.bund.de.

Bundeszentrale für gesundheitliche Aufklärung (BzgA): Das Baby – Ein Leitfaden für Eltern, Stand Dezember 1994, S. 50 f.

Detjen, Detlef: Trotz Handicap mobil, in: Wie geht's heute? Ausgabe 1/2013, Eine Zeitschrift für Ihre Gesundheit aus dem Sanitätshaus Aktuell, S. 5.

Deutscher Familienverband (Hrsg.): Handbuch Elternbildung , Bd. 2, Wissenswertes im zweiten bis vierten Lebensjahr des Kindes, Leske+Buderich, Opladen, 1999, S. 111.

Deutsche Gesellschaft für Ernährung (Hrsg.): Essen und Trinken im Alter. Bonn, 2. Auflage, 2. korrigierter Nachdruck (2015).

Deutsche Gesellschaft für Palliativmedizin e. V./Deutscher Hospiz- und PalliativVerband e. V./ Bundesärztekammer: Charta zur Betreuung schwerstkranker und sterbender Menschen in Deutschland, Berlin, 2010, S. 6, Zugriff am 22.021.2015 unter: www.charta-zur-betreuung-sterbender.de/tl_files/ dokumente/Charta_Broschuere.pdf.

Fiechter, Verena/Meier, Martha: Pflegeplanung, 10. Auflage, Fritzlar, RECOM, 1998.

Grond, Erich: Gewalt gegen Pflegende. Altenpflegende als Opfer und Täter, Verlag Hans Huber, Bern/ Göttingen/Toronto/ Seattle, 2007.

INBAS GmbH/Institut für Gerontologische Forschung e. V.: Arbeitshilfe. Reflexionskompetenz, 2010, Zugriff am 07.01.2015 unter www.altenpflegeausbildung.net/uploads/media/Arbeitshilfe_8.2.pdf.

Münstermann, Ursula: Das Baby – Informationen für Eltern über das erste Lebensjahr, hrsg. v. der Bundeszentrale für gesundheitliche Aufklärung (BzgA), Essen, Stand Oktober 2014, S. 33, 61 ff.

MZ/MM: Auto kracht nach Überschlag gegen Baum. Die Feuerwehr muss einen 89-Jährigen aus seinem Unfallauto befreien, in: Mitteldeutsche Zeitung vom 16.11.2013, S. 8.

MZ: Leicht verletzt: Unfallfahrer war mit 2,35 Promille unterwegs, in: Mitteldeutsche Zeitung, 26.11.2013, S. 8.

MZ: Aufgefahren: Fahrer erkennt die Situation zu spät, in: Mitteldeutsche Zeitung vom 21.10.2013, S. 10.

M.A. Nee, abgerufen unter: www.altenpflegeschueler.de/sonstige/hygiene-infektionslehre-umweltschutz.ph, [06.03.2015].

Offitt, Avodah K.: Das sexuelle Ich, Stuttgart: Klett-Cotta, 1979.

PPM PRO PflegeManagement: Selbsttest. Das optimale Zeitmanagement in der Pflege, Zugriff am 07.01.2015 unter http://www.ppmverlag.org/verlag/stationaere-pflege/management-finanzen/artikel-lesen/artikel/zeitmanagement-pflege.

Rademacher Christel: Ich nehme ab – Ein Dauerprogramm zum Abnehmen und Wohlfühlen, hrsg. v. der DGE e.V., 1. Auflage, Meckenheim, DCM, 2003, S. 48.

Ruthemann, Ursula: Aggression und Gewalt im Altenheim. Verständnishilfen und Lösungswege für die Praxis, Basel, RECOM, 1993.

Schultz-Zehden: Beate: Wie wandelt sich Sexualität im Alter? Das Sexualleben älterer Frauen – ein tabuisiertes Thema, veröffentlicht am 04.06.2011 unter www.fu-berlin.de/presse/publikationen/fundiert/archiv/2004_01/04_01_schultz-zehden/.

Ständige Impfkommission (STIKO): Impfempfehlungen, Stand: 26. August 2013.

Statistisches Bundesamt: Zuzüge von Personen insgesamt nach Herkunftsländern 2012.

Statistisches Bundesamt: Pflegestatistik 2011, Demografischer Wandel in Deutschland: Auswirkungen auf Krankenhausbehandlungen und Pflegebedürftige im Bund und in den Ländern, 2013.

Statistisches Bundesamt: Ursache der Behinderung, in: Gesundheitsberichterstattung des Bundes, veröffentlicht am 10.02.2015 unter www.gbe-bund.de.

Statistisches Bundesamt, aus dem Migrationsbericht des Bundesamtes für Migration und Flüchtlinge im Auftrag der Bundesregierung, 2012, S. 18, abrufbar unter https://www.bamf.de/SharedDocs/Anlagen/DE/Publikationen/Migrationsberichte/migrationsbericht-2012.html.

Weber, Max: Wirtschaft und Gesellschaft. Grundriss der Verstehenden Soziologie, Mohr Siebeck, 2002.

Weltgesundheitsorganisation (WHO): Weltbericht Gewalt und Gesundheit, Originaltitel: World report on violence and health: Summary, 2002, S. 6. (Dem WHO-Regionalbüro für Europa wurde vom Hauptbüro der Weltgesundheitsorganisation die Erlaubnis zur Veröffentlichung der deutschen Übersetzung erteilt.)

Weltgesundheitsorganisation (WHO): Verfassung, 1948.

Weltgesundheitsorganisation (WHO): Disability prevention and rehabilitation. Technical Report Series 668, Genf 1981.

Weltgesundheitsorganisation (WHO): Ottawa-Charta zur Gesundheitsförderung, 1986, S. 1.

Wendler-Hülse, Irene: Bleib gesund – spezial – Pflege, hrsg. v. der AOK Sachsen-Anhalt, Heft 1/2007, S. 8.

Weyerer, Siegfried: Gesundheitsberichterstattung des Bundes, Heft 28, Altersdemenz, hrsg. v. Robert- Koch-Institut, Berlin, 2005, S. 9.

Zeh, A./Schablon, A./Wohlert, C./Richter, D./Nienhaus, A.: Gewalt und Aggression in Pflege- und Betreuungsberufen. Ein Literaturüberblick, 2009, erschienen im Fachblatt „Gesundheitswesen", Georg Thieme VerlagKG, S. 449 ff.

o.A.: 1921 Insulin entdeckt! In: Diabetiker Ratgeber, Heft Dezember 2007, S. 14.

o.A.: Kreisvolkshochschule Anhalt-Bitterfeld: Kursangebote, in: Mitteilungsblatt des Landkreises Anhalt-Bitterfeld, Bibliomed Verlag, Melsungen, Heft 17/2014, S. 11.

o.A.: AWO Seniorenclub, Köthen: Termine, in: Mitteilungsblatt des Landkreises Anhalt-Bitterfeld, Heft 17/2014, S. 28.

o.A.: Leistungsverbesserungen ab 1. Januar 2013, in: Angehörige pflegen – Zeitschrift für die Pflege zu Hause, Heft 4/2012, S. 34.

o.A.: Essen wie am Mittelmeer, in: gesunde Mitte, Sonderveröffentlichung Nr. 6 der Mitteldeutschen Zeitung, 13.06.2013, S. 4.

o.A.: Zur Breimahlzeit trinken anbieten, in: Mitteldeutsche Zeitung, 15.07.2014, S. 19.

o.A.: Unglück. Kind stirbt nach Sturz in Teich, in: Mitteldeutsche Zeitung, 28.04.2014, S. 1.

o.A.: Flott, flott! In: Mitteldeutsche Zeitung, 07.04.2014, S. 24.

o.A.: Wunder Po braucht viel frische Luft, in: Mitteldeutsche Zeitung, 24.12.2013, S. 21.

o.A.: Baby: Nacken taugt als Thermometer, in: Mitteldeutsche Zeitung, 23.07.2013, S. 19.

o.A., Vor über 125 Jahren …, in: Mitteldeutsche Zeitung vom 24.03.2007, S. 27.

o.A.: Gymnastik für das Gehirn, Tag 8, Aufgaben C u. D, Patienten Service, 125 Schwabe Nr.: 17784/9965/804096762

Gesetzestexte

Fünftes Sozialgesetzbuch, SGB V

Neuntes Sozialgesetzbuch, SGB IX

Strafgesetzbuch (StGB)

Zu den Autoren:

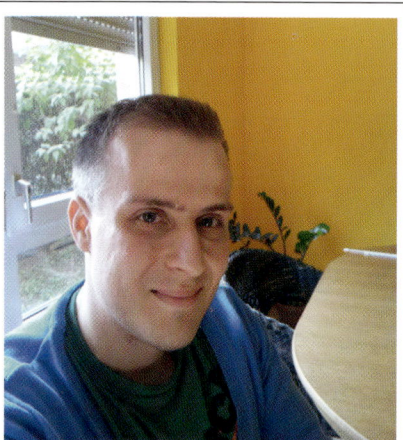

Björn Reinsch ist ausgebildeter Sozialarbeiter und Sozialpädagoge (B.A.) sowie Sexualberater für Menschen mit Behinderung - zertifiziert nach dem „Institut zur Selbst-Bestimmung Behinderter (ISBB Trebel)". Gegenwärtig ist er als Sexualberater in der St. Augustinus-Behindertenhilfe der St.Augustinus-Kliniken gGmbH in Neuss beschäftigt."

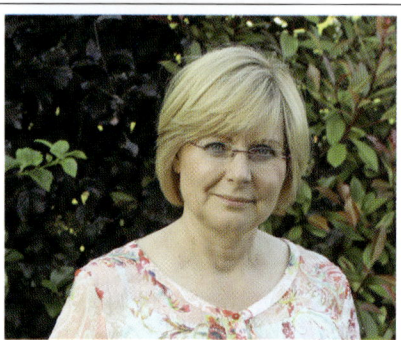

Silke Reinsch (geb. 1960), Dipl.-Ing. für Lebensmitteltechnik, Lehramt für Berufsbildende Schulen. Seit 1996 Lehrerin am Berufsschulzentrum in Bitterfeld für die Fächer Ernährungslehre, Fachpraxis Ernährung, Gesundheitspflege und Soziologie. Autorin zweier Lehrbücher.

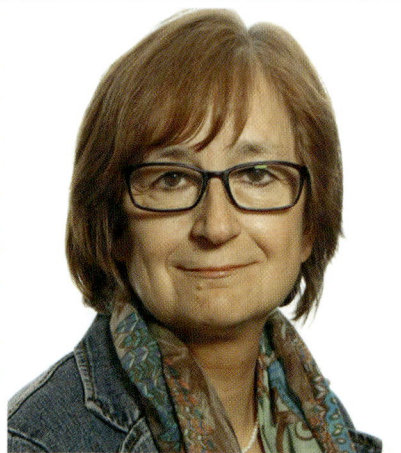

Christine Böning ist Kinderkrankenschwester, Lehrerin für Pflegeberufe mit langjähriger Unterrichtstätigkeit an einer Kranken- und Kinderkrankenpflegeschule. Seit vielen Jahren Fachlehrerin an einem Berufskolleg für Sozial- und Gesundheitswesen. Unterricht in Fachpraxis Gesundheitsförderung im Bildungsgang „Sozialassistent/ Sozialassistentin" in der Schulform Berufsfachschule in NRW.

Sachwortverzeichnis

aid infodienst e.V., Bonn, Idee: S. Mannhardt: S. 117.2

akg/images/CDA/Guillot: S. 17

akg-images: S. 149.2-3

Steffi Becker, Bonn/Bildungsverlag EINS GmbH, Köln: S. 247

Beiersdorf AG, Hamburg: S. 257.1

Bildungsverlag EINS GmbH, Köln: S. 254.1

BGW/Florian Arvanitopoulos: S. 178.1-2

BODE SCIENCE CENTER, HARTMANN AG: S. 165.1-3

Angelika Brauner, Hohenpeißenberg/Bildungsverlag EINS GmbH, Köln: S. 62, 73.1, 105.1, 176, 190, 191 (Original: APOGEPHA Arzneimittel GmbH, Dresden), 198 (alle), 257.2

Colourbox, Odense: S. 113 (Oksana Kuzmina)

DAN Produkte Pflegedokumentation GmbH: S. 83

DGE-Ernährungskreis®, Copyright: Deutsche Gesellschaft für Ernährung, Bonn: S. 218.2

dpa Infografik, Frankfurt: S. 139, 206.3, 206.4

Drive Medical GmbH & Co. KG, Isny/Allgäu: S. 193.1

Etac GmbH, Marl: S. 193.2-3

Miriam Fischer/Funke Foto Services: S. 145

Fördergesellschaft Kinderernährung e.V., Dortmund: S. 115

Fotolia Deutschland GmbH, Berlin: S. 9.1 (drubig-photo), 9.2 (ssnegireva), 9.3 (contrastwerkstatt), 12 (Kagenmi), 16 (Dominique LUZY), 22.1 (Christian Schwier), 31 (giromin), 38 (HP_Photo), 41 (Firma V), 42.1 (Hieronymus Ukkel), 52 (Rawpixel), 59 (carladesign), 63 (Yeko Photo Studio), 70 (F. Schmidt), 73.2 (Kurhan), 74.1 (Picture-Factory), 74.2 (closeupimages), 90.1 (tibanna79), 90.2 (Boris Djuranovic), 91 (nmarques74), 94.3 (Dmitry Naumov), 95.1 (sizta), 95.2 (PhotographyByMK), 97.1 (Sydra Productions), 97.2 (Robert Emprechtinger), 97.3 (Cello Armstrong), 99 (Kitty), 100.1 (Alexey Klementiev), 100.2 (Adam Borowski), 102.1 (lagom), 103.1 (Jürgen Fälchle), 105.2 (Arve Bettum), 105.3 (evgenyatama-nenko), 107.1-2 (morelia1983), 108.1 (st-fotograf), 108.2 (Maksim Bukovski), 109.1 (Klaus Eppele), 109.2 (S.Kobold), 110 (Photographee.eu), 112 (detailblick), 128.1 (bilderzwerg), 132 (Africa Studio), 143 (auremar), 147.1 (Halfpoint), 147.2 (mma23), 147.3 (Hunor Kristo), 149.1 (CDMAYOR8), 152 (Photographee.eu), 175 (U. Häßler), 189 (yayha), 192.2 (Ekkehard Stein), 202 (Bergringfoto), 206.1 (Arochau), 206.2 (Robert Kneschke), 207.2 (Peter Maszlen), 218.1 (Robert Kneschke), 221.1 (Dionisvera), 221.2 (Tim UR), 226 (Maksim Shebeko), 234 (Africa Studio), 244 (JackF), 246 (lolloj), 250.1 (Unclesam), 250.2 (Trueffelpix), 250.3 (Trueffelpix), 256 (2xSamara.com), 262 (eyetronic)

Elisabeth Galas, Bad Neuenahr/Bildungsverlag EINS GmbH, Köln: S. 179.1-3, 180.1, 201

getty images/ LIFE IN VIEW/SCIENCE PHOTO LIBRARY: S. 166.1

istock, Canada: S. 22.2, 207 (delihayat), 223

Landeshauptstadt Düsseldorf: S. 238

MEYRA GmbH, Kalletal-Kalldorf: S. 169.1-2

Milupa GmbH, Friedrichsdorf/Ts.: S. 114.1-3

Panther Media GmbH, München: S. 102.2

Paul Hartmann AG Marketing Deutschland, Heidenheim: S. 166.2, 194, 195.1-3

Silke Reinsch, Bitterfeld: S. 196.1-5, 197

SHEEPWORLD AG, Am Schafhügel1, 92289 Ursensollen, www.sheepworld.de: S. 123

shutterstock, New York: S. 42.2, 94.1 (Vasileyev Alexandr), 94.2, 103.2 (Photohota), 107.3, 117.1 (Sergey Nivens), 125 (Linda Bucklin), 141 (fpolat69), 156 (Stephan VanHorn), 224, 230 (Nielskliim)

Schuchmann GmbH & Co. KG, Hasbergen: S. 185

Peter Thulke: S. 9.4

ullsteinbild: S. 159

Bettina Volke Fotografie: S. 135

Oliver Wetterauer, Stuttgart/Bildungsverlag EINS GmbH, Köln: S. 41.2, 53, 55, 68, 69.1-3, 76.1-2, 89, 92 (alle), 95.3, 96.1-4, 104, 106, 119.1-2, 120.1-2, 124 (Originalquelle: Deutsche Gesellschaft für Angiologie, gesellschaft für Gefäßmedizin e.V. (DGA)), 128.2, 133, 153, 171, 180.3, 182. 1-3, 183, 192.1, 196 (alle), 254.2-4, 255.1-6